GuanShe
PeiFang

陈少东　梁惠卿　张绍良

——　主编

观舌配方

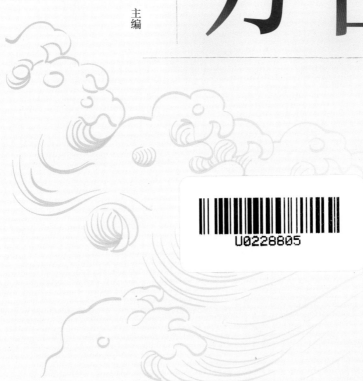

U0228805

化学工业出版社

·北京·

内容简介

本书由世界中医药联合会舌象专业研究委员会挂牌单位厦门大学医学院中医系和厦门中医院专家团队编写。以全国中医药行业高等教育"十三五"规划教材为蓝本，通过感冒、咳嗽、哮喘、心悸、头痛、胃痛等常见病症的舌苔的色泽、薄厚、润燥等变化，判断疾病的邪正盛衰、区别病邪性质、辨别病位深浅、推断病势进退、并估计病情预后等，对不同病症及其临床证型给予合适的方药，使医者对病证有了更加明确的了解、更准确的认识，在开具方药时能真正做到"胸有成竹""事半功倍"。本书图文结合，舌象图片采集自临床实践。

本书适合中医师、中医学生阅读参考。

图书在版编目（CIP）数据

观舌配方/陈少东，梁惠卿，张绍良主编. —北京：
化学工业出版社，2021.6（2024.7重印）
ISBN 978-7-122-38820-9

Ⅰ.①观… Ⅱ.①陈…②梁…③张… Ⅲ.①舌诊
Ⅳ.①R241.25

中国版本图书馆CIP数据核字（2021）第056268号

责任编辑：戴小玲 文字编辑：赵爱萍
责任校对：王素芹 装帧设计：史利平

出版发行：化学工业出版社（北京市东城区青年湖南街13号　邮政编码100011）
印　　装：北京缤索印刷有限公司
710mm×1000mm　1/16　印张16¹/₂　字数340千字　2024年7月北京第1版第6次印刷

购书咨询：010-64518888 售后服务：010-64518899
网　　址：http://www.cip.com.cn
凡购买本书，如有缺损质量问题，本社销售中心负责调换。

定　　价：78.00元 版权所有　违者必究

编写人员名单

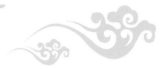

主 编	陈少东	梁惠卿	张绍良	
副主编	赖鹏华	王玉杰	高凉琴	张春芳
编 者	陈少东	梁惠卿	张绍良	赖鹏华
	王玉杰	高凉琴	周志佳	郭蓁莹
	杨艳苗	张 婷	李晓英	李 江
	蒋晓倩	郑晓婷	刘垚昱	庄琳伊
	孙 雪	许玲夏	张春芳	

前言

　　舌诊是望诊的重要内容，也是中医诊法的特色之一，是通过观察舌苔和舌质的变化以诊查疾病的重要方法。中医认为舌为心之苗，脾之外候，苔由胃气所生，脏腑通过经脉与舌相联系，手少阴之别系舌本，足少阴之脉挟舌本，足厥阴之脉络舌本，足太阴之脉连舌本，散舌下，故脏腑病变可在舌质和舌苔上反映出来。舌诊主要诊察舌质和舌苔的形态、色泽、润燥等，以此判断疾病的邪正盛衰、区别病邪性质、辨别病位深浅、推断病势进退，并估计病情预后等。

　　中医舌诊具有悠久的历史，关于舌诊的记载可追溯到3000多年前的西周年间，我国现存的中医经典著作《黄帝内经》中就有对望舌诊病的记载，如《素问·刺热》"肺热病者，先淅然厥起毫毛，恶风寒，舌上黄"，指出表邪传里、肺胃热盛、舌苔变黄的转化规律。《灵枢·经脉》曰："唇青舌卷卵缩，则筋先死"等。汉·张仲景《伤寒杂病论》将舌象作为中医辨证的一个组成部分，把舌诊的重点放在观察舌质上。《金匮要略》指出"病人胸满，唇痿舌青……为有瘀血"，以舌青作为有瘀血的依据。元代舌诊专著《敖氏伤寒金镜录》中，记载舌象图36幅，结合临床进行病机分析，并确定方药及推测预后。明清时代，随着温病学派的兴起，对辨舌验齿尤为重视，形成了"温病察舌"的辨证原则，叶天士、吴鞠通更是将舌诊运用于辨温病属性、察三焦病位，作为指导施治的指标，对温病的辨证论治起到重要的指导作用。临床实践证明，在疾病的发展过程中，舌的变化是尤为鲜明而迅速的，它犹如内脏的一面镜子，凡内脏的虚实、气血的盛衰、津液的盈亏、病位的深浅、预后的好坏，都能较为客观地从舌象上反映出来，成为医生诊病的重要依据。近代，随着医学科学的发展，对舌诊的研究更加深入，开展了舌诊现代化、客观化的研究，对舌象形成的原理有了更加深入的了解。

本书以全国中医药行业高等教育"十三五"规划教材《中医内科学》《中医诊断学》为蓝本，在重点分析舌象的前提下，对不同病症及其临床证型做了详细的分类及分析，列举出适合病症的方药，并对方中的药物作用做出对应的解释，同时在临床辨证的基础上对疾病的转归和预防调摄提出了合理的方法，使读者对舌象和病证之间的联系形成更为立体和深刻的印象，以达到"观舌配方"的目的，给普通读者提供学习中医的平台，也给中医爱好者指出临床诊疗思路。

虽已尽力，力求完美，但水平有限，难免有所不足，欢迎读者批评指正，能与我们共同探讨学习。

编　者
2020 年冬

目录

第一章

舌诊基本知识

第一节　观舌的基本原理

舌诊，是通过观察人体舌质、舌苔和舌下络脉的变化，了解人体生理功能和病理变化的诊察方法，又称望舌。舌象可以反映脏腑的功能状态与气血津液的盛衰。

一、脏腑经络

舌为心之苗，手少阴心经之别系舌本。心主血脉，心血上荣于舌，故舌质的颜色可以反映人体气血运行的情况，同时，心主神明，心神可以支配舌体的活动，因此舌体活动灵活度、语言清晰程度可以反映心神的状态；舌为脾之外候，且足太阴脾经连舌本，散舌下，舌苔是由胃气熏蒸谷气上承于舌面形成的，舌体需要气血充养，故舌象可以反映脾胃之气血盛衰；肝藏血，足厥阴肝经络舌本；肾藏精，足少阴肾精循喉咙，挟舌本；足太阳膀胱经，经筋结于舌本；肺系上达咽喉，与舌根相连。其他脏腑组织，由经络沟通，也直接或间接与舌产生联系，因而脏腑一旦发生病变，舌象也会出现相应的变化。

二、舌面脏腑分候

脏腑的病变反映于舌面，具有一定的分布规律。

以五脏来划分：比较一致的观点是，舌尖属心肺，舌边属肝胆，舌中属脾胃，舌根属肾。

以胃经来划分：舌尖属上脘，舌中属中脘，舌根属下脘。此法适用于胃病的诊断。

以三焦来划分，舌尖属上焦（心肺），舌中属中焦（脾胃），舌根属下焦（肝肾）。此法适用于温热病的诊断。

三、气血津液

舌依赖于气血的濡养和津液的滋润。舌体的形质和舌色，与气血的盛衰和运行状态有关。舌苔和舌体的润燥与津液的盈亏有关。舌下肉阜布有金津、玉液，中医学认为，唾为肾液、涎为脾液，皆为津液的一部分，其生成、输布离不开脏腑功能，尤其与肾、脾胃等脏腑密切相关，所以通过观察舌体的润燥，可判断体内津液的盈亏及病邪性质的寒热。

第二节　观舌的方法与注意事项

望舌时，医者姿势应略高于患者，以便俯视口舌部位。患者自然地将舌伸出口外，舌体放松，舌尖略向下，舌面平展，使舌体充分暴露。望舌的顺序是先看舌尖，再看舌中、舌边，最后看舌根部。由于舌质的颜色易变，伸舌较久则随血脉的运行变化而使舌质色泽失真，而舌苔覆盖于舌体上，一般不会随观察时间的长短而变化，因而望舌应当先看舌质，再看舌苔。然后根据舌质、舌苔的基本特征，分项察看。望舌质，主要观察舌质的颜色、光泽、形状及动态等；察舌苔，重点观察舌苔的有无、色泽、质地及分布状态等。在望舌过程中，既要迅速敏捷，又要全面准确，尽量缩短患者伸舌的时间，以免口舌疲劳。若一次望舌判断不准，可让患者休息片刻后，再重新望舌。根据临床需要，还可察看舌下络脉。

舌诊以望诊为主，为了使诊断更加准确，必要时还须结合闻诊、问诊和扪、摸、揩、刮等方法进行全面诊察。如《舌鉴辨正》中提出用刮舌验苔的方法进行舌诊，认为刮去浮苔，观察苔底是辨舌的一个重要方面。刮舌可用消毒压舌板的边缘，以适中的力量，在舌面上由舌根向舌尖刮三五次。若刮之不去或刮而留有污质，多为里有实邪；刮之即去，舌体明净光滑者，多为虚证。如需揩舌，可用消毒棉签蘸少许清水在舌面上揩抹数次。这两种方法可用于鉴别舌苔有根无根，以及是否属于染苔。此外，还可以询问舌上味觉的情况，舌体有无疼痛、麻木、灼辣等异常感觉，舌体运动是否灵活等，以协助诊断。

为了使舌诊所获得的信息准确，必须注意排除各种操作因素所造成的虚假舌象。望舌时应注意以下几点。

一、光线的影响

光线的强弱与色调，对颜色的影响极大，常常会使望诊者对同一颜色产生不同的感觉，稍有疏忽易产生错觉。望舌以白天充足而柔和的自然光线为佳，如在夜间或暗处，用白色日光灯为好，光线要直接照射到舌面，避免有色光源对舌色的影响。

二、饮食或药品的影响

饮食及药物的摄入可使舌象产生改变。如进食之后，由于食物的反复摩擦，使舌苔由厚变薄；饮水后，可使干燥舌苔变为湿润。过冷过热的饮食及刺激性食物可使舌色发生改变，如刚进辛热食物，舌色可由淡红变为鲜红，或由红色转为绛色。长期服用某些抗生素，可产生黑腻苔或霉腐苔。

某些食物或药物会使舌苔染色，称为染苔。例如，饮用牛奶、豆浆、钡剂、椰汁等可使舌苔变白、变厚；食用花生、瓜子、豆类、核桃、杏仁等富含脂肪的食品，往往在短时间可使舌面附着黄白色渣滓，易与腐腻苔相混；食用蛋黄、橘子、柿子、核黄素等，可将舌苔染成黄色；各种黑褐色食品、药品，或吃橄榄、酸梅，长期吸烟等，可使舌苔染成灰色、黑色。一般染苔多在短时间内自然退去，或经揩舌除去，多不会均匀附着于舌面，且与病情亦不相符。如有疑问时，可询问饮食、服药等情况进行鉴别，慎勿误认。

三、口腔对舌象的影响

牙齿残缺，可造成同侧舌苔偏厚；镶牙、牙床不规整，可以使舌边留有齿痕；睡觉时张口呼吸，可以使舌苔增厚、干燥等。这些因素所致的舌象异常，不能作为病理征象，临床上应仔细鉴别，以免误诊。

四、伸舌姿势的影响

伸舌时舌体蜷缩，或过分用力，或伸舌时间过长，会影响舌体血液运行而引起舌色改变，或导致舌苔紧凑变样，或舌苔干湿度发生变化。

第三节　观舌的基本内容

舌诊的内容主要包括望舌质和望舌苔两方面。望舌质包括舌的神、色、形、态四方面，以察脏腑的虚实，气血的盛衰。望舌苔包括诊察苔质和苔色两方面，以察病位的浅深、病邪的性质、邪正的消长。观舌时，必须全面观察舌质与舌苔，综合分析，才能做出正确诊断。

正常舌象，简称"淡红舌，薄白苔"。即舌质荣润，舌色淡红，大小适中，舌体柔软灵活自如；舌苔薄白均匀，苔质干湿适中，不黏不腻，揩之不去，其下有根。正常舌象说明胃气旺盛，气血津液充盈，脏腑功能正常。

正常舌象受内外环境变化的影响，可产生生理性变异。

1. 年龄、生理因素

年龄是舌象生理性变异的重要因素之一。例如，儿童阴阳稚弱，脾胃功能尚弱，生长发育很快，往往处于代谢旺盛而营养相对不足的状态，故舌多淡嫩，舌苔偏少易剥；老年人精气渐衰，气血常常偏虚，脏腑功能减退，气血运行迟缓，舌色多暗红。女性受月经周期的生理影响，在经期可以出现舌蕈状乳头充血而舌质偏红，或舌尖边部点刺增大，月经过后恢复正常。

2. 体质禀赋因素

由于先天禀赋差异，每个人体质不尽相同，舌象可以出现一些差异。《辨舌指南》曰："无病之舌，形色各有不同，有常清洁者，有稍生苔层者，有鲜红者，有淡白色者，或为紧而尖，或为松而软，并有牙印者……此因无病时各有禀体之不同，故舌质亦异也。"临床肥胖之人舌质多见胖大而色淡，消瘦之人舌体略瘦而舌色偏红。裂纹舌、齿痕舌、地图舌等，均有属于先天性者，除有相应病理表现外，一般情况下多无诊断意义。

3. 气候环境因素

季节与地域的改变也会导致舌象发生相应的改变。在季节方面，夏季暑湿盛行，舌苔多厚，或有淡黄色；秋季燥气当令，苔多偏薄、偏干；冬季严寒，舌常湿润。在地域方面，我国东南地区偏湿、偏热，西北及东北地区偏寒冷干燥，均会使舌象发生一定的差异。

此外，由于舌象能灵敏地反映机体内部的病变，可以先于自觉症状而出现变化。因此，若发现正常人有异常舌象时，要结合实际，认真分析，一般有符合舌象变异的因素存在，而无任何不适症状者，多属于生理性变异，否则应考虑是疾病的前期征象，必要时进行随访观察。

一、望舌质

望舌质包括观察舌的神、色、形、态四个方面内容。

（一）望舌神

舌之有神与否，主要表现在舌质的荣枯与灵动方面。

1. 荣舌

舌象特征：舌质荣润红活，有生气，有光彩，舌体活动自如，故谓舌之有神。见图1-3-1。

临床意义：为气血充盛的表现，常见于健康人。在病中，虽病也是善候。

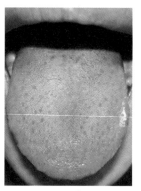

图1-3-1　荣舌舌象

2. 枯舌

舌象特征：舌质干枯死板，毫无生气，失去光泽或活动不灵，故谓舌之无神。见图1-3-2。

临床意义：为气血衰败的征象。病见枯舌，多属危重病证，是为恶候。

（二）望舌色

1. 淡红舌

舌象特征：舌色淡红润泽。见图1-3-3。

临床意义：常见于健康人；外感病见之，多属表证；内伤杂病见之，多病轻。

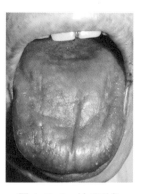

图1-3-2　枯舌舌象

2.淡白舌

舌象特征：比正常舌色浅淡，白色偏多红色偏少。舌色白而几无血色者，称为枯白舌。见图1-3-4。

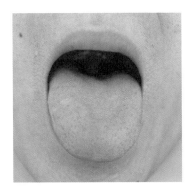

图1-3-3　淡红舌舌象

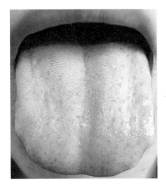

图1-3-4　淡白舌舌象

临床意义：主气血两虚、阳虚。枯白舌主亡血夺气。

3.红舌

舌象特征：比正常舌色红，或呈鲜红色。见图1-3-5。

临床意义：主热证。舌鲜红而起芒刺，或兼黄厚苔，多属实热证。鲜红而少苔，或有裂纹，或红光无苔，为虚热证。舌尖红，多为心火上炎；舌两边红，多为肝经有热。

4.绛舌

舌象特征：较红舌颜色更深，或略带暗红色。见图1-3-6。

临床意义：主热盛证。舌绛有苔，多属温热病热入营血，或脏腑内热炽盛。绛色愈深，热邪愈甚。舌绛少苔或无苔，或有裂纹，多属久病阴虚火旺，或热病后期阴液耗损。

5.青紫舌

舌象特征：全舌淡紫而无红色，称为青舌，有古籍谓之水牛舌。深绛而色暗，称为紫舌。其中，舌淡而泛现青紫者，为淡紫舌；舌红而泛现紫色者，为紫红舌；舌绛而泛现紫色者，为绛紫舌；舌体局部出现紫色斑点，大小不等，称为紫斑或紫点。见图1-3-7。

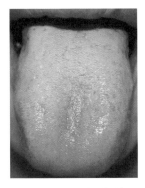

图1-3-5　红舌舌象

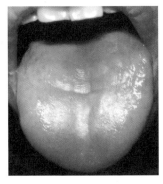

图1-3-6　绛舌舌象

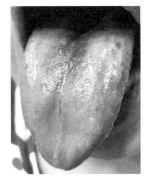

图1-3-7　青紫舌舌象

临床意义：主气血瘀滞。全舌青紫者，其病多是全身性血行瘀滞；舌有紫色斑点者，可能是瘀血阻滞于某局部，或局部血络损伤所致，故常称之为"瘀斑"或"瘀点"。舌色淡红中泛现青紫者，多因肺气壅滞，或肝郁血瘀，或气虚无力推动血液运行，血流缓慢所致；亦可见于先天性心脏病，或某些药物、食物中毒等。

淡紫舌多由淡白舌转变而成，其舌淡紫而湿润。可由阴寒内盛，阳气被遏，血行凝滞，或阳气虚衰，气血运行不畅，血脉瘀滞所致。

紫红舌、绛紫舌多为红绛舌的进一步发展，其舌紫红、绛紫而干枯少津。为热毒炽盛，内入营血，营阴受灼，津液耗损，气血壅滞所致。

（三）望舌形

舌形，是指舌质的形状，包括老嫩、胖瘦、点刺、裂纹、齿痕等方面的特征。

1. 老、嫩舌

舌象特征：舌质纹理粗糙或皱缩，形色坚敛苍老，舌色较暗者，为苍老舌，见图1-3-8；舌质纹理细腻，浮胖娇嫩，舌色浅淡者，为娇嫩舌，见图1-3-9。

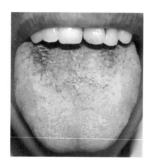 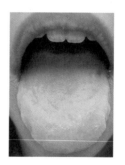

图1-3-8　苍老舌舌象　　图1-3-9　娇嫩舌舌象

临床意义：老舌多主实证；嫩舌多主虚证。

2. 胖、瘦舌

舌象特征：胖舌有胖大、肿胀之分。舌体比正常舌大而厚，伸舌满口，称为胖大舌，见图1-3-10；舌体肿大满嘴，甚至不能闭口，伸出则难以缩回，称为肿胀舌。舌体比正常舌瘦小而薄，称为瘦薄舌，见图1-3-11。

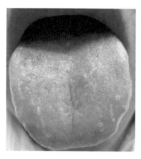 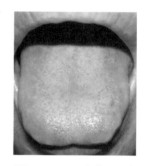

图1-3-10　胖大舌舌象　　图1-3-11　瘦薄舌舌象

临床意义：胖大舌多主水湿、痰饮内停；肿胀舌多主湿热、热毒上壅；舌淡胖大者，多为脾肾阳虚，津液输布障碍，水湿之邪停滞于体内的表现。舌红胖大者，多属脾胃湿热或痰热相搏，湿热痰饮上泛所致。舌肿胀色红绛，其成因主要有：心脾热盛，热毒上壅；或素嗜饮酒，又病温热，邪热夹酒毒上壅。瘦薄舌多主气血两虚、阴虚火旺。

3. 点、刺舌

舌象特征：点，指突起于舌面的红色、白色或黑色星点。大者为星，称红星舌；小者为点，称红点舌。刺，指舌乳头突起如刺，摸之棘手的红色或黄黑色点刺，称为芒刺舌。点和刺相似，时常并见，故可合称点刺舌。点刺多见于舌的边尖部分。见图1-3-12。

临床意义：主脏腑热极，或血分热盛。

4. 裂纹舌

舌象特征：舌面上出现各种形状的裂纹、裂沟，深浅不一，多少不等。舌上裂纹可见于全舌，亦可见于舌前部或舌尖、舌边等处，裂纹可呈现"人""川""爻"等形状，严重者可如脑回状、辐射状、卵石状，或如刀割、剪碎一样。见图1-3-13。

临床意义：主阴血亏虚、脾虚湿浸。

5. 齿痕舌

舌象特征：舌体边缘有牙齿压迫的痕迹，又称齿印舌。见图1-3-14。

临床意义：主脾虚、湿盛证。

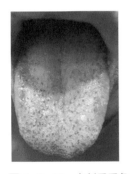 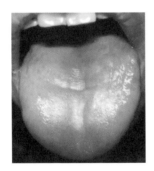 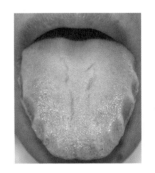

图1-3-12 点刺舌舌象　　图1-3-13 裂纹舌舌象　　图1-3-14 齿痕舌舌象

二、望舌苔

正常的舌苔，一般是薄白均匀，干湿适中，舌面的中部和根部稍厚。由于患者的胃气有强弱，病邪有寒热，故可形成各种不同的病理性舌苔。望舌苔要注意苔质和苔色两方面的变化。

（一）望苔质

苔质，是指舌苔的质地、形态。临床上常见的苔质变化有薄厚、润燥、腻腐、剥落、偏全、真假等几个方面。

1.薄、厚苔

舌象特征：舌苔的薄、厚以"见底""不见底"作为标准。即透过舌苔能隐隐见到舌质者，称为薄苔，又称见底苔，见图 1-3-15；不能透过舌苔见到舌质者，称为厚苔，又称不见底苔，见图 1-3-16。

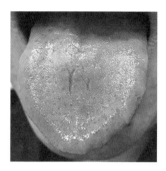 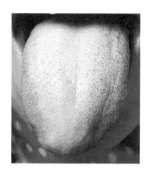

图 1-3-15　薄苔舌象　　　　　图 1-3-16　厚苔舌象

临床意义：主要反映邪正的盛衰和邪气的深浅。

薄苔，多见于疾病初起，病邪在表。厚苔多主邪盛入里，或内有痰饮食积。薄白苔为正常舌苔表现之一。

舌苔的厚薄变化，称为舌苔的消长。舌苔由薄转厚，为舌苔长，提示邪气渐盛，或表邪入里，为病进；舌苔由厚转薄，为舌苔消，提示正气胜邪，或内邪消散外达，为病退的征象。

2.润、燥苔

舌象特征：舌苔润泽有津，干湿适中，称为润苔，见图 1-3-1；舌面水分过多，扪之湿滑，甚者伸舌欲滴，称为滑苔，见图 1-3-17；舌苔干燥，望之干枯，扪之无津，甚则舌苔干裂，称为燥苔，见图 1-3-18；苔质颗粒粗糙如砂石，扪之糙手，称为糙苔，见图 1-3-19。

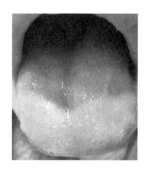 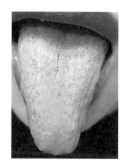 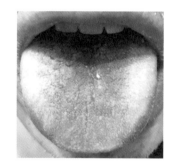

图 1-3-17　滑苔舌象　　　图 1-3-18　燥苔舌象　　　图 1-3-19　糙苔舌象

临床意义：主要反映津液的盈亏和输布情况。滑苔为水湿之邪内聚的表现，主痰饮、水湿；燥苔提示体内津液已伤；糙苔可由燥苔进一步发展而成。

舌苔由润变燥，表示热重津伤，或津失输布；舌苔由燥转润，主热退津复，或饮邪始化。

3.腻、腐苔

舌象特征：苔质颗粒细腻致密，融合成片，如涂有油腻之状，紧贴舌面，揩之不去，刮之不脱，称为腻苔，见图1-3-20；苔质颗粒疏松，粗大而厚，形如豆腐渣堆积舌面，揩之易去，称为腐苔；若舌上黏厚一层，犹如疮脓，则称为脓腐苔，见图1-3-21。

临床意义：皆主痰浊、食积；脓腐苔主内痈。舌苔厚腻，多为湿浊、痰饮、食积；舌苔白腻不燥，自觉胸闷，多为脾虚湿困，阻滞气机；舌苔白腻而滑者，为痰浊、寒湿内阻，阳气被遏，气机阻滞；舌苔黏腻而厚，口中发甜，是脾胃湿热，邪聚上泛；舌苔黄腻而厚，为痰热、湿热、暑湿等邪内蕴，腑气不畅。腐苔主食积胃肠，或痰浊内蕴。脓腐苔，多见于内痈或邪毒内结，是邪盛病重的表现。病中腐苔渐退，续生薄白新苔，为正气胜邪之象，是病邪消散；若腐苔脱落，不能续生新苔者，为病久胃气衰败，属于无根苔。

4.剥（落）苔

舌象特征：舌面本有舌苔，疾病过程中舌苔全部或部分脱落，脱落处光滑无苔，见图1-3-22。

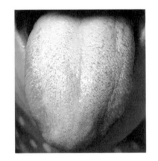
图1-3-20 腻苔舌象

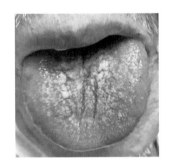
图1-3-21 腐苔舌象

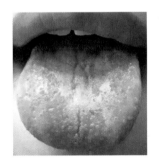
图1-3-22 剥苔舌象

根据舌苔剥脱的部位和范围大小不同，可分为以下几种：舌前半部苔剥脱者，称为前剥苔；舌中部苔剥脱者，称为中剥苔；舌根部苔剥脱者，称为根剥苔；舌苔多处剥脱，舌面仅斑驳残存少量舌苔者，称为花剥苔；舌苔不规则地剥脱，边缘凸起，界限清楚，形似地图，部位时有转移者，称为地图舌；舌苔全部剥脱，舌面光洁如镜者，称为镜面舌，又称光滑舌；舌苔剥脱处舌面不光滑，仍有新生苔质颗粒可见者，称为类剥苔。

临床意义：主胃气不足，胃阴损伤，或气血两虚。剥（落）苔的形成，总因胃气匮乏，不得上熏于舌，或胃阴损伤，不能上潮于舌所致。由于导致胃气、胃阴亏损的原因不同，损伤的程度亦有轻重，因而形成各种类型的剥脱苔。

舌红苔剥多为阴虚；舌淡苔剥或类剥苔，多为血虚或气血两虚；镜面舌色红绛者，为胃阴枯竭，胃乏生气之兆，属阴虚重症；舌面光洁如镜，甚则毫无血色者，主营血大虚，阳气虚衰，病重难治；舌苔部分脱落，未剥脱处仍有腻苔者，多为正气亏虚，痰浊未化，病情较为复杂。

舌苔从全到剥，是胃的气阴不足，正气渐衰的表现；舌苔剥脱后，复生薄白之苔，为邪去正胜，胃气渐复之佳兆。

5. 偏、全苔

舌象特征：舌苔遍布舌面，称为全苔。舌苔半布，偏于前、后、左、右某一局部，称为偏苔。

临床意义：病中见全苔，常主邪气散漫，多为湿痰中阻之征。舌苔偏于某处，常提示该处所候脏腑有邪气停聚。

6. 真、假苔

舌象特征：舌苔坚敛着实，紧贴舌面，刮之难去，像从舌体上长出者，称为有根苔，此属真苔。若舌苔不着实，似浮涂舌上，刮之即去，不像舌上自生出来的，称为无根苔，即是假苔。

临床意义：平人之正常苔，见薄苔有根，乃胃有生气。病之初期、中期，舌见真苔且厚，为邪气深重，正气亦盛，病属实证；久病见真苔，说明正气虽有损耗，但胃气尚存，预后较佳。无根之苔，无论厚薄，只要刮后舌面光滑，无生苔迹象，便是脾、胃、肾之气不能上潮，正气已衰竭。面上浮一层厚苔，望似无根，刮后却见已有薄薄新苔者，是疾病向愈的善候。

（二）望苔色

1. 白苔

舌象特征：舌面上所附着的苔垢呈现白色。白苔有厚薄之分。苔白而薄，透过舌苔可看到舌体者，是薄白苔，见图1-3-23；苔白而厚，舌体被遮盖而无法透见者，是厚白苔。

临床意义：苔薄白而润，可为正常舌象，或表证初起，或里证病轻，或阳虚内寒；苔薄白而滑，多为外感寒湿，或脾肾阳虚，水湿内停；苔薄白而干，多由外感风热或凉燥所致；苔白厚腻，多为湿浊内停，或为痰饮、食积。在特殊情况下，白苔也主热证。如苔白如积粉，扪之不燥者，称为积粉苔，常见于瘟疫或内痈等病；苔白而燥裂，粗糙如砂石，提示燥热伤津，阴液亏损。

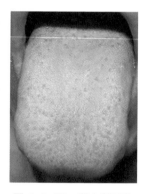

图1-3-23　薄白苔舌象

2. 黄苔

舌象特征：舌苔呈现黄色。根据苔黄的程度，有浅黄、深黄和焦黄之分。浅黄苔呈淡黄色，多由薄白苔转化而来；深黄苔色黄而深浓，见图1-3-24；焦黄苔是深黄色中夹有灰黑色苔。黄苔多分布于舌中，亦可布满全舌。黄苔常与红绛舌同时出现。

临床意义：主热证、里证。

【机理分析】邪热熏灼于舌，故苔呈黄色。一般情况下，

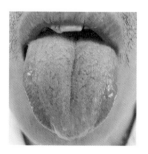

图1-3-24　深黄苔舌象

苔色愈黄，说明热邪愈甚，浅黄苔为热轻，深黄苔为热重，焦黄苔为热结。

舌苔由白转黄，或呈黄白相兼，多为外感表证处于化热入里，表里相兼阶段。薄黄苔提示热势轻浅，多见于风热表证，或风寒化热入里之初。苔淡黄而润滑多津者，称为黄滑苔，多为寒湿、痰饮聚久化热；或为气血亏虚，复感湿热之邪所致。

苔黄而干燥，甚至苔干而硬，颗粒粗大，扪之糙手者，称为黄糙苔；苔黄而干涩，中有裂纹如花瓣状，称为黄瓣苔；黄黑相兼而干焦，称为焦黄苔。以上诸苔均主邪热伤津，燥结腑实之证。黄苔而质腻者，称为黄腻苔，主湿热或痰热内蕴，或为食积化腐。

3. 灰黑苔

舌象特征：苔色浅黑，称为灰苔，见图 1-3-25；黑苔较灰苔色深，多由灰苔或焦黄苔发展而来，见图 1-3-26。灰苔与黑苔只是颜色浅深差别，故常并称为灰黑苔。灰黑苔的分布，在人字界沟附近苔黑较深，越近舌尖，灰黑色渐浅。灰黑苔多由白苔或黄苔转化而成，多在疾病持续一定时日、发展到相当程度后才出现。

临床意义：主阴寒内盛，或里热炽盛等。苔质的润燥是辨别灰黑苔寒热属性的重要指征。在寒湿病中出现灰黑苔，多由白苔转化而成，其舌苔灰黑必湿润多津；在热性病中出现，多由黄苔转变而成，其舌苔灰黑必干燥无津液；舌边、舌尖部呈白腻苔，而舌中、舌根部出现灰黑苔，舌面湿润，多为阳虚寒湿内盛，或痰饮内停；舌边、舌尖见黄腻苔，而舌中为灰黑苔，多为湿热内蕴，日久不化所致；苔焦黑干燥，舌质干裂起刺者，无论外感或内伤，均为热极津枯之证。

（三）望舌下络脉

正常人舌下位于舌系带左右两侧各有一条纵行的大络脉，称为舌下络脉。正常情况下，其管径不超过 2.7mm，长度不超过舌尖至舌下肉阜连线的 3/5，颜色暗红，无分支和紫点。舌下络脉无怒张、紧束、弯曲、增生，排列有序，绝大多数为单支，极少有双支出现，见图 1-3-27。

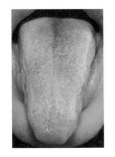 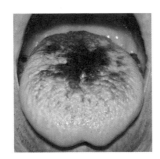 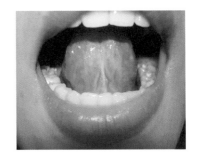

图 1-3-25　灰苔舌象　　　　图 1-3-26　黑苔舌象　　　　图 1-3-27　正常舌下络脉

望舌下络脉主要观察其长度、形态、色泽、粗细、舌下小血络等变化。

望舌下络脉的方法是，让患者张口，将舌体向上腭方向翘起，舌尖轻抵上腭，勿用力太过，使舌体自然放松，舌下络脉充分显露。首先观察舌系带两侧大络脉的长短、粗细、颜色，有无怒张、弯曲等异常改变，然后观察周围细小络脉的颜色、形态有无异常。

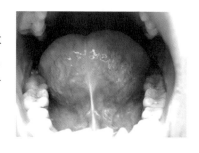

舌下络脉异常及其临床意义：舌下络脉短而细，周围小络脉不明显，舌色偏淡者，多属气血不足，脉络不充。舌下络脉粗胀、分叉，或呈青紫、绛、绛紫、紫黑色，或舌下细小络脉呈暗红色或紫色网络，或舌下络脉曲张如紫色珠子状大小不等的瘀血结节等改变，皆为血瘀的征象，见图1-3-28。

舌下络脉的变化，有时会早于舌色变化，因此，舌下络脉是分析气血运行情况的重要依据。

图1-3-28 舌下络脉瘀紫曲张

第四节 观舌配方的意义

中医的科学性和有效性已经得到了验证，也获得了国人乃至世界人民的认可。经过古人千百年的临床实践和现代中医工作者的继承创新，舌诊已成为中医诊察疾病不可或缺的重要手段，舌象的特征甚至左右了方药组成的寒热温凉属性以及药物剂量。通过观察舌苔的色泽、薄厚、润燥等变化，来帮助辨别病性属寒属热、病邪在卫在气，以及津伤的程度、脾胃的盛衰等情况，使医者对病证有了更加明确的了解、更准确的认识，在开具方药时能真正做到"胸有成竹""事半功倍"。

舌象在疾病发展的不同阶段有着不同的体现，往往是患者的身体在疾病某一阶段的"反映"，是十分直观、客观的，通过观察舌象，可以使医者对患者疾病的预后和发展方向做出大致的判断，再结合患者其他临床症状、体征以及整体状态辨证施治，找出最适合解决患者疾病的方药。如风寒感冒初期，舌象多表现为"舌苔薄白而润"，组方多选用辛温散表的药物，而随着疾病的发展，一些患者日久化热而表证犹在，舌象多呈"舌红苔薄白微黄"，此时就不宜再选用寒凉药物，而宜选用辛凉解表的药物更符合疾病的变化。这能够帮助患者"更好、更快"地解决病痛。同时，脏腑的病变也可以反映在舌象上，且有一定的分布规律，《伤寒指掌·察舌辨证法》中有"舌尖属上脘，舌中属中脘，舌根属下脘"的说法，现代医家也普遍认为舌尖多反映上焦心肺的病变；舌中部多反映中焦脾胃的病变；舌根部多反映下焦肾的病变；舌两侧多反映肝胆的病变；舌尖破溃或者红赤，多表示心火上炎；舌边齿痕多为脾虚，舌苔的薄腻也可以体现出胃气的盛衰等。所以医者也可以通过观察舌象辨别疾病在某一个脏腑，从而佐助自己的诊断，在方药中更加突出病变脏腑的调护。

总之，舌象犹如一面镜子，能照出不同人的身体特性和疾病特征，能让医者在辨证施治时做到"心中有数"，也能更准确把握疾病的"来龙去脉"。掌握舌象就能形成对疾病更准确到位的把握，也能形成自己独特的临床思路，辨证出最适宜的方药，更好地服务于临床。

第二章

肺系病证舌象与处方

肺为"华盖"，其位最高。肺主气，司呼吸，主行水，主治节。肺气以宣发肃降为基本运行形式，肺气宣发，浊气得以呼出；肺气肃降，清气得以吸入。肺开窍于鼻，外合皮毛，且其位最高，风、寒、暑、湿、燥、火外感六淫之邪易从口鼻或皮毛而入，首先犯肺。肺为娇脏，无论外感、内伤或其他脏腑病变，皆可病及于肺。如六淫侵袭，肺卫受邪则为感冒；内外之邪干肺，肺气上逆、宣降失常则病为咳嗽或喘证；伏痰遇感引触，痰壅气道，肺气宣降失常则为哮；肺虚久病，肺气胀满，不能敛降则肺胀。

肺主一身之气，宗气是由肺吸入的自然界清气，与脾胃运化的水谷之精所化生的谷气相结合而生成，能贯注心脉以助心推动血液运行，还可沿三焦下行脐下丹田以资先天元气。肺为水之上源，具有通调水道的功能，与大肠相表里，肺失宣发肃降，可致水液不能下输其他脏腑，浊液不能下行至肾或膀胱；肺气行水功能失常，可引起脾气转输到肺的水液不能正常布散，聚而为痰饮水湿；肝肺气机升降相因；肺肾金水相生。因此，肺系病证可涉及心、脾、肝、肾、膀胱、大肠等多个脏腑，临证时需谨慎辨证。

第一节 感冒

【定义】

感冒是感受触冒风邪或时行病毒，引起肺卫功能失调，出现鼻塞、流涕、喷嚏、头痛、恶寒、发热、全身不适等主要临床表现的一种外感疾病。

【病因病机】

六淫病邪，风、寒、暑、湿、燥、火均可为感冒的病因，因风为六气之首，"百病之长"，故风为感冒的主因。六淫虽然可单独致病，但常常又是互相兼夹为病，以风邪为首，冬季夹寒，春季夹热，夏季夹暑湿，秋季夹燥，梅雨季节夹湿邪等。由于临床上以冬、春两季发病率较高，故而以夹寒、夹热为多，而成风寒、风热之证。

感冒的发生除与六淫病邪侵袭人体有关，还与人体正气失调密切相关。或是正气素虚，不能调节肺卫而感受外邪；或是体质素健，但因生活起居不慎，如疲劳、饥饿而致机体功能状态下降，或因汗出衣裹冷湿，或餐凉露宿，冒风沐雨，或气候变化时，未及时加减衣服等，导致正气失调，腠理不密，邪气得以趁虚而入。

因此，感冒是否发生决定于正气与邪气两方面的因素，一是正气能否御邪，"邪之所凑，其气必虚"，提示了正气不足或卫气功能状态暂时低下是感冒的决定因素；二是邪气能否战胜正气，即感邪的轻重，邪气轻微，不足以胜正则不病感冒，邪气盛，能胜正则病感冒，所以邪气是感冒的重要因素。

以风为首的六淫病邪，侵袭人体的途径或从口鼻而入，或从皮毛而入。因风性轻扬，《素问·太阴阳明论》说："伤于风者上先受之。"肺为脏腑之华盖，其位最高，开窍于鼻，职司呼吸，外主皮毛，其性娇气，不耐邪侵，故外邪从口鼻、皮毛入侵，肺卫首当其冲。感冒的病位在肺卫，其基本病机是外邪影响肺卫功能，导致卫表不和，肺失宣肃，尤以卫表不和为主要方面。

【临床表现】

感冒起病较急，骤然发病，无潜伏期（或潜伏期极短）。病程短，少者3～5天，多者7～8天。以肺卫症状为主症，如鼻塞、流涕、喷嚏、咳嗽、恶寒、发热、全身不适等。症状表现呈多样化，以鼻咽部痒、干燥、不适为早期症状，继则喷嚏、鼻塞、鼻涕或疲乏、全身不适等，轻则上犯肺窍，症状不重，易于痊愈；重则高热、咳嗽、胸痛，呈现肺卫证候。

【辨证要点】

辨风寒感冒与风热感冒：感冒常以风夹寒、夹热而发病，因此临床上应首先分清风寒、风热两证。二者均有恶寒、发热、鼻塞、流涕、头身疼痛等症，但风寒证恶寒重发热轻，无汗，鼻流清涕，口不渴，舌苔薄白，脉浮或浮紧；风热证发热重恶寒轻，有汗，鼻流浊涕，口渴，舌苔薄黄，脉浮数。

【治疗原则】

（1）解表达邪 感冒由外邪客于肌表引起，应遵循《素问·阴阳应象大论》"其在皮者，汗而发之"之意，采用辛散解表的法则，祛除外邪，邪去则正安，感冒亦愈。解表之法应根据所感外邪寒热暑湿的不同，而分别选用辛温解表法、辛凉解表法、清暑解表法。

（2）宣通肺气 感冒的病机之一是肺失宣肃，因此宣通肺气有助于使肺的宣肃功能恢复正常，肺主皮毛，宣肺又能协助解表，宣肺与解表相互联系，又协同发挥作用。

（3）照顾兼证 虚人感冒应扶正祛邪，不可专事发散，以免过汗伤正。病邪累及胃肠者，又应辅以化湿、和胃、理气等法治疗，照顾其兼证。

【分证论治】

（一）风寒感冒

舌象特征：舌淡红、苔薄白。见图2-1-1。

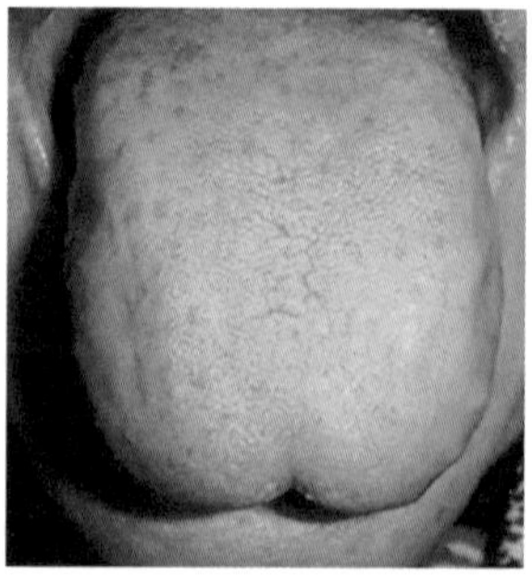

图2-1-1 风寒感冒舌象

舌象分析：外邪初袭人体，虽然症状明显，但舌象特征尚未发生改变，故仍呈现正常人体舌象特点。

症状：无汗，头痛，肢节酸痛，鼻塞声重，流清涕，喉痒，脉浮紧。

治法：辛温解表散寒。

方药：荆防败毒散。

荆芥 15 克，防风 9 克，茯苓 9 克，甘草 3 克，枳壳 9 克，桔梗 9 克，柴胡 30 克，薄荷 3 克，前胡 9 克，羌活 15 克，独活 9 克，川芎 9 克。

方解：荆芥、防风解表散寒；柴胡、薄荷解表疏风；羌活、独活散寒除湿，为治肢体疼痛之要药；川芎活血散风止头痛；枳壳、前胡、桔梗宣肺利气；茯苓、甘草化痰和中。

加减：风寒重，恶寒甚者，加麻黄 9 克、桂枝 9 克；头痛加白芷 9 克；项背强痛加葛根 15 克。

中成药：

（1）午时茶　用开水泡服，一次 6 克，一日 1～2 次。（注：①不宜在服药期间同时服用滋补性中药。②风热感冒者不适用，其表现为发热重，微恶风，有汗，口渴，鼻流浊涕，咽喉红肿热痛，咳吐黄痰。③高血压病、心脏病、肝病、糖尿病、肾病等慢性病严重者、孕妇或正在接受其他治疗的患者，均应在医师指导下服用。④服药 3 天后症状无改善，或出现发热咳嗽加重，并有其他严重症状如胸闷、心悸等时应去医院就诊。）

（2）通宣理肺丸　口服，大蜜丸一次 2 丸，一日 2～3 次。（注：①不宜在服药期间同时服用滋补性中药。②风热或痰热咳嗽、阴虚干咳者不适用。③高血压病、心脏病患者慎用。肝病、糖尿病、肾病等慢性病严重者应在医师指导下服用。④服药期间，若患者发热，体温超过 38.5℃，或出现喘促气急者，或咳嗽加重、痰量明显增多者应及时调整治疗方案。⑤服用前应除去蜡皮、塑料球壳；本品可嚼服，也可分份吞服。）

（3）轻症可用生姜 10 克、红糖适量，煎水服用。

（二）风热感冒

舌象特征：舌尖红、苔薄黄。见图 2-1-2。

舌象分析：热邪侵袭卫表，舌尖为卫表之所在，色红、色黄均为热邪之征，故舌尖色红而舌苔薄黄。

症状：有汗，鼻塞喷嚏，流稠涕，咽喉疼痛，脉浮数。

治法：辛凉解表清热。

方药：银翘散。

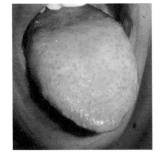

图 2-1-2　风热感冒舌象

薄荷 3 克，淡豆豉 6 克，荆芥 15 克，金银花 9 克，连翘 9 克，竹叶 9 克，桔梗 9 克，牛蒡子 9 克，甘草 3 克，芦根 15 克。

方解：金银花、连翘辛凉透表，兼以清热解毒；薄荷、荆芥、淡豆豉疏风解表，透热外出；桔梗、牛蒡子、甘草宣肺祛痰，利咽散结；竹叶、芦根甘凉轻清，清热生津止渴。

加减：发热甚者，加黄芩 9 克、石膏 15 克、大青叶 15 克清热；头痛重者，加桑叶 9 克、菊花 9 克、蔓荆子 9 克清利头目；咽喉肿痛者，加板蓝根 15 克、玄参 9 克利咽解毒；咳嗽痰黄者，加黄芩 9 克、知母 9 克、浙贝母 9 克、杏仁 9 克、瓜蒌壳 9 克清肺化痰；口渴重者，重用芦根 30 克，加天花粉 9 克、知母 9 克清热生津。

中成药：

（1）银翘解毒片　口服，一次 1 片，一日 2～3 次。（注：①不宜在服药期间同时服用滋补性中药。②风寒感冒者不适用。③糖尿病患者及有高血压病、心脏病、肝病、肾病等慢性病严重者应在医师指导下服用。④儿童、孕妇、哺乳期妇女、年老体弱及脾虚便溏者应在医师指导下服用。⑤服药 3 天症状无缓解，应及时调整治疗方案。）

（2）桑菊感冒冲剂　开水冲服，一次 11～22 克，一日 2～3 次。（注：①不宜在服药期间同时服用滋补性中成药。②风寒感冒者不适用。③糖尿病患者及有高血压病、心脏病、肝病、肾病等慢性病严重者、孕妇或正在接受其他治疗的患者均应在医师指导下服用。④服药 3 天后，症状无改善，或出现发热、咳嗽加重，并有其他症状如胸闷、心悸等时应及时调整治疗方案。）

（三）暑湿感冒

舌象特征： 舌尖红、苔黄腻。见图 2-1-3。

舌象分析： 暑为阳邪，易化热夹湿，故夏季感冒易致暑、湿、热三邪并存，舌尖为邪在卫表，色红、色黄为热邪之征，腻苔为湿邪蕴阻，故舌尖色红而舌苔黄腻。

症状： 多发生于夏季，身重倦怠，胸闷欲呕，头昏重痛，或有鼻塞流涕，小便短赤，脉濡数。

治法： 清暑祛湿解表。

方药： 新加香薷饮。

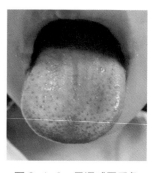

图 2-1-3　暑湿感冒舌象

香薷 9 克，金银花 9 克，扁豆 9 克，厚朴 9 克，连翘 9 克。

方解： 香薷发汗解表；金银花、连翘辛凉解表；厚朴、扁豆和中化湿。

加减： 暑热偏盛，加黄连 9 克、青蒿 15 克、鲜荷叶 30 克、鲜芦根 30 克清暑泄热；湿困卫表，身重少汗恶风，加清豆卷 9 克、藿香 9 克、佩兰 9 克芳香化湿宣表；小便短赤，加六一散 9 克、赤茯苓 9 克清热利湿。

中成药： 藿香正气丸（水），口服，水丸剂成人每服 6 克，每日两次；蜜丸剂成人每次 1 丸，每日两次。（注：①不宜在服药期间同时服用滋补性中成药。②阴虚火旺者不适用。③糖尿病患者及有高血压病、心脏病、肝病、肾病等慢性病严重者、孕妇或正在接受其他治疗的患者应在医师指导下服用。④服药 3 天后症状无改善，应及时调整治疗方案。）

【转归预后】

一般而言，感冒的预后良好，轻型感冒虽可不药而愈，重症感冒却能影响工作和生活，对老年人、婴幼儿、体弱患者，可以诱发其他宿疾而使病情恶化甚至出现严重的后果。

【预防与调摄】

加强体育锻炼，增强机体适应气候变化的调节能力，在气候变化时适时增减衣服，注意防寒保暖，慎接触感冒患者以免时邪入侵等，对感冒的预防有重要作用。尤其是时行感冒的流行季节，预防服药一般可使感冒的发病率大为降低。主要药物有贯众、大青叶、板蓝根、鸭跖草、藿香、佩兰、薄荷、荆芥等。

感冒患者应适当休息，多饮水，饮食以素食流质为宜，慎食油腻难消化之物。卧室空气应流通，但不可直接吹风。药物煎煮时间宜短，取其气全以保留芳香挥发有效物质，无汗者宜服药后进热粥或覆被以促汗解表，汗后及时换干燥洁净衣服以免再次受邪。

第二节　咳嗽

【定义】

咳嗽是以发出咳声或伴有咳痰为主症的一种肺系病证。有声无痰为咳，有痰无声为嗽，临床上多表现为痰声并见，难以截然分开，故常并称咳嗽。

【病因病机】

咳嗽按病因分外感咳嗽和内伤咳嗽两大类。外感咳嗽为六淫外邪侵袭肺系；内伤咳嗽为脏腑功能失调，内邪干肺。上述两种情况均可引起肺失宣肃，肺气上逆而致咳。

（1）外感淫邪　多因起居不慎、气候失常、冷暖失宜，或过度疲劳，正气不足，以致肺的卫外功能减退或失调。外感六淫之邪，从口鼻或皮毛而入，侵袭肺系，郁闭肺气，肺失宣肃，而致肺气上逆作声，咳吐痰液。《素问·风论》曰："风者，百病之长也，至其变化，乃生他病也。"风邪为外邪致病的先导，常与他邪兼夹为患，因此外感咳嗽常以风为先导，表现为风寒、风热、风燥等相合为病，但以风寒袭肺者居多。

（2）饮食不节　因嗜好烟酒等辛温燥烈之品，熏灼肺胃，酿生痰热；或因过食肥甘厚味，伤及脾胃，痰浊内生；或因平素脾失健运，水谷不能化为精微上输以养肺，反而聚为痰浊，痰邪干肺，肺气上逆，乃生咳嗽。

（3）情志内伤　郁怒伤肝，肝气郁结，失于条达，气机不畅，日久气郁化火，因肝脉布胁而上注于肺，故肝火循经犯肺，发为咳嗽。

（4）肺脏自病　肺系疾病反复迁延不愈，伤阴耗气，肺主气司呼吸功能失常，以致肃降无权，肺气上逆。

咳嗽的主要病机为邪犯于肺，肺失宣肃，肺气上逆作咳。肺为娇脏，不耐寒热，易受内外之邪侵袭而致病。肺脏为祛邪外出，以致肺气上逆，冲激声门而发为咳嗽。《医学三字经·咳嗽》曰："肺为脏腑之华盖，呼之则虚，吸之则满。只受得本脏之正气，受不得外来之客气。客气干之，则呛而咳矣。亦只受得脏腑之清气，受不得脏腑之病气。病气干之，亦呛而咳矣。肺体属金，譬若钟然，一外一内，皆所以撞之使鸣也。"咳嗽是内外病邪犯肺，肺脏祛邪外达的一种病理反应。

【临床表现】

外感咳嗽起病急，常伴随鼻塞流涕、恶寒发热、全身酸痛等症状。内伤咳嗽常表现为病程缓慢，病史较长，伴有其他脏腑病证。

【辨证要点】

辨外感咳嗽与内伤咳嗽：外感咳嗽属邪实，多是新病，伴随有鼻塞流涕、恶寒发热、全身酸痛等症状，病理因素以风、寒、暑、湿、燥、火为主，多表现为风寒、风热、风燥相合为病。内伤咳嗽属邪实与正虚并见，多是宿疾，起病较为缓慢，咳嗽病史较长，兼夹痰火，伴有其他脏腑病证，属邪实正虚。

【治疗原则】

咳嗽治疗须分清邪正虚实。咳有六淫为患，也有内伤之异，故分为外感咳嗽与内伤咳嗽。外感咳嗽可分为风寒、风热、燥邪等证候，内伤咳嗽又可分为痰湿、痰热、肝火犯肺及肺阴亏虚等证候。治随证出，除止咳之外，则有疏风、散寒、宣肺、清热、润燥、缓急、泻肝、化痰、养阴等法。

外感咳嗽，治应祛邪利肺为主，邪去则正安。内伤咳嗽，多为邪实内虚。标实为主者，以痰、火为主，治应祛邪止咳，但需注意防止宣散过度，正气更伤；本虚为主者，需从调护正气着手，治应扶正补虚，兼顾主次。

【分证论治】

（一）风寒袭肺

舌象特征：舌苔薄白。见图2-2-1。

舌象分析：外邪初袭人体，虽然症状明显，但舌象特征尚未发生改变，故仍呈现正常人舌象特点。

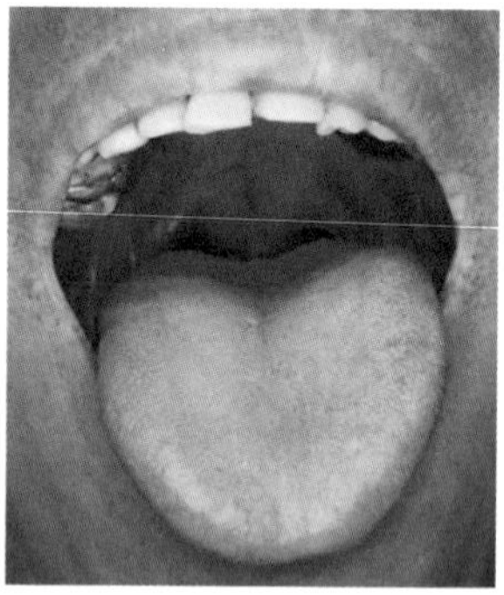

症状：咳嗽声重，气急，咽痒，咳白稀痰，常伴有鼻塞，流清涕，头痛，肢体酸痛，恶寒发热；脉浮或浮紧。

图2-2-1　风寒袭肺咳嗽
舌象

治法：疏风散寒，宣肺止咳。

方药：三拗汤合止嗽散。

麻黄9克，杏仁12克，甘草6克，桔梗9克，荆芥12克，紫菀12克，百部9克，白前9克，陈皮9克。

方解：麻黄发汗散寒，宣肺平喘；杏仁宣降肺气，止咳化痰；桔梗宣通肺气；荆芥散风湿，清头目，利咽喉；紫菀、百部润肺止咳；白前下痰止嗽；陈皮理气化痰；甘草炒用气温，补三焦元气而散表寒，合桔梗又有利咽止咳之功。

加减：若咽痒咳嗽较甚，加金沸草6克、细辛3克、五味子9克；若鼻塞声重较甚，加辛夷6克、苍耳子9克；若咳痰黏腻、胸闷、苔腻，加法半夏9克、厚朴12克、茯苓15克。

中成药：风寒咳嗽丸，口服，一次6～9克，一日2次。（注：①阴虚干咳者慎服。②支气管扩张、肺脓疡、肺心病、肺结核患者应在医师指导下服用。③服用三天病症无改善，应及时调整治疗方案。④服药期间，若患者出现高热，体温超过38℃，或出现喘促气急者，或咳嗽加重，痰量明显增多，或痰色由白转黄者应及时调整治疗方案。⑤高血压病、心脏病、糖尿病患者应在医师指导下服用。）

（二）风热犯肺

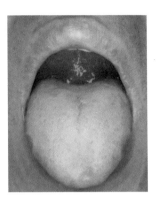

图2-2-2　风热犯肺咳嗽
舌象

舌象特征：舌红，苔薄黄。见图2-2-2。

舌象分析：色红、色黄均为热邪之征，故舌色红而舌苔薄黄。

症状：咳嗽频剧，气粗或咳声嘶哑，喉燥咽痛，咳痰不爽，痰黏稠或色黄，常伴有鼻流黄涕，口渴，头痛，恶风，身热，脉浮数或浮滑。

治法：疏风清热，宣肺止咳。

方药：桑菊饮。

桑叶12克，菊花12克，苦杏仁12克，连翘9克，薄荷6克，桔梗9克，芦根12克，甘草6克。

方解：桑叶、菊花甘凉轻清，疏散上焦风热；薄荷助桑、菊疏散上焦之风热；苦杏仁、桔梗宣肺止咳；连翘苦寒清热解毒，芦根甘寒清热生津止渴；甘草调和诸药。

加减：若咳甚，加浙贝母15克、枇杷叶9克；若肺热甚，加黄芩9克、鱼腥草9克；咽痛，加牛蒡子9克、射干12克；若热伤肺津，咽燥口干，舌质红，加南沙参12克、天花粉9克；若痰中带血，加白茅根9克、藕节12克；若夏令兼夹暑湿，症见咳嗽胸闷、心烦口渴、尿赤、舌红苔腻、脉濡数，加滑石12克、鲜荷叶6克。

中成药：桑菊感冒片，口服，一次4～8片，一日2～3次。（注：①不宜同时服用滋补性中成药。②风寒感冒者不适用。③有高血压病、心脏病、肝病、糖尿病、肾病等慢性病严重者、孕妇或正在接受其他治疗的患者，均应在医师指导下服用。④服药3天后，症状无改善，或出现发热咳嗽加重，并有其他症状如胸闷、心悸等时应及时调整治疗方案。）

（三）风燥伤肺

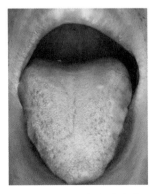

图2-2-3　风燥伤肺咳嗽
舌象

舌象特征：舌尖红，苔薄白或薄黄而干。见图2-2-3。

舌象分析：风热之邪侵袭卫表，舌尖为卫表之所在，故舌尖色红，风燥伤津故舌苔薄黄。

症状：干咳无痰，或痰少而黏，不易咳出，或痰中带有血丝，咽喉干痛，口鼻干燥，初起或伴有少许恶寒，身热头痛，脉浮数或小数。

治法：疏风清肺，润燥止咳。

方药：桑杏汤。

桑叶9克，苦杏仁12克，北沙参12克，浙贝母12克，淡豆豉9克，栀子9克，梨皮9克。

方解：桑叶可清宣燥热，透邪外出；苦杏仁宣利肺气，润燥止咳；淡豆豉辛凉透散，助桑叶轻宣透热；浙贝母清化热痰，助苦杏仁止咳化痰；北沙参养阴生津，润肺止咳；栀子清泄肺热；梨皮清热润燥，止咳化痰。

加减：若津伤较甚，舌干红苔少，加麦冬9克、南沙参12克；若痰中带血，加白茅根12克、侧柏叶12克；若痰黏难咳出，加紫菀12克、瓜蒌子9克；若咽痛明显，加玄参9克、马勃6克。

中成药：川贝雪梨膏，口服，一次15克，一日2次。（注：①忌烟、酒及辛辣、生冷、油腻食物。②支气管扩张、肺脓疡、肺心病、肺结核患者出现咳嗽时应及时调整治疗方案。③糖尿病患者及有高血压病、心脏病、肝病、肾病等慢性病严重者应在医师指导下服用。④服药期间，若患者发热，体温超过38.5℃，或出现喘促气急者，或咳嗽加重、痰量明显增多者应及时调整治疗方案。⑤服药7天症状无缓解，应及时调整治疗方案。）

（四）痰湿蕴肺

舌象特征：舌淡红，苔白腻。见图2-2-4。

舌象分析：湿浊内蕴，阳气被遏，湿浊痰饮停聚舌面故苔白腻。

症状：咳嗽反复发作，咳声重浊，因痰而嗽，痰出则咳缓，痰多色白，黏腻或稠厚成块，每于晨起或食后咳甚痰多，胸闷脘痞，纳差乏力，大便时溏，脉濡滑。

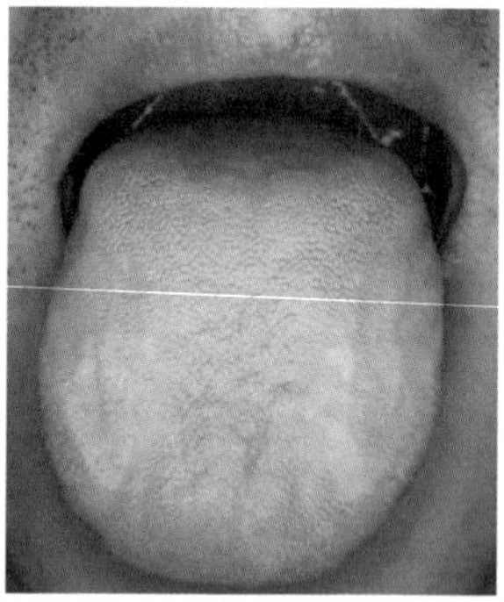

治法：燥湿化痰，理气止咳。

图2-2-4　痰湿蕴肺咳嗽舌象

方药：二陈平胃散合三子养亲汤。

法半夏12克，陈皮9克，茯苓15克，甘草6克，苍术9克，厚朴12克，芥子6克，莱菔子6克，紫苏子6克。

方解：法半夏、陈皮、苍术燥湿化痰；茯苓利水渗湿；厚朴行气燥湿；芥子温肺化痰，利气散结；紫苏子降气化痰，止咳平喘；莱菔子消食导滞，下气祛痰；甘草调和诸药，宣肺止咳。

加减：若寒痰较重，痰白如沫，畏寒背冷，加干姜9克、细辛3克；若咳逆气急，痰多胸闷，加旋覆花9克、白前12克；若久病脾虚，神疲倦怠，加黄芪9克、党参12克、白术12克。

中成药：二陈丸，口服，一次9～15克，一日2次。（注：①不宜同时服用滋补性中药。②肺阴虚所致的燥咳不适用。③支气管扩张、肺脓疡、肺心病、肺结核患者出现咳嗽时应及时调整治疗方案。④高血压病、心脏病、肝病、糖尿病、肾病等慢性病严重者应在医师指导下服用。⑤服药期间，若患者发热，体温超过38.5℃，或出现喘促气急者，或咳嗽加重、痰量明显增多者应及时调整治疗方案。⑥服药7天症状无缓解，应及时调整治疗方案。）

（五）痰热郁肺

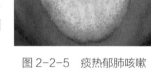

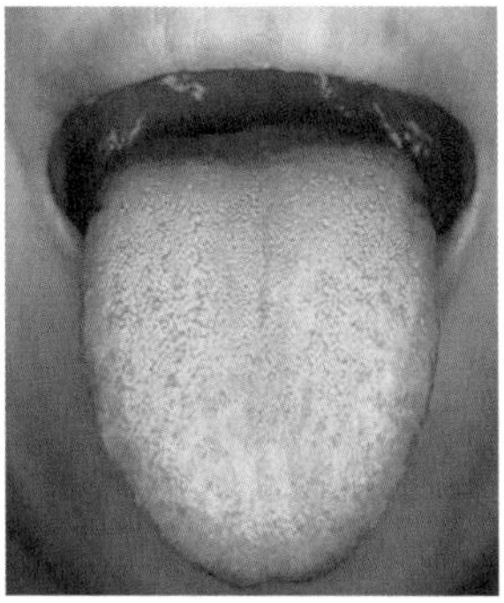

舌象特征： 舌红，苔薄黄腻。见图2-2-5。

舌象分析： 痰热郁肺，血得热则循行加速，舌体脉络充盈，故舌质鲜红；痰热内蕴，腑气不畅，故苔黄腻。

症状： 咳嗽气粗，喉中可闻及痰声，痰多黄稠或黏厚，咳吐不爽，或有热腥味，或夹有血丝，胸胁胀满，咳时引痛，常伴有面赤，或有身热，口干欲饮，脉滑数。

图 2-2-5　痰热郁肺咳嗽舌象

治法： 清热化痰，肃肺止咳。

方药： 清金化痰汤。

桑白皮15克，黄芩12克，栀子12克，知母15克，浙贝母12克，瓜蒌子15克，桔梗9克，橘红9克，茯苓9克，麦冬9克，甘草6克。

方解： 橘红理气化痰；茯苓健脾利湿；瓜蒌子、浙贝母、桔梗清热涤痰，宽胸开结；麦冬、知母养阴清热，润肺止咳；黄芩、栀子、桑白皮清泻肺火；甘草补土和中。

加减： 若痰热较甚，咳黄脓痰或痰有热腥味，可加鱼腥草15克、鲜竹沥12克、薏苡仁12克、冬瓜子9克；若胸满咳逆，痰多，便秘，加葶苈子9克、大黄6克、芒硝6克；若口干明显，舌红少津，加北沙参12克、麦冬9克、天花粉12克。

中成药： 清肺抑火丸，口服，一次1袋，一日2～3次。（注：①本品以苦寒药为主，用于痰热阻肺所致的咳嗽，故风寒咳嗽或脾胃虚弱者忌服。②本品含有大黄，有活血祛瘀作用，孕妇慎用。③服药期间饮食宜清淡，忌食生冷、辛辣、燥热之品，忌烟酒。）

（六）肝火犯肺

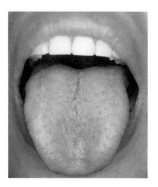

舌象特征： 舌红，苔薄黄少津。见图2-2-6。

舌象分析： 肝火犯肺，血得热则循行加速，舌体脉络充盈，故舌质鲜红；邪热熏灼于舌，舌苔失于濡润而薄黄少津。

症状： 上气咳逆阵作，咳时面红目赤，引胸胁作痛，咽干口苦，常感痰滞咽喉而咳之难出，量少质黏，或痰如絮条，症状可随情绪波动而增减，脉弦数。

治法： 清肺泻肝，化痰止咳。

方药： 黄芩泻白散合黛蛤散。

桑白皮12克，地骨皮12克，黄芩9克，炙甘草6克，

图 2-2-6　肝火犯肺咳嗽舌象

青黛粉 0.5 克，蛤壳粉 0.5 克。

方解：桑白皮清泻肺热，止咳平喘；地骨皮清降肺中伏火；黄芩清泻肺火；炙甘草养胃和中；青黛善清肝经郁火，并清肺热以消痰止嗽；蛤壳粉清肺化痰，软坚散结。

加减：若咳嗽频作，痰黄，加栀子 12 克、牡丹皮 9 克、浙贝母 12 克；若胸闷气逆，加枳壳 9 克、旋覆花 9 克；若咳时引胸胁作痛明显，加郁金 12 克、丝瓜络 9 克；若痰黏难咳，加海浮石 9 克、浙贝母 15 克、瓜蒌子 12 克；若咽燥口干，舌红少津，加北沙参 12 克、天冬 12 克、天花粉 12 克。

中成药：牛黄清感胶囊，口服，一次 2～4 粒，一日 3 次。（注：①不宜在服药期间同时服用滋补性中药。②风寒感冒者不适用。③脾胃虚寒症见：腹痛、喜暖、泄泻者慎用。④高血压病、心脏病、肝病、肾病、糖尿病等慢性病严重者应在医师指导下服用。⑤服药 3 天症状无缓解，应及时调整治疗方案。）

（七）肺阴亏虚

舌象特征：舌红少苔。见图 2-2-7。

舌象分析：阴虚则火旺，血得热则循行加速，舌体脉络充盈，故舌红少苔。

症状：干咳，咳声短促，痰少质黏色白，或痰中带血丝，或声音逐渐嘶哑，口干咽燥，午后潮热，颧红盗汗，常伴有日渐消瘦，神疲乏力，脉细数。

治法：养阴清热，润肺止咳。

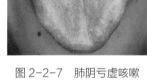

图 2-2-7　肺阴亏虚咳嗽
舌象

方药：沙参麦冬汤。

北沙参 12 克，麦冬 12 克，天花粉 12 克，玉竹 9 克，冬桑叶 9 克，白扁豆 15 克，甘草 6 克。

方解：北沙参、麦冬清养肺胃；玉竹、天花粉生津解渴；白扁豆、甘草益气培中、甘缓和胃；冬桑叶，轻宣燥热。

加减：若咳而气促明显，加五味子 9 克、诃子 9 克；若痰中带血，加牡丹皮 9 克、白茅根 12 克、仙鹤草 9 克；若潮热明显，加功劳叶 9 克、银柴胡 12 克、青蒿 9 克、胡黄连 6 克；若盗汗明显，加乌梅 9 克、牡蛎 15 克、浮小麦 15 克；若咳吐黄痰，加海蛤壳 12 克、黄芩 6 克、知母 12 克；若手足心热，腰膝酸软，加黄柏 9 克、女贞子 12 克、墨旱莲 6 克；若倦怠无力，少气懒言，加党参 12 克、五味子 9 克。

中成药：洋参保肺丸，口服，一次 2 丸，一日 2～3 次。（注：①支气管扩张、肺脓疡、肺心病、肺结核患者出现咳嗽时应及时调整治疗方案。②高血压病、心脏病患者慎用，肝病、糖尿病、肾病等慢性病严重者应在医师指导下服用。③儿童、孕妇、哺乳期妇女、年老体弱及脾虚便溏者应在医师指导下服用。④服药期间，若患者发热，体温超过 38.5℃，或出现喘促气急者，或咳嗽加重、痰量明显增多者应及时调整治疗方案。⑤严格按用法用量服用，本品不宜长期服用。⑥服药 3 天症状无缓解，应及时调整治疗方案。）

【转归预后】

一般而言，咳嗽的转归与预后，取决于患者的体质、正气的强弱、病位的深浅、病情的轻重以及是否得到正确的治疗等。

外感咳嗽多属暴病，患者正气尚强，病位较浅，病情轻，如果得到及时正确治疗，一般容易治愈。若迁延失治、误治，反复发作，损伤正气，则可由外感咳嗽转为内伤咳嗽，病机性质由实转虚，病位也由肺而及它脏。

内伤咳嗽多呈慢性过程，迁延反复，患者正气已有不同程度的耗损，一般治疗难以速效。如能坚持正确的综合性治疗，也可使正气恢复，邪祛而病愈。若咳嗽已久，反复发作，病变必然由肺及脾至肾，病情逐渐加重，甚至累及于心，导致心、肺、脾、肾诸脏皆虚，痰浊、水饮、气滞、瘀血内停，演变为肺胀等病，则预后较差，往往病程缠绵难愈。

【预防与调摄】

注意气候变化，积极锻炼，提高机体卫外功能，增强皮毛腠理御邪抗病能力。咳嗽的预防，应注意气候的变化，做到防寒保暖；不宜食肥甘厚味，或辛辣过咸，戒除烟酒等不良嗜好。

咳嗽痰多者应尽量鼓励患者将痰排出。咳而无力者，可翻身拍背以助痰排出，尤其是长时间卧床者。内伤咳嗽多呈慢性反复发作，病程较长，尤其应当注意起居有度，合理饮食，可根据病情适当选用雪梨、山药、百合等作为食疗调护，坚持缓则治本的原则，补虚固本以图根治。

第三节　哮喘

【定义】

哮喘，是一种发作性的痰鸣气喘疾患。哮证，是以喉中哮鸣有声，呼吸困难，甚则喘息不能平卧为主症的反复发作性肺系疾病。喘证是以呼吸困难，甚至张口抬肩，鼻翼煽动，不能平卧为特征的病证。

【病因病机】

哮病的发生为痰伏于肺。伏痰主要由于脏腑功能失调，肺不能布散津液，脾不能运化精微，肾不能蒸化水液，以致津液凝聚成痰，伏藏于肺，成为哮病之根。朱丹溪有言："哮喘专主于痰。"每因外邪侵袭，引动伏痰；饮食不当，痰浊内生，壅阻气道；肝郁化火，炼液成痰，或木克脾土，脾失健运生痰；体虚病后，气不行津，痰饮内生，上阻气道，气道挛急发为哮。

喘证常由多种疾患引起，病因复杂，既有外感，又有内伤。外感为外邪侵袭肺系，肺失宣降，肺气上逆作喘；内伤为饮食不当，痰浊内蕴，气道受阻，发为喘促；情志失调、郁怒伤肝，肝气犯肺，肺失宣降作喘；久病劳欲等耗伤气阴，气失摄纳作喘。

【临床表现】

哮证发作时喉中哮鸣有声，呼吸急促、困难，甚则张口抬肩，不能平卧，或口唇、指甲发绀，发作前多有鼻痒、喷嚏、咳嗽、胸闷等症状。喘证以喘促短气，呼吸困难，甚至张口抬肩，鼻翼煽动，不能平卧，口唇发绀为特征。

【辨证要点】

哮必兼喘，但喘未必兼哮。

哮指声响言，以发作时喉中有哮鸣声为主要临床特征；喘以呼吸气促困难为主要临床特征。哮是一种反复发作的独立性疾病，喘证多并发于多种急慢性疾病。

【治疗原则】

哮病治疗应遵循"发时治标，平时治本"的原则。发作期，先辨寒热，以攻邪治标；缓解期则以本虚为主，扶正固本。常年反复发作、缠绵不愈者，则标本兼治，有所侧重。

【分证论治】

（一）哮证

哮证可以分为发作期和缓解期。

发作期可以分为寒哮和热哮两种类型。

1. 寒哮

舌象特征：舌苔白滑。见图 2-3-1。

舌象分析：寒痰阻肺，不能运化水液，寒湿聚于舌面而成。

症状：呼吸急促，喉中哮鸣有声，胸膈满闷如塞；咳不甚，痰稀薄色白，咳吐不爽，面色晦滞带青，口不渴或渴喜热饮，天冷或受寒易发，形寒畏冷；初起多兼恶寒、发热、头痛等表证；脉弦紧或浮紧。

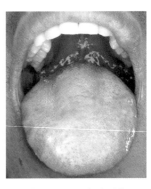

图 2-3-1　寒哮舌象

治法：宣肺散寒，化痰平喘。

方药：射干麻黄汤。

射干 9 克，麻黄 12 克，生姜 12 克，细辛 9 克，紫菀 9 克，款冬花 9 克，大枣 18 克，半夏 12 克，五味子 12 克。

方解：麻黄宣肺温肺、化饮散寒，止咳平喘，开达气机；射干泻肺降逆，利咽散结，祛痰化饮；细辛温肺化饮，温宣肺气；款冬花宣肺化饮止咳；紫菀泻肺止咳，降逆祛痰，温化寒饮，调畅气机；半夏燥湿化痰，温肺化饮，利喉涤痰；生姜降逆化饮，畅利胸膈；五味子收敛肺气；大枣补益中气，生化气血，滋荣肺气。

加减：若痰涌气逆，不得平卧，可加葶苈子 9 克、紫苏子 9 克、杏仁 12 克、白前 12 克、橘皮 15 克等；若咳逆上气、汗多，加白芍 12 克。

中成药：小青龙颗粒，开水冲服，一次 13 克，一日 3 次。（注：①不宜在服药期间同时服用滋补性中药。②内热咳喘及虚喘者不适用。③支气管扩张、肺脓疡、肺心病、肺结核患者出现咳嗽时应及时调整治疗方案。④高血压病、心脏病患者慎用。糖尿病患者及肝病、肾病等慢性病严重者应在医师指导下服用。⑤服药期间，若患者发热，体温超过 38.5℃，或出现喘促气急者，或咳嗽加重、痰量明显增多者应及时调整治疗方案。⑥严格按用法用量服用，本品不宜长期服用。⑦用药 3 天症状无缓解，应及时调整治疗方案。）

2. 热哮

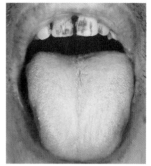

图 2-3-2 热哮舌象

舌象特征：舌质红，苔黄腻。见图 2-3-2。

舌象分析：热迫血行则舌红，痰热内蕴，腑气不畅则苔黄腻。

症状：气粗咳呛，喉中哮鸣，胸高胁胀，烦闷不安；汗出口渴喜饮，面赤口苦，咳痰色黄或色白，黏浊稠厚，咳吐不利，不恶寒，脉滑数或弦滑。

治法：清热宣肺，化痰定喘。

方药：定喘汤。

白果 12 克，麻黄 9 克，杏仁 12 克，紫苏子 9 克，半夏 12 克，款冬花 9 克，桑白皮 15 克，黄芩 9 克，甘草 9 克。

方解：麻黄宣肺平喘；白果敛肺定喘祛痰；紫苏子、杏仁、半夏、款冬花降气平喘，止咳祛痰；桑白皮、黄芩清泄肺热，止咳平喘；甘草调和诸药。

加减：若表寒外束，肺热内郁，加石膏 15 克；肺气壅实，痰鸣息涌，不得平卧，加葶苈子 12 克、地龙 9 克；肺热壅盛，咳痰稠黄，加海蛤壳 15 克、射干 12 克、知母 12 克、鱼腥草 12 克；大便秘结，可加大黄 6 克、芒硝 6 克、全瓜蒌 12 克、枳实 12 克；病久热盛伤阴，气急难续，痰少质黏，口咽干燥，舌红少苔，脉细数，当养阴清热化痰，加沙参 12 克、知母 12 克、天花粉 15 克。

中成药：蠲哮片，口服，一次 8 片，一日 3 次，饭后服用，7 天为 1 个疗程。10 岁以下儿童每次 3 ～ 5 片。（注：①孕妇及久病体虚、脾胃虚弱便溏者禁用。②服药后若出现大便偏稀、轻度腹痛，属正常现象，可正常服药或减少用量。③若有合并感染的现象，应加服抗菌药物。④有心、脑、肝、肾等并发症，哮喘持续状态的危重患者和哮喘虚证患者，禁用。⑤本品原名为定喘灵。）

缓解期可以分为肺虚证、脾虚证和肾虚证三种类型。

3. 肺虚证

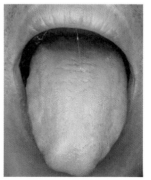

图 2-3-3 肺虚证哮证舌象

舌象特征：舌淡苔白。见图 2-3-3。

舌象分析：肺气亏虚则舌淡，阳虚内寒则苔白。

症状：喘促气短，语声低微，面色白，自汗畏风；咳痰清稀色白，多因气候变化而诱发，发前喷嚏频作，鼻塞流清涕；脉细弱或虚大。

治法：补肺益气。

方药：玉屏风散。

黄芪 12 克，白术 15 克，防风 12 克。

方解： 黄芪补脾肺之气，固表止汗；白术健脾益气；防风走表而散风邪。

加减： 阳虚甚者，加附子 9 克；痰多，加前胡 12 克、杏仁 12 克。若气阴两虚，呛咳，痰少质黏，口咽干，舌质红，可用生脉散加沙参 12 克、玉竹 9 克。

中成药： 蛤蚧定喘丸，口服，水蜜丸一次 5～6 克，小蜜丸一次 9 克，大蜜丸一次一丸，一日 2 次。（注：①服药期间，若患者哮喘又急性发作；或是出现寒热表证，或是咳嗽喘息加重，痰量明显增多者均应停药，并到医院就诊。②高血压病、心脏病等慢性病患者应在医师指导下服用。③儿童、孕妇及脾胃虚寒者慎用。④服用 7 天病证无改善，应停止服用，及时调整治疗方案。）

4. 脾虚证

舌象特征： 舌质淡，苔白滑或腻。见图 2-3-4。

舌象分析： 脾气亏虚则舌淡，脾虚不能运化水湿则舌苔白腻。

症状： 倦怠无力，食少便溏，面色萎黄无华；痰多而黏，咳吐不爽，胸脘满闷，恶心纳呆；或食油腻易腹泻，每因饮食不当而诱发；脉细弱。

治法： 健脾益气。

方药： 六君子汤。

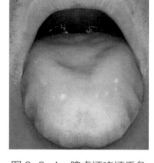

图 2-3-4 脾虚证哮证舌象

人参 12 克，白术 12 克，茯苓 15 克，炙甘草 9 克，陈皮 12 克，半夏 12 克。

方解： 人参补脾益肺；白术健脾益气，燥湿利水；茯苓利水渗湿，健脾化痰；炙甘草益气滋阴；陈皮理气健脾，燥湿化痰；半夏燥湿化痰。

加减： 若脾阳不振、形寒肢冷者，加附子 9 克、干姜 6 克；若中虚喘哮、痰壅气滞者，加紫苏子 9 克、芥子 9 克、莱菔子 9 克。

中成药： 固本咳喘片，口服，一次 3 片，一日 3 次。（注：①感冒发热患者不宜服用。②高血压病、心脏病、肝病、糖尿病、肾病等慢性病严重者应在医师指导下服用。③支气管扩张、肺脓疡、肺心病、肺结核患者出现咳嗽时应及时调整治疗方案。④本品仅用于慢性支气管炎缓解期，发作期不宜服用。⑤服药期间，若患者发热，体温超过 38.5℃，或出现喘促气急者，或咳嗽加重、痰量明显增多者应及时调整治疗方案。⑥服药 4 周症状无缓解，应及时调整治疗方案。）

5. 肾虚证

舌象特征： 舌淡苔白质胖，或舌红少苔。见图 2-3-5。

舌象分析： 肾气亏虚则舌淡，肾虚水气运化不利则舌胖；或肾阴虚火旺，则舌红少苔。

症状： 平素息促气短，动则为甚，呼多吸少；咳痰质黏起沫，脑转耳鸣，腰酸腿软，心慌，不耐劳累；或五心烦热，

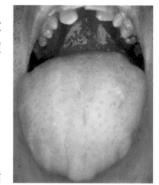

图 2-3-5 肾虚证哮证舌象

颧红，口干；或畏寒肢冷，面色苍白；脉沉细或细数。

治法：补肾纳气。

方药：金匮肾气丸。

附子 9 克，桂枝 12 克，地黄 9 克，山茱萸 12 克，山药 12 克，茯苓 15 克，牡丹皮 12 克，泽泻 12 克。

方解：附子、桂枝温阳化气；地黄滋阴补肾，填精益髓；山茱萸补养肝肾，并能涩精；山药补益脾阴，亦能固精；泽泻利湿泄浊；牡丹皮清泻相火；茯苓淡渗脾湿。

中成药：固肾定喘丸，口服，一次 1.5 ～ 2.0 克，一日 2 ～ 3 次，一般服 15 天为 1 个疗程。（注：①阴虚证勿服。②感冒发热者忌服。）

（二）喘证

喘证可分为实喘和虚喘两种类型。

实喘分为风寒犯肺、表寒肺热、痰热郁肺、痰浊阻肺、肝气乘肺、水凌心肺六种证型。

1. 风寒犯肺

舌象特征：舌苔薄白而滑。见图 2-3-6。

舌象分析：风寒内侵，不能运化水液，寒湿内生，聚于舌面而成。

症状：喘息咳逆，呼吸急促，胸部胀闷；痰多色白清稀，恶寒无汗，头痛鼻塞；或有发热，口不渴；脉浮紧。

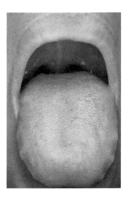

图 2-3-6　风寒犯肺
喘证舌象

治法：宣肺散寒。

方药：麻黄汤合华盖散。

麻黄 6 克，桂枝 12 克，杏仁 18 克，紫苏子 9 克，陈皮 12 克，桑白皮 12 克，茯苓 15 克，炙甘草 6 克。

方解：麻黄宣肺平喘；桂枝透营达卫；杏仁降利肺气，宣肺平喘；紫苏子降气消痰，宣肺止咳；陈皮理气燥湿；桑白皮泻肺利水；茯苓渗湿行水；炙甘草调和诸药。

加减：若寒痰较重，痰白清稀，量多起沫者，加细辛、生姜；若咳喘重，胸满气逆者，加射干、前胡、厚朴、紫菀。

中成药：小青龙合剂，口服，一次 10 ～ 20 毫升，一日 3 次。（注：①不宜在服药期间同时服用滋补性中药。②内热咳喘及虚喘者不适用。③支气管扩张、肺脓疡、肺心病、肺结核患者出现咳嗽时应及时调整治疗方案。④高血压病、心脏病患者慎用。肝病、糖尿病、肾病等慢性病严重者应在医师指导下服用。⑤服药期间，若患者发热体温超过 38.5℃，或出现喘促气急者，或咳嗽加重、痰量明显增多者应及时调整治疗方案。⑥严格按用法用量服用，本品不宜长期使用。⑦用药 3 天症状无缓解，应及时调整治疗方案。）

2. 表寒肺热

舌象特征：舌边红，舌苔薄白或黄。见图 2-3-7。

舌象分析：肺热则舌红，若表寒明显则苔薄白，若肺热炽盛，则苔黄。

症状：喘逆上气，息粗鼻煽，胸胀或痛；咳而不爽，吐痰黏稠，伴形寒，身热，烦闷，身痛；有汗或无汗，口渴；脉浮数或滑。

治法：解表清里，化痰平喘。

方药：麻杏石甘汤。

麻黄6克，杏仁12克，石膏24克，炙甘草6克。

方解：麻黄宣肺泄热；石膏清宣肺热；杏仁降肺平喘；炙甘草调和诸药。

加减：表寒重者，加桂枝12克；痰热重，痰黄黏稠量多者，加瓜蒌12克、贝母15克；痰鸣息涌者，加葶苈子12克、射干15克。

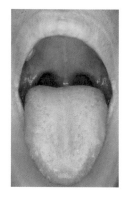

图2-3-7　表寒肺热喘证舌象

中成药：止咳定喘口服液，口服，一次10毫升，一日2～3次。（注：①不宜在服药期间同时服用滋补性中药。②支气管扩张、肺脓疡、肺心病、肺结核患者出现咳嗽时应及时调整治疗方案。③高血压病、心脏病患者慎用。肝病、糖尿病、肾病等慢性病严重者应在医师指导下服用。④服药期间，若患者发热，体温超过38.5℃，或出现喘促气急者，或咳嗽加重、痰量明显增多者应及时调整治疗方案。⑤严格按用法用量服用，本品不宜长期服用。⑥用药3天症状无缓解，应及时调整治疗方案。）

3.痰热郁肺

舌象特征：舌质红，苔黄腻。见图2-3-8。

舌象分析：热迫血行则舌红，痰热内蕴，腑气不畅则苔黄腻。

症状：喘咳气涌，胸部胀痛，痰多质黏色黄或夹血痰；伴胸中烦闷，身热有汗，口渴而喜冷饮；面赤咽干，尿赤便秘；脉滑数。

治法：清热化痰，宣肺平喘。

方药：桑白皮汤。

桑白皮12克，半夏12克，紫苏子9克，杏仁12克，贝母15克，栀子12克，黄芩6克，黄连6克。

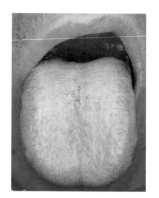

图2-3-8　痰热郁肺喘证舌象

方解：桑白皮泻肺平喘；黄芩、黄连、栀子清泄痰热；贝母、杏仁、半夏、紫苏子祛痰平喘。

加减：身热重者，可加石膏24克；喘甚痰多，黏稠色黄者，可加葶苈子9克、海蛤壳15克、鱼腥草12克、冬瓜子12克、薏苡仁12克；腑气不通，便秘者，加瓜蒌子12克、大黄6克。

中成药：祛痰灵口服液，口服，一次30毫升，一日3次；2岁以下，一次15毫升，一日2次；2～6岁，一次30毫升，一日2次；6岁以上，一次30毫升，一日2～3次。

（注：①支气管扩张、肺脓疡、肺心病、肺结核患者应在医师指导下服用。②服用一周病证无改善，应停止服用，去及时调整治疗方案。③服药期间，若患者出现高热，体温超过38℃，或出现喘促气急者，或咳嗽加重，痰量明显增多者应及时调整治疗方案。④儿童、孕妇、体质虚弱及脾胃虚寒者慎用。便溏者慎用。）

4. 痰浊阻肺

舌象特征：舌质淡，苔白腻。见图2-3-9。

舌象分析：痰浊内蕴，阳气被遏，湿浊痰饮停聚舌面所致。

症状：喘咳痰鸣，胸中满闷，甚则胸盈仰息；痰多黏腻色白，咳吐不利；呕恶纳呆，口黏不渴；脉滑或濡。

治法：祛痰降逆，宣肺平喘。

方药：二陈汤合三子养亲汤。

半夏12克，橘红9克，茯苓18克，甘草6克，紫苏子9克，芥子9克，莱菔子9克。

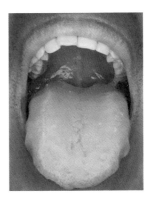

图2-3-9　痰浊阻肺喘证
舌象

方解：半夏、橘红燥湿化痰；茯苓健脾渗湿；甘草调和诸药；芥子温肺化痰，利气散结；紫苏子降气化痰，止咳平喘；莱菔子消食导滞，下气祛痰。

加减：痰湿较重、舌苔厚腻者，可加苍术12克、厚朴9克；脾虚，纳少，神疲，便溏者，加党参12克、白术12克；痰从寒化、色白清稀、畏寒者，加干姜6克、细辛3克。

中成药：止嗽化痰丸，口服，一次15丸，一日1次，临睡前服用。（注：①不宜在服药期间同时服用滋补性中药。②有支气管扩张、肺脓疡、肺心病、肺结核患者出现咳嗽时应及时调整治疗方案。③高血压病、心脏病患者慎服。④本品不宜长期服用，用药3天症状无缓解，应及时调整治疗方案。）

5. 肝气乘肺

舌象特征：舌质红，苔薄白或黄。见图2-3-10。

舌象分析：肝火犯肺，血循行加速，故舌红；若肝气化热熏灼于舌，则苔黄。

症状：每遇情志刺激而诱发，突然呼吸短促，息粗气憋；胸胁闷痛，咽中如窒，但喉中痰鸣不著；平素多忧思抑郁，或失眠，心悸；或心烦易怒，面红目赤；脉弦。

治法：疏肝解郁，降气平喘。

方药：五磨饮子。

沉香9克，槟榔9克，乌药9克，木香9克，枳实9克。

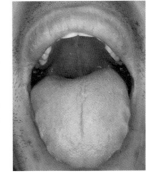

图2-3-10　肝气乘肺喘证
舌象

方解：怒则气上，气上则上焦气实而不行，下焦气逆而不吸，气上宜降之，故用沉香、槟榔；气逆宜顺之，故用木香、乌药、枳实，破其滞也；磨以白酒，和其阴也（明·吴昆）。

加减：肝郁气滞较著者，可加用柴胡 12 克、郁金 9 克、青皮 9 克等；心悸、失眠者，加百合 12 克、合欢皮 12 克、酸枣仁 30 克、远志 9 克；若气滞腹胀、大便秘结者，加大黄 6 克。

中成药：咳喘顺丸合逍遥丸。

咳喘顺丸，口服，一次 5 克，一日 3 次，7 天为 1 个疗程。（注：①不宜在服药期间同时服用滋补性中药。②有支气管扩张、肺脓疡、肺心病、肺结核患者出现咳嗽时应及时调整治疗方案。③服药 3 天症状无缓解，应及时调整治疗方案。）

逍遥丸，口服，一次 6～9 克，一日 1～2 次。（注：①服药期间要保持情绪乐观，切忌生气恼怒。②高血压病、心脏病、肝病、糖尿病、肾病等慢性病严重者应在医师指导下服用。③平素月经正常，突然出现经量过多、经期延长，或月经过少、经期错后，或阴道不规则出血者应及时调整治疗方案。④儿童、年老体弱、孕妇、哺乳期妇女及月经量多者应在医师指导下服用。⑤服药 3 天症状无缓解，应及时调整治疗方案。）

6. 水凌心肺

舌象特征：舌淡胖或胖暗，或有瘀斑、瘀点，舌下青筋显露，苔白滑。见图 2-3-11。

舌象分析：水湿内停，饮停舌面则舌淡胖，若饮停致血行不畅，则生瘀斑、瘀点。

症状：喘咳气逆，倚息难于平卧，咳痰稀白，心悸，全身浮肿，尿少；怯寒肢冷，面色瘀暗，唇甲青紫；脉沉细或涩。

治法：温阳利水，泻肺平喘。

方药：真武汤合葶苈大枣泻肺汤。

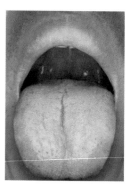

图 2-3-11　水凌心肺
喘证舌象

炮附子 9 克，茯苓 9 克，白术 6 克，白芍 9 克，生姜 9 克，葶苈子 12 枚，大枣 12 枚。

方解：炮附子温肾助阳，化气行水；茯苓利水渗湿；白术健脾燥湿；白芍利小便以行水气，并防附子燥热；生姜温阳散寒，宣散水湿；葶苈子泻肺降逆，利水消痰；大枣补益中气，补脾益肺。

加减：若唇舌紫暗，瘀血内阻，加丹参 9 克、当归 12 克、红花 9 克等；阳虚明显，加肉桂 9 克、干姜 6 克；全身浮肿者，加陈皮 9 克、茯苓皮 24 克、生姜皮 6 克、桑白皮 9 克、大腹皮 9 克。

7. 肺虚证

舌象特征：舌淡红，或舌红少苔。见图 2-3-12。

舌象分析：阴虚火旺则舌红少苔。

症状：喘促短气，气怯声低，喉有鼾声；咳声低弱，痰吐稀薄，自汗畏风；或呛咳，痰少质黏，烦热口干，咽喉不利，面颧潮红；脉软弱或细数。

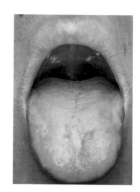

图 2-3-12　肺虚证喘证
舌象

治法：补肺益气。

方药：生脉散合补肺汤。

人参 12 克，麦冬 12 克，五味子 9 克，黄芪 12 克，桑白皮 12 克，熟地黄 9 克，紫菀 12 克。

方解：人参、黄芪益气补肺；麦冬养阴清热，润肺生津；五味子敛肺止汗，生津止渴；熟地黄滋肾填精；紫菀、桑白皮消痰止咳，降气平喘。

加减：若咳逆、咳痰稀薄者，加款冬花 9 克、紫苏子 9 克、钟乳石 12 克等；偏阴虚者，加沙参 12 克、玉竹 9 克、百合 9 克、诃子 9 克；咳痰黏稠，加川贝母 15 克、百部 12 克；兼肾虚，动则喘甚，加山茱萸 12 克、核桃仁 9 克、蛤蚧 9 克。

中成药：宝咳宁颗粒，开水冲服，一次 2.5 克，一日 2 次，周岁以内小儿酌减。（注：①本品用于外感风寒、肺热内蕴所致的感冒咳嗽，若暑邪感冒、肺虚久咳或阴虚燥咳者不宜使用。②牛乳过敏者禁用。③医师注意掌握 1～14 岁不同年龄间的适当剂量。④本品不宜长期过量服用。）

8. 肾虚证

舌象特征：舌淡苔白或黑润，或舌红少津。见图 2-3-13。

舌象分析：肾气虚则舌淡；若阳虚寒湿内盛，则舌苔黑润；若阴虚火旺则舌红少津。

症状：喘促日久，动则喘甚，呼多吸少，气不得续；形瘦神惫，跗肿，汗出肢冷，面青唇紫；或见喘咳，面红烦躁，口咽干燥，足冷，汗出如油；脉沉弱或细数。

治法：补肾纳气。

方药：金匮肾气丸合参蛤散。

附子 9 克，肉桂 12 克，熟地黄 6 克，山茱萸 9 克，山药

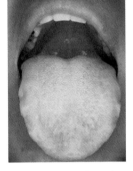

图 2-3-13 肾虚证喘证舌象

12 克，茯苓 12 克，泽泻 9 克，牡丹皮 9 克，人参粉 2 克、蛤蚧粉 2 克。

方解：附子、肉桂温阳化气；熟地黄滋阴补肾，填精益髓；山茱萸补养肝肾，并能涩精；山药补益脾阴，亦能固精；泽泻利湿泄浊；牡丹皮清泻相火；茯苓淡渗脾湿；人参粉、蛤蚧粉补肺肾，定喘急。

加减：若脐下筑筑跳动，气从少腹上冲胸咽，为肾失潜纳，加紫石英 9 克、磁石 9 克、沉香 6 克。

中成药：金水宝片，口服，一次 5 片，一日 3 次，或遵医嘱。（注：①忌不易消化食物。②感冒发热患者不宜服用。③高血压病、心脏病、肝病、糖尿病、肾病等慢性病严重者应在医师指导下服用。④服药 4 周症状无缓解，应及时调整治疗方案。）

【转归预后】

寒痰内郁化热，寒哮亦可转化为热哮。若哮病反复发作，伤及脾肾，则可由实转虚，表现肺、脾、肾等内脏脏气虚弱之候。

喘证的证候之间，存在着一定的联系。如实喘中的风寒壅肺证，若风寒未及时发散，

入里化热，可出现表寒肺热之证；痰浊阻肺之证，若痰郁化热，或痰阻气壅，血行瘀滞，也可导致痰热郁肺，或痰瘀阻肺证。实喘由于邪气壅阻，治以祛邪利气，疗效较佳。虚喘为气失摄纳，根本不固，不易较快见效，且易感邪而复发，致使病情迁延难愈。

【预防与调摄】

注意保暖，防止感冒，适当进行体格锻炼，增强体质。发病季节，防止活动过度和情绪激动，以免诱发哮喘。

饮食宜清淡，忌肥甘厚腻之品，以免生痰生火。居室宜空气流通，阳光充足。冬季要和暖，夏季要凉爽通风。避免接触特殊气味。

第四节　肺胀

【定义】

肺胀是多种慢性肺系疾病反复发作，迁延不愈，导致肺气胀满，不能敛降的一种病证，临床以喘息气促，咳嗽咳痰，胸部膨满，胸闷如塞，或唇甲发绀，心悸浮肿，甚至出现喘脱、昏迷为主要表现。

【病因病机】

本病的发生，多因久病肺虚，年老体虚，痰瘀潴留，每因复感外邪诱使本病发作加剧。

本病病机属标实本虚，但有偏实、偏虚的不同，且多以标实为急。外感诱发时则偏于邪实，平时偏于本虚。早期由肺及脾、肾，多属气虚、气阴两虚；晚期以肺、肾、心为主，气虚及阳，或阴阳两虚，纯阴虚者罕见。

【临床表现】

临床以喘息气促，咳嗽咳痰，胸部膨满，胸闷如塞，或唇甲发绀，心悸浮肿，甚至出现喘脱、昏迷为主要表现。

【辨证要点】

有长期慢性喘咳病史及反复发作史，病势缠绵；发病年龄多为老年，中青年少见。典型的临床表现为喘息气促、咳嗽咳痰、胸部膨满、胸闷如塞、心悸等，以喘、咳、痰、胀为特征。

【治疗原则】

肺胀为本虚标实，虚实错杂的病证，扶正祛邪为其治疗原则。一般感邪时偏以邪实为主，故以祛邪为主；平时偏于正虚，一般以正虚为多，故以扶正为主。

【分证论治】

（一）外寒内饮

舌象特征：舌体胖大，舌质暗淡，舌苔白滑。见图2-4-1。

舌象分析：饮停则舌胖大，寒邪则致舌暗，苔白滑也是寒饮证的典型表现。

症状：咳逆喘满不得卧，气短气急，咳痰白稀，呈泡沫状，胸部膨满，恶寒，周身酸楚，或有口干不欲饮，面色青暗；脉浮紧。

治法：温肺散寒，降逆涤痰。

方药：小青龙汤。

麻黄9克，桂枝12克，干姜9克，细辛3克，半夏15克，炙甘草6克，白芍9克，五味子9克。

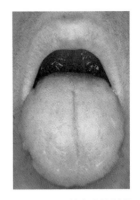

图 2-4-1 外寒内饮肺胀舌象

方解：麻黄解表散寒，宣肺平喘；桂枝解表散寒，化气行水；干姜、细辛温肺化饮；五味子敛肺止咳；白芍和营养血；半夏燥湿化痰，和胃降逆；炙甘草益气和中，调和诸药。

加减：若咳而上气，喉中如有水鸡声，表寒不著者，加射干9克、生姜12克、紫菀9克、款冬花9克、大枣15克；若饮郁化热，烦躁而喘，脉浮，加石膏15克。

中成药：小青龙颗粒，参见"哮证"之"寒哮"。

（二）痰浊壅肺

舌象特征：舌暗，苔薄腻或浊腻。见图2-4-2。

舌象分析：痰浊内蕴，阳气被遏，湿浊痰饮停聚舌面所致。

症状：咳嗽痰多，色白黏腻或呈泡沫，短气喘息，稍劳即著，怕风汗多，脘痞纳少，倦怠乏力；脉滑。

治法：化痰降气，健脾益气。

方药：苏子降气汤合三子养亲汤。

紫苏子15克，紫苏叶9克，半夏12克，当归12克，前胡9克，厚朴9克，肉桂12克，甘草6克，芥子12克，莱菔子9克。

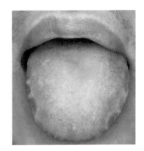

图 2-4-2 痰浊壅肺肺胀舌象

方解：紫苏子降气平喘，祛痰止咳；半夏燥湿化痰；厚朴下气宽胸除满；前胡下气祛痰止咳；肉桂温补下元，纳气平喘，以治下虚；当归降逆下气，补肝润燥；紫苏叶散寒宣肺；芥子温肺化痰，利气散结；莱菔子消食导滞，下气祛痰；甘草和中调药。

加减：如痰多胸满，气喘难平，加葶苈子；兼见面唇晦暗、舌质紫暗、舌下青筋显露、舌苔浊腻者，可用涤痰汤加丹参、地龙、红花、水蛭；痰壅气喘减轻，倦怠乏力，纳差，便溏，加党参、黄芪、砂仁、木香等；兼怕风易汗者，合用玉屏风散。

中成药：苏子降气丸，口服，一次6克，一日1～2次。（注：①阴虚燥咳者忌服，其表现为干咳少痰、咽干咽痛、口干舌燥。②有支气管扩张、肺脓疡、肺结核、肺心病的患者及孕妇，应在医师指导下服用。③服用3天，症状无改善，应及时调整治疗方案。④长期服用，应向医师咨询。）

（三）痰热郁肺

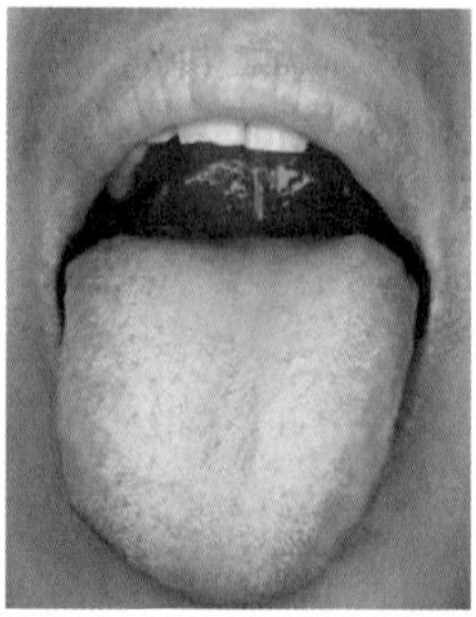

舌象特征： 舌质暗红，苔黄或黄腻。见图 2-4-3。

舌象分析： 热迫血行则舌红，痰热内蕴，腑气不畅则苔黄腻。

症状： 咳逆喘息气粗，痰黄或白，黏稠难咳，胸满烦躁，目胀睛突，或发热汗出，或微恶寒，溲黄便干，口渴欲饮；脉滑数。

治法： 清肺泄热，降逆平喘。

方药： 桑白皮汤。

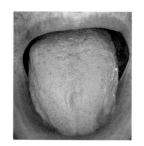

图 2-4-3 痰热郁肺肺胀舌象

桑白皮 12 克，半夏 12 克，紫苏子 9 克，杏仁 12 克，浙贝母 15 克，黄芩 6 克，黄连 6 克，栀子 12 克。

方解： 桑白皮泻肺平喘，利水消肿；黄芩、黄连、栀子清泄痰热；浙贝母、杏仁、半夏、紫苏子平喘、祛痰、清三焦之热。

加减： 痰热内盛，痰胶黏不易咳出，加鱼腥草 12 克、瓜蒌皮 12 克、海蛤粉 6 克；痰热壅结，便秘腹满者，加大黄 6 克、玄明粉 3 克；痰鸣喘息，不能平卧者，加射干 12 克、葶苈子 12 克；若痰热伤津，口干舌燥，加天花粉 12 克、知母 12 克、麦冬 9 克。

中成药： 清肺消炎丸，口服，一次 60 粒，一日 3 次。少儿 6～12 岁每次 40 粒；3～6 岁每次 30 粒；1～3 岁每次 20 粒；1 岁以内每次 10 粒。（注：风寒表证引起的咳嗽、心功能不全者慎用。）

（四）痰蒙神窍

舌象特征： 舌质暗红或淡紫，或紫绛，苔白腻或黄腻。见图 2-4-4。

舌象分析： 痰阻气滞，则血行不畅。

症状： 咳逆喘促日重，咳痰不爽，表情淡漠，嗜睡，甚或意识蒙眬，谵妄，烦躁不安，入夜尤甚，昏迷，撮空理线，或肢体𥆜动，抽搐；脉细滑数。

治法： 涤痰开窍。

方药： 涤痰汤。

图 2-4-4 痰蒙神窍肺胀舌象

半夏 12 克，茯苓 15 克，甘草 6 克，竹茹 15 克，胆南星 12 克，橘红 9 克，枳实 12 克，菖蒲 12 克，人参 9 克。

方解： 人参、茯苓、甘草补心益脾而泻火；橘红、胆南星、半夏利气燥湿而祛痰；菖蒲开窍通心；枳实破痰利膈；竹茹清燥开郁，消痰降火。

加减： 若痰热内盛、身热、烦躁、谵语、神昏、舌红苔黄者，加黄芩 9 克、桑白皮 12 克、葶苈子 9 克、天竺黄 12 克、竹沥 12 克；热结大肠、腑气不通者，加大黄 6 克、玄明粉 3 克。

（五）痰瘀阻肺

舌象特征：舌质暗或紫，舌下瘀筋增粗，苔腻或浊腻。见图 2-4-5。

舌象分析：痰瘀互结，则舌暗或紫，苔浊腻。

症状：咳嗽痰多，色白或呈泡沫，喉间痰鸣，喘息不能平卧，胸部膨满，憋闷如塞，面色灰白而暗，唇甲发绀；脉弦滑。

治法：涤痰祛瘀，泻肺平喘。

方药：葶苈大枣泻肺汤合桂枝茯苓丸。

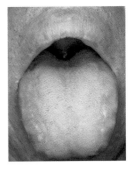

图 2-4-5　痰瘀阻肺肺胀舌象

葶苈子 12 克，大枣 15 克，桂枝 12 克，茯苓 18 克，牡丹皮 12 克，芍药 9 克，桃仁 15 克。

方解：葶苈子泻肺降逆，利水消痰；大枣补益中气，补脾益肺；桂枝、茯苓镇气冲而治心悸；桃仁、牡丹皮、芍药活血化瘀。

加减：痰多可加紫苏子 9 克、莱菔子 9 克、芥子 9 克；若腑气不利、大便不畅者，加大黄 6 克、厚朴 9 克。

中成药：桂枝茯苓丸，口服，一次 1 丸，一日 1～2 次。（注：孕妇慎用。）

（六）阳虚水泛

舌象特征：舌胖质暗，苔白滑。见图 2-4-6。

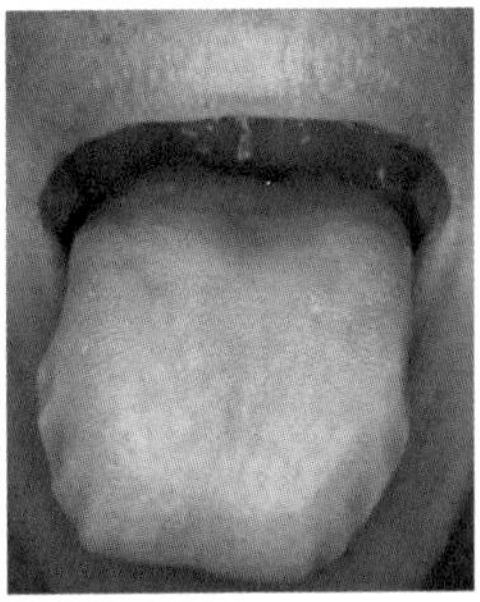

舌象分析：阳虚则舌暗淡，饮停则苔白滑。

症状：面浮，下肢肿，甚或一身悉肿，脘痞腹胀，或腹满有水，尿少，心悸，喘咳不能平卧，咳痰清稀，怕冷，面唇青紫；脉沉虚数或结代。

治法：温阳化饮利水。

方药：真武汤合五苓散。

炮附子 12 克，白术 15 克，茯苓 18 克，白芍 12 克，生姜 18 克，猪苓 12 克，泽泻 12 克，桂枝 12 克。

图 2-4-6　阳虚水泛肺胀舌象

方解：炮附子温肾助阳，化气行水；白术健脾燥湿；白芍利小便以行水气；生姜温阳散寒；泽泻宣散水湿，利水渗湿；茯苓、猪苓利水渗湿；桂枝温阳化气，解表散邪。

加减：如水肿严重，心悸喘满，倚息不得卧，咳吐白色泡沫痰涎者，加牵牛子（黑白丑）15 克、椒目 9 克、葶苈子 15 克。

中成药：五苓散，口服，一次 6～9g，一日 2 次。

（七）肺肾气虚

舌象特征：舌淡或暗紫，苔白润。见图 2-4-7。

舌象分析：肺肾气虚，气血不能上荣舌面，则舌暗紫，气虚饮停则苔白润。

症状：呼吸浅短难续，咳声低怯，胸满短气，甚则张口抬肩，倚息不能平卧，咳嗽，痰如白沫，咳吐不利，心慌，形寒汗出，面色晦暗；脉沉细无力。

治法：补肺纳肾，降气平喘。

方药：补虚汤合参蛤散。

半夏12克，干姜9克，茯苓15克，甘草6克，厚朴9克，五味子12克，黄芪12克，陈皮12克，人参粉3克，蛤蚧粉3克。

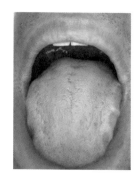

图2-4-7　肺肾气虚肺胀舌象

方解：方中半夏、干姜燥湿化痰；茯苓健脾利湿；厚朴理气宽中；五味子收敛固涩，益气生津，补肾宁心；黄芪健脾益气；陈皮理气健脾；人参粉、蛤蚧粉补肺肾，定喘急；甘草调和诸药。

加减：若肺虚有寒，怕冷，舌质淡，加桂枝12克、细辛3克；兼阴伤，低热，舌红苔少，加麦冬9克、玉竹9克、知母12克；喘促重者加白果12克；浮肿者可加生姜6克、大腹皮9克。

中成药：金水宝片合参蛤散。

金水宝片，口服，一次5片，一日3次，或遵医嘱。（注：①感冒发热患者不宜服用。②高血压病、心脏病、肝病、糖尿病、肾病等慢性病严重者应在医师指导下服用。③服药4周症状无缓解，应及时调整治疗方案。）

参蛤散用法：体质偏阳虚、气虚的可用蛤蚧一对，去头足，与红参25克研粉；体质偏阴虚者，或有血虚者，可用蛤蚧一对，去头足后，与生晒参25克研粉。成人每日2次，每次2克，开水送服。治疗肺结核咯血，可用蛤蚧一对，去头足后，与生晒参35克、仙鹤草、墨旱莲各60克研粉服用，每日3次，每次3克，开水送服。治疗阳痿、早泄，用蛤蚧一对，去头足后，加红参25克、淫羊藿25克、菟丝子45克、冬虫夏草50克，研粉服用，服法同上。

（八）肺脾两虚

舌象特征：舌体胖大、齿痕，舌质淡，舌苔白。见图2-4-8。

舌象分析：脾虚影响气血化生、水液运行。

症状：咳嗽，痰白泡沫状，少食乏力，自汗怕风，面色少华，腹胀，便溏；脉细或脉缓或弱。

治法：补肺健脾，降气化痰。

方药：六君子汤合玉屏风散。

人参12克，白术15克，茯苓15克，炙甘草9克，陈皮9克，半夏12克，黄芪15克，防风9克。

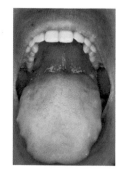

图2-4-8　肺脾两虚肺胀舌象

方解：人参补脾益肺；白术健脾益气，燥湿利水；茯苓利水渗湿，健脾化痰；炙甘草益气滋阴；陈皮理气健脾，燥湿化痰；

半夏燥湿化痰；黄芪补脾肺之气，固表止汗；防风走表而散风邪。

加减：如气喘者加炙麻黄 9 克、紫苏子 12 克；痰多色黄稠者加用桑白皮 12 克、芦根 9 克、黄芩 6 克、鱼腥草 12 克。

中成药：香砂六君子丸合玉屏风颗粒。

香砂六君子丸，口服，一次 9 克，一日 2 次。（注：①忌食生冷、油腻、不易消化食物。②不适用于脾胃阴虚，主要表现为口干、舌红少津、大便干。③小儿、年老体弱者应在医师指导下服用。）

玉屏风颗粒，开水冲服，一次 5 克，一日 3 次。（注：①本品宜饭前服用。②按照用法用量服用，小儿、孕妇、高血压病、糖尿病患者应在医师指导下服用。③服药二周或服药期间症状无明显改善，或症状加重者，应立即停药并及时调整治疗方案。）

【转归预后】

本病属病情复杂严重的慢性疾病，患者的转归和预后与体质、年龄、病程、环境以及治疗是否及时有着密切关系。一般来说，本病病程缠绵，经常反复发作，愈发愈剧，多呈进行性加重，难于根治。若体质强、病情轻、环境好、摄生有方，发作时能及时控制喘咳，康复条件较好者，往往可使病情基本稳定；反之，不能控制喘咳，因肺气壅遏，金令不降，不能安卧，鼻翼煽动，治疗就比较棘手，往往可使病情加重，预后较差。

寒饮束肺、痰浊阻肺、痰热壅肺、痰蒙神窍、心脾肾阳虚诸证，治疗得力，脉现冲和滑利，病情缓解，转为肺脾肾虚证。寒饮束肺证、痰浊阻肺证治疗不及时，可郁而化热，转为痰热壅肺证，进一步发展可转为痰蒙神窍或心脾肾阳虚证。反之，痰热壅肺证，寒凉太过，复感风寒，亦可转为寒饮、痰浊之证。本病后期病情严重，可因气病及血，气不摄血，出现血痰或吐血便血，可因痰迷心窍，或肝风内动，出现谵妄、昏迷、震颤、抽搐；也可因阴阳衰败，出现喘脱、神昧、汗出、肢冷、脉微欲绝之危重证候。如能及时治疗，尚能使病情缓解，但反复多次发作，终将不能救治。

【预防与调摄】

预防本病，要积极治疗原发病。并加强体育锻炼，注重日常调护，注意保暖、保持心情舒畅等。饮食方面应根据具体情况适当采取食疗手段。

第三章

心系病证舌象与处方

心是人体生命活动的主宰，在五脏六腑中居于首要地位，统摄、协调其他脏腑的生理活动。心主血脉，藏神明，其华在面，开窍于舌，与小肠相表里。心的阴阳气血是心进行生理活动的基础。心气心阳主要推动血液运行（主血脉），心阴心血则可濡养心神（主神志）。心为"君主之官"，位于胸中，两肺之间，膈膜之上。

心的病理表现主要是血脉运行的障碍和情志思维活动的异常。心的病理性质主要有虚、实两个方面，虚证为气血阴阳的亏损，实证为痰、饮、火、瘀等阻滞。正虚邪扰，血脉不畅，心神不宁，则为心悸；寒、痰、瘀等邪痹阻心脉，胸阳不展，则为胸痹；气虚至竭、血瘀日甚、瘀血化水，则为心衰；阳盛阴衰，阴阳失调，心肾不交则为不寐。临床上，根据心的生理功能和病机变化特点，将心悸、胸痹心痛、心衰、不寐归属为心系病证范畴。

心系病证的诊断主要采取四诊合参，同时结合现代医学诊疗技术，如实验室检查、影像学检查等，获取相关信息明确诊断，并辨证论治。

心系疾病治疗当辨清虚实，分清标本缓急，治疗心之虚证有益气、养血、滋阴、温阳诸法，治疗心之实证有化瘀、豁痰、利水、宁心、通络诸法。临床上，心系病证常虚实夹杂，心之虚、实病证兼夹为患，故当以病机为要，灵活运用。

第一节　心悸

【定义】

心悸，是指患者自觉心中悸动，惊惕不安，甚则不能自主的一种病证。临床一般多呈发作性，每因情志波动或劳累过度而发作，且常伴胸闷、气短、失眠、健忘、眩晕、耳鸣等症。病情较轻者为惊悸，病情较重者为怔忡，可呈持续性。西医学中各种原因引起的心律失常以及心功能不全等，以心悸为主症者，可参照本病辨证论治。

【病因病机】

心悸的发生多因体质虚弱、饮食劳倦、七情所伤、感受外邪及药食不当等，以致气血阴阳亏损，心神失养，心主不安，或痰、饮、火、瘀阻滞心脉，扰乱心神。心悸病位在心，与肝、脾、肾、肺等脏腑关系密切，病机不外乎气血阴阳亏虚，心失所养，或邪扰心神，心神不宁。如心之气血不足，心失滋养，搏动紊乱；或心阳虚衰，血脉瘀滞，心神失养；或肾阴不足，不能上制心火，水火失济，心肾不交；或肾阳亏虚，心阳失于温煦，阴寒凝滞心脉；或肝失疏泄，气滞血瘀，心气失畅；或脾胃虚弱，气血乏源，宗气不行，血脉凝留；或脾失健运，痰湿内生，扰动心神；或热毒犯肺，肺失宣肃，内舍于心，血运失常；或肺气亏虚，不能助心以治节，心脉运行不畅，均可引发心悸。

【临床表现】

发病常与情志刺激如惊恐、紧张及劳倦、饮酒、饱食、服用特殊药物等有关。自觉心中悸动不安，心搏异常，或快速，或缓慢，或跳动过重，或忽跳忽止，呈阵发性或持续不解，神情紧张，心慌不安，不能自主；伴有胸闷不舒、易激动、心烦寐差、颤抖乏力、头晕等症。中老年患者，可伴有心胸疼痛，甚则喘促，汗出肢冷，或见晕厥。可见数、促、结、代、涩、缓、沉、迟等脉象。

【辨证要点】

心悸者首应分辨虚实，虚者系指脏腑气血阴阳亏虚，实者多指痰饮、瘀血、火邪上扰。

心悸的病位在心，心脏病变可以导致其他脏腑功能失调或亏损，其他脏腑病变亦可以直接或间接影响心。故临床亦应分清心脏与他脏的病变情况，有利于决定治疗的先后缓急。

【治疗原则】

心悸应分虚实论治。虚证分别予以补气、养血、滋阴、温阳；实证则应祛痰、化饮、清火、行瘀。但本病以虚实错杂为多见，且虚实的主次、缓急各有不同，故治当相应兼顾。同时，由于心悸均有心神不宁的病理特点，故应酌情配合安神宁心或镇心之法。

【分证论治】

（一）心虚胆怯

舌象特征：苔薄白。见图3-1-1。

舌象分析：心虚胆怯，故苔薄白。

症状：心悸不宁，善惊易恐，坐卧不安，不寐多梦而易惊醒，恶闻声响，食少纳呆；脉细数或细弦。

治法：镇惊定志，养心安神。

方药：安神定志丸。

人参15克，茯苓9克，茯神9克，石菖蒲9克，远志15克，龙齿15克，朱砂2克。

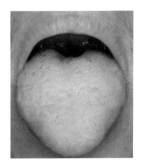

图3-1-1　心虚胆怯心悸舌象

方解：上药为末，炼蜜为丸，如梧桐子大，朱砂为衣，方中朱砂、龙齿重镇安神，远志、石菖蒲入心开窍，除痰定惊，同为主药；茯神养心安神，茯苓、人参健脾益气，协助主药宁心除痰。

加减：兼见心阳不振，加肉桂 6 克、炮附子 3 克；兼心血不足，加阿胶 15 克、制何首乌 12 克、龙眼肉 12 克；兼心气郁结，心悸烦闷，精神抑郁，加柴胡 9 克、郁金 9 克、合欢皮 9 克、绿萼梅 9 克；气虚夹湿，加白术 12 克、泽泻 12 克；气虚夹瘀，加丹参 9 克、川芎 9 克、红花 9 克、郁金 9 克。

中成药：养心定悸口服液，口服，一次 20 毫升，一日 2 次。（注：①腹胀便溏、食少苔腻者忌服。②凡胃火炽盛，肺有痰热，外感风寒或风热者慎服。③不宜和感冒类药同时服用。④糖尿病患者或正在接受其他药物治疗的患者应在医师指导下服用。⑤服药一周后症状未明显改善，应及时调整治疗方案）

（二）心血不足

舌象特征：舌淡红。见图 3-1-2。

舌象分析：心血不足，舌体失养，故舌质淡红。

症状：心悸气短，头晕目眩，失眠健忘，面色无华，倦怠乏力，纳呆食少；脉细弱。

治法：补血养心，益气安神。

方药：归脾汤。

白术 15 克，当归 9 克，茯苓 9 克，炙黄芪 15 克，龙眼肉 9 克，远志 15 克，酸枣仁 6 克，木香 6 克，炙甘草 3 克，人参 15 克，生姜 6 克，大枣 6 克。

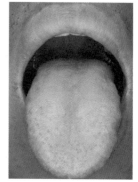

图 3-1-2　心血不足心悸舌象

方解：方中以人参、炙黄芪、白术、炙甘草补气健脾；当归、龙眼肉补血养心，酸枣仁、茯苓、远志宁心安神；更以木香理气醒脾，以防补益气血药腻滞碍胃；生姜、大枣、炙甘草调和脾胃，且和药性。组合成方，心脾兼顾，气血双补。

加减：五心烦热，自汗盗汗，胸闷，舌淡红少津，苔少或无，脉细数或结代，为气阴两虚，治以益气养血、滋阴安神，用炙甘草汤；兼阳虚而汗出肢冷，加炮附子 6 克、黄芪 9 克、煅龙骨 30 克、煅牡蛎 30 克；兼阴虚，加麦冬 9 克、生地黄 15 克、阿胶 6 克、北沙参 9 克、玉竹 9 克、石斛 6 克；纳呆腹胀，加陈皮 6 克、谷芽 15 克、麦芽 15 克、神曲 9 克、山楂 9 克、鸡内金 6 克、枳壳 6 克；失眠多梦，加合欢皮 30 克、首乌藤（夜交藤）30 克、五味子 6 克、柏子仁 9 克、莲子心 6 克；若热病后期损及心阴而心悸者，可用生脉散。

中成药：养心定悸膏，口服，一次 15～20 克，一日 2 次。（注：① 腹胀便溏、食少苔腻者忌服。②感冒发热患者不宜服用。③糖尿病患者及高血压病、心脏病、肝病、肾病等慢性病严重者应在医师指导下服用。④儿童、孕妇、哺乳期妇女应在医师指导下服用。⑤服药 4 周症状无缓解，应及时调整治疗方案。）

（三）阴虚火旺

舌象特征：舌红少津，苔少或无。见图 3-1-3。

舌象分析：营阴亏虚，无以制阳，故火旺于上，见苔少或无。

症状：心悸易惊，心烦失眠，五心烦热，口干，盗汗，思虑劳心则症状加重，伴耳鸣腰酸，头晕目眩，急躁易怒；脉象细数。

治法：滋阴清火，养心安神。

方药：天王补心丹合朱砂安神丸。

天王补心丹：人参15克，茯苓9克，玄参9克，丹参9克，桔梗9克，远志9克，当归9克，五味子6克，麦冬9克，天冬9克，柏子仁6克，酸枣仁6克，生地黄6克，朱砂6克。

朱砂安神丸：朱砂9克，黄连9克，炙甘草3克，生地黄15克，当归6克。

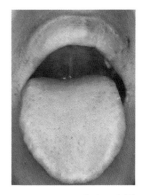

图 3-1-3　阴虚火旺心悸舌象

方解：

天王补心丹：方中用生地黄，下滋肾水，上养心血，兼清内扰之虚火，为君药。酸枣仁、柏子仁养心安神，补血润燥；五味子敛心安神；麦冬、天冬滋阴清热；当归补血润燥，同为臣药。玄参滋阴降火；人参、茯苓既补气健脾，资心血生化，又安神定志；远志宁心安神，益智强志；朱砂镇心安神；丹参清心活血，合补血药使补而不滞，以上共为佐药。桔梗为舟楫，载药上行以使药力缓留于上部心经，为使药。本方滋阴补血以治本，养心安神以治标，标本兼治，治本为主；心脾肾三脏同治以补心为主。

朱砂安神丸：方中朱砂入心经，性寒质重，既可镇怯宁心，安神定悸，又可清心泻火，是为君药。黄连苦寒，入心经，泻亢盛之心火以除烦热，为臣药。君臣相配，重镇以安神，清心以除烦，则烦热除而心神安。生地黄、当归滋阴养血，其中生地黄既可佐助朱砂、黄连清心火，又能下滋肾水上济于心，使心火不亢，共为佐药；炙甘草甘温，调和药性，既可防黄连苦寒太过伤胃，又可防朱砂质重碍胃，是使药而兼佐药之用。合而用之，标本兼顾，清中有养，使心火得清，阴血得充，神志得安，故以"安神"名之。

加减：肾阴亏虚，虚火妄动，遗精腰酸者，加龟甲12克、熟地黄15克、知母12克、黄柏9克；若阴虚而火热不明显者，可单用天王补心丹；若阴虚兼有瘀热者，加赤芍15克、牡丹皮9克、桃仁12克、红花9克、郁金9克等。

中成药：知柏地黄丸，口服，一次8丸，一日3次。（注：①孕妇慎服。②虚寒性病证患者不适用，其表现为怕冷，手足凉，喜热饮。③不宜和感冒类药同时服用。④本品宜空腹或饭前服用，开水或淡盐水送服。⑤服药一周症状无改善，应及时调整治疗方案。）

（四）心阳不振

舌象特征：舌淡苔白。见图 3-1-4。

舌象分析：气虚，阳气不振，故舌淡苔白。

症状：心悸不安，胸闷气短，动则尤甚，面色苍白，形寒肢冷；脉象虚弱或沉细无力。

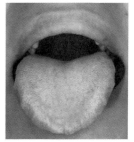

图 3-1-4　心阳不振心悸舌象

治法：温补心阳，安神定悸。

方药：桂枝甘草龙骨牡蛎汤合参附汤。

桂枝 15 克，炙甘草 3 克，煅龙骨 15 克，煅牡蛎 15 克，人参 15 克，炮附子 6 克，生姜 3 克。

方解：

桂枝甘草龙骨牡蛎汤：辛甘发散，桂枝、炙甘草之辛甘，以发散经中火邪；涩能收敛，煅龙骨、煅牡蛎之涩，以收敛浮越之正气。

参附汤：方中人参甘温大补元气；炮附子大辛大热，温壮元阳；生姜配附子，增强回阳作用。诸药相配，共奏回阳固脱之功。

加减：形寒肢冷者，加肉桂 6 克；大汗出者，加山茱萸 9 克，或用独参汤；兼见水饮内停者，加葶苈子 9 克、五加皮 6 克、车前子 9 克、泽泻 9 克等；夹瘀血者，加丹参 9 克、赤芍 9 克、川芎 9 克、桃仁 9 克、红花 9 克；兼见阴伤者，加麦冬 9 克、枸杞子 9 克、玉竹 9 克、五味子 6 克；若心阳不振，以致心动过缓者，酌加蜜麻黄 9 克、补骨脂 9 克。

中成药：益心丸，舌下含服或吞服，一次 1～2 丸，一日 1～2 次。（注：月经期慎用）

（五）水饮凌心

舌象特征：舌淡胖，苔白滑。见图 3-1-5。

舌象分析：阳气亏虚，津液输布障碍，水湿之邪停滞于体内，故见舌淡胖，苔白滑。

症状：心悸眩晕，胸闷痞满，渴不欲饮，小便短少，或下肢浮肿，形寒肢冷，伴恶心，欲吐，流涎；脉象弦滑或沉细而滑。

治法：振奋心阳，化气行水，宁心安神。

方药：苓桂术甘汤。

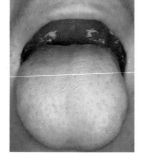

图 3-1-5 水饮凌心心悸舌象

茯苓 15 克，桂枝 9 克，白术 9 克，甘草 6 克。

方解：方中茯苓健脾渗湿，祛痰化饮为君；白术健脾燥湿，助茯苓运化水湿为臣；桂枝通阳化气为佐；甘草益气和中，调和诸药为使。配合成方，共奏温化痰饮，健脾利湿之功。

加减：兼见恶心呕吐，加半夏 9 克、陈皮 9 克、生姜 9 克；兼见肺气不宣，肺有水湿者，咳喘，胸闷，加杏仁 9 克、前胡 9 克、桔梗 9 克、葶苈子 9 克、五加皮 6 克、防己 6 克；兼见瘀血者，加当归 15 克、川芎 9 克、刘寄奴 9 克、泽兰 12 克、益母草 6 克；若见因心功能不全而致浮肿、尿少、阵发性夜间咳喘或端坐呼吸者，当重用温阳利水之品，可用真武汤。

中成药：控涎丸，用温开水或枣汤、米汤送服，一次 1～3 克，一日 1～2 次。（注：孕妇忌用；体虚者慎用。）

（六）瘀阻心脉

舌象特征： 舌质紫暗或有瘀斑。见图3-1-6。

舌象分析： 气血运行不畅，瘀阻血脉，故舌质紫暗或有瘀斑。

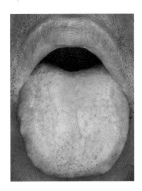

图3-1-6　瘀阻心脉心悸舌象

症状： 心悸不安，胸闷不舒，心痛时作，痛如针刺，唇甲青紫；脉涩或结或代。

治法： 活血化瘀，理气通络。

方药： 桃仁红花煎。

丹参15克，赤芍9克，桃仁9克，红花9克，香附6克，延胡索6克，青皮6克，当归9克，川芎6克，生地黄9克，乳香6克。

方解： 生地黄、川芎、当归、赤芍养血活血，配丹参、红花、桃仁行血逐瘀，加香附、延胡索、青皮、乳香疏肝理气而止痛。

加减： 气滞血瘀，加用柴胡9克、枳壳9克；兼气虚加黄芪15克、党参15克、黄精15克；兼血虚加制何首乌9克、枸杞子9克、熟地黄12克；兼阴虚加麦冬12克、玉竹12克、女贞子12克；兼阳虚加炮附子4克、肉桂4克、淫羊藿6克；络脉痹阻，胸部窒闷，加沉香9克、檀香9克、降香9克；夹痰浊，胸满闷痛，苔浊腻，加瓜蒌9克、薤白9克、半夏6克、陈皮9克；胸痛甚，加乳香12克、没药12克、五灵脂9克、蒲黄12克、三七粉12克等。

中成药： 稳心颗粒，开水冲服，一次1袋，一日3次或遵医嘱。（注：①缓慢性心律失常禁用。②孕妇慎用。③用前请将药液充分搅匀，勿将杯底药粉丢弃。）

（七）痰火扰心

舌象特征： 舌红，苔黄腻。见图3-1-7。

舌象分析： 湿热上扰，炼液成痰，湿浊痰涎停滞，故舌红，苔黄腻。

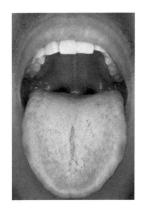

图3-1-7　痰火扰心心悸舌象

症状： 心悸时发时止，受惊易作，胸闷烦躁，失眠多梦，口干苦，大便秘结，小便短赤；脉弦滑。

治法： 清热化痰，宁心安神。

方药： 黄连温胆汤。

半夏15克，陈皮9克，茯苓12克，甘草3克，枳实9克，竹茹9克，黄连6克，生姜6克，大枣3枚。

方解： 方中陈皮、半夏、茯苓、黄连、竹茹清热化痰；枳实荡涤热结，清热降浊；甘草、生姜、大枣益脾和胃，以绝生痰之源。

加减： 痰热互结，大便秘结者，加生大黄3克；心悸重者，加珍珠母15克、石决明9克、磁石9克；火郁伤阴，加麦冬9克、玉竹9克、天冬9克、生地黄12克；兼见脾虚者,加党参 12 克、白术 12 克、谷芽 9 克、麦芽 9 克、砂仁 6 克。

中成药:礞石滚痰丸,口服,一次 6 ~ 12g,一日 1 次。(注:孕妇忌服)

【转归预后】

心悸预后转归主要取决于本虚标实的程度、邪实轻重、脏损多少、治疗当否及脉象变化情况。如患者气血阴阳虚损程度较轻,未见瘀血、痰饮之标证,病损脏腑单一,呈偶发、短暂、阵发,治疗及时得当,脉象变化不显著者,病证多能痊愈;反之,脉象过数、过迟、频繁结代或乍疏乍数,反复发作或长时间持续发作者,治疗颇为棘手,预后较差,甚至出现喘促、水肿、胸痹心痛、厥证、脱证等变证、坏病,若不及时抢救治疗,预后极差,甚至猝死。

【预防与调摄】

心悸每因情志内伤、恐惧而诱发,故患者应经常保持心情愉快,精神乐观,情绪稳定,避免情志为害,减少发病。居住环境宜安静,避免噪声、突然性的声响等一切不良刺激。室内空气清新,温度适宜,避免外邪侵袭。一般心悸患者宜参加适当活动,有利于调畅气机,怡神养心。但久病或心阳虚弱者以休息为主,避免过劳耗伤心气。保持良好的精神状态,避免情志刺激以及思虑过度,有利于使心悸少发或不发。心悸病势缠绵,应坚持长期治疗。获效后亦应注意巩固治疗,可服人参等补气药,改善心气虚症状,增强抗病能力。积极治疗原发证,如胸痹、痰饮、肺胀、喘证、痹证等,对预防心悸发作具有重要意义。

第二节 胸痹心痛

【定义】

胸痹,是以胸部闷痛,甚则胸痛彻背,喘息不得卧为主症的疾病,轻者仅感胸闷如窒,呼吸欠畅,重者则有胸痛,严重者心痛彻背,背痛彻心。真心痛,是胸痹进一步发展的严重病证,其特点为剧烈而持久的胸骨后疼痛,伴心悸、水肿、肢冷、喘促、汗出、面色苍白等症状,甚至危及生命。西医学中冠状动脉粥样硬化性心脏病之心绞痛、心肌梗死与本病密切相关,可参照本病辨证论治。

【病因病机】

胸痹的主要病机为心脉痹阻,病位在心,涉及肝、肺、脾、肾等脏。心主血脉,肺主治节,两者相互协调,气血运行自畅。心脉不畅,肺失治节,则血行瘀滞;肝失疏泄,气郁血滞;脾失健运,聚生痰浊,气血乏源;肾阴亏损,心血失荣,肾阳虚衰,君火失用,均可引致心脉痹阻,胸阳失展而发胸痹。其临床主要表现为本虚标实,虚实夹杂。本虚有气虚、气阴两虚及阳气虚衰;标实有血瘀、寒凝、痰浊、气滞。二者可相兼为病,如气滞血瘀、寒凝气滞、痰瘀交阻等。

胸痹轻者多为胸阳不振,阴寒之邪上乘,阻滞气机,临床表现为胸中气塞,短气;

重者则为痰瘀交阻，壅塞胸中，气机痹阻，临床表现为不得卧，心痛彻背。同时亦有缓作与急发之异，缓作者，渐进而为，日积月累，始则偶感心胸不舒，继而心痹痛作，发作日频，甚则掣及后背；急作者，素无不舒之感，或许久不发，因感寒、劳倦、七情所伤等诱因而猝然心痛欲窒。

【临床表现】

胸痹多见于中年以上，常因操劳过度、抑郁恼怒、多饮暴食或气候变化而诱发，亦有无明显诱因或安静时发病者。以胸部闷痛为主症，一般持续几秒到几十分钟，休息或用药后可缓解。患者多见膻中或心前区憋闷、疼痛，甚则痛彻左肩背、咽喉、胃脘部、左上臂内侧等部位，呈反复发作性。常伴有心悸、气短、汗出，甚则喘息不得卧。突然发病，时作时止，反复发作。严重者可见胸痛剧烈，持续不解，汗出肢冷，面色苍白，唇甲青紫，脉散乱或微细欲绝等危候，可发生猝死。

【辨证要点】

1. 辨标本虚实

胸痹总属本虚标实之证，辨证首先辨别虚实，分清标本。标实应区别气滞、痰浊、血瘀、寒凝的不同，本虚又应区别阴阳气血亏虚的不同。标实者：闷重而痛轻，兼见胸胁胀满，善太息，憋气，苔薄白，脉弦者，多属气滞；胸部窒闷而痛，伴唾吐痰涎，苔腻，脉弦滑或弦数者，多属痰浊；胸痛如绞，遇寒则发，或得冷加剧，伴畏寒肢冷，舌淡苔白，脉细，为寒凝心脉所致；刺痛固定不移，痛有定处，夜间多发，舌紫暗或有瘀斑，脉结代或涩，由心脉瘀滞所致。本虚者：心胸隐痛而闷，因劳累而发，伴心慌、气短、乏力，舌淡胖嫩，边有齿痕，脉沉细或结代者，多属心气不足；若绞痛兼见胸闷气短，四肢厥冷，神倦自汗，脉沉细，则为心阳不振；隐痛时作时止，缠绵不休，动则多发，伴口干，舌淡红而少苔，脉沉细而数，则属气阴两虚表现。

2. 辨病情轻重

疼痛持续时间短暂，瞬息即逝者多轻；持续时间长，反复发作者多重；若持续数小时甚至数日不休者常为重症或危候。疼痛遇劳发作，休息或服药后能缓解者为顺症；服药后难以缓解者常为危候。一般疼痛发作次数多少与病情轻重程度呈正比，但亦有发作次数不多而病情较重的不典型情况，尤其在安静或睡眠时发作疼痛者病情较重，必须结合临床表现，具体分析判断。

【治疗原则】

基于本病病机为本虚标实，虚实夹杂，发作期以标实为主，缓解期以本虚为主要特点。其治疗原则应先治其标，后治其本，先从祛邪入手，然后再予扶正，必要时可根据虚实标本的主次，兼顾同治。标实当泻，针对气滞、血瘀、寒凝、痰浊而疏理气机，活血化瘀，辛温通阳，泄浊豁痰，尤重活血通脉治法；本虚宜补，权衡心脏阴阳气血之不足，有无兼见肺、肝、脾、肾等脏之亏虚，补气温阳，滋阴益肾，纠正脏腑之偏衰，尤其重视补益心气之不足。在胸痹治疗中，必须辨清证候之重危顺逆，一旦发现脱证之先兆，必须尽早投用益气固脱之品。

【分证论治】

（一）心血瘀阻

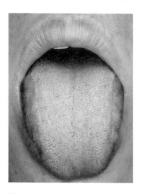

图 3-2-1　心血瘀阻胸痹
舌象

舌象特征：舌质紫暗，有瘀斑，苔薄。见图 3-2-1。

舌象分析：心脉不畅，肺失治节，则血行瘀滞，故见舌质紫暗，有瘀斑，苔薄。

症状：心胸疼痛，如刺如绞，痛有定处，入夜为甚，甚则心痛彻背，背痛彻心，或痛引肩背，伴有胸闷，日久不愈，可因暴怒、劳累而加重；脉弦涩。

治法：活血化瘀，通脉止痛。

方药：血府逐瘀汤。

当归 15 克，生地黄 15 克，桃仁 9 克，红花 9 克，枳壳 9 克，赤芍 9 克，柴胡 9 克，甘草 6 克，桔梗 6 克，川芎 9 克，牛膝 12 克。

方解：方中桃仁、红花、当归、川芎、赤芍活血祛瘀；当归、生地黄养血化瘀；柴胡、枳壳疏肝理气；牛膝破瘀通经，引瘀血下行；桔梗开肺气，引药上行；甘草缓急，调和诸药。共奏活血调气之功。

加减：瘀血痹阻重症，胸痛剧烈，可加乳香 12 克、没药 9 克、郁金 9 克、降香 9 克、丹参 12 克等；若血瘀气滞并重，胸闷痛甚者，可加沉香 9 克、檀香 9 克、荜茇 9 克等；若寒凝血瘀或阳虚血瘀，伴畏寒肢冷，脉沉细或沉迟者，可加桂枝 9 克或肉桂 9 克、细辛 3 克、高良姜 6 克、薤白 9 克等，或人参 15 克、炮附子 3 克等；若气虚血瘀，伴气短乏力，自汗，脉细弱或结代者，当益气活血，用人参养营汤合桃红四物汤加减，重用人参、黄芪。

中成药：复方丹参滴丸，口服或舌下含服，每次 10 丸，每日 3 次，4 周为 1 个疗程，或遵医嘱。（注：①本品含有冰片，较寒凉，受凉后胸痛等症状加重的寒凝血瘀型心绞痛患者，或平素喜热食、大便易稀溏的脾胃虚寒者，不宜服用。②服药后偶见胃肠不适反应。③孕妇慎用。）

速效救心丸，含服，一次 4～6 粒，一日 3 次；急性发作时，一次 10～15 粒。

（二）气滞心胸

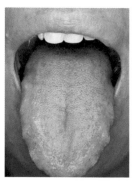

图 3-2-2　气滞心胸胸痹
舌象

舌象特征：苔薄或薄腻。见图 3-2-2。

舌象分析：心气不足，鼓动不力，气滞心胸，使血行失畅，脉络不利，而致苔薄或薄腻。

症状：心胸满闷，隐痛阵发，痛有定处，时欲太息，遇情志不遂时容易诱发或加重，或兼有胸部胀闷，得嗳气或矢气则舒；脉细弦。

治法：疏肝理气，活血通络。

方药：柴胡疏肝散。

陈皮 12 克，柴胡 9 克，枳壳 9 克，白芍 15 克，炙甘草 3 克，香附 3 克，川芎 9 克。

方解：柴胡疏肝散方中柴胡苦辛而入肝胆，功擅条达肝气而疏郁结，为君药。香附味辛入肝，长于疏肝行气止痛；川芎味辛气温，入肝胆经，能行气活血、开郁止痛。二药共助柴胡疏肝解郁，且有行气止痛之效，同为臣药。陈皮理气行滞而和胃，醋炒以入肝行气；枳壳行气止痛以疏理肝脾；白芍养血柔肝，缓急止痛，与柴胡相伍，养肝之体，利肝之用，且防诸辛香之品耗伤气血，俱为佐药。炙甘草调和药性，与白芍相合，则增缓急止痛之功，为佐使药。诸药共奏疏肝解郁，行气止痛之功。

加减：胸闷心痛明显，为气滞血瘀之象，可合用失笑散；气郁日久化热，心烦易怒，口干便秘，舌红苔黄，脉弦数者，用加味逍遥散。

中成药：乐脉片，口服，一次 3 ～ 6 片，一日 3 次。（注：如与其他药物同时使用可能会发生药物相互作用，详情请咨询医师或药师。）

（三）痰浊闭阻

舌象特征：舌体胖大且边有齿痕，苔浊腻或白滑。见图 3-2-3。

舌象分析：脾失健运，聚生痰浊，气血乏源，故舌体胖大且边有齿痕，苔浊腻或白滑。

症状：胸闷重而心痛微，痰多气短，肢体沉重，形体肥胖，遇阴雨天而易发作或加重，伴有倦怠乏力，纳呆便溏，咳吐痰涎；脉滑。

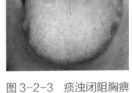

图 3-2-3　痰浊闭阻胸痹舌象

治法：通阳泄浊，豁痰宣痹。

方药：栝蒌薤白半夏汤合涤痰汤。

瓜蒌 1 枚，薤白 12 克，白酒 1 升，半夏 12 克，胆南星 12 克，橘红 12 克，枳实 9 克，茯苓 15 克，人参 15 克，石菖蒲 12 克，竹茹 9 克，甘草 3 克，生姜 6 克。

方解：

栝蒌薤白半夏汤：本方即栝楼薤白白酒汤加半夏而成。半夏燥湿化痰，降逆散结；配以瓜蒌、薤白豁痰通阳，理气宽胸。用于胸痹痰浊壅盛，病情较重者。

涤痰汤：见"肺胀"之"痰蒙神窍"。

加减：痰浊郁而化热者，用黄连温胆汤加郁金；如痰热兼有郁火者，加海浮石 9 克、海蛤壳 9 克、栀子 9 克、天竺黄 9 克、竹沥 9 克；大便干结加桃仁 9 克、大黄 3 克；痰浊与瘀血往往同时并见，因此通阳豁痰和活血化瘀法亦经常并用。

中成药：利脑心胶囊，口服，一次 4 粒，一日 3 次，饭后服用。

（四）寒凝心脉

舌象特征：苔薄白。见图 3-2-4。

舌象分析：寒邪凝滞心脉，抑遏阳气，故苔薄白。

症状： 猝然心痛如绞，心痛彻背，喘不得卧，多因气候骤冷或骤感风寒而发病或加重，伴形寒，甚则手足不温，冷汗自出，胸闷气短，心悸，面色苍白；脉沉紧或沉细。

治法： 辛温散寒，宣通心阳。

方药： 枳实薤白桂枝汤合当归四逆汤。

枳实 3 克，厚朴 12 克，薤白 9 克，桂枝 9 克，瓜蒌 9 克，当归 9 克，白芍 9 克，细辛 3 克，炙甘草 3 克，大枣 6 克，通草 6 克。

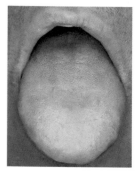

图 3-2-4　寒凝心脉胸痹舌象

方解：

枳实薤白桂枝汤：方中的枳实、厚朴开痞散结，下气除满；桂枝上以宣通心胸之阳，下以温化中下二焦之阴气，既通阳又降逆。降逆则阴寒之气不致上逆，通阳则阴寒之气不致内结。瓜蒌苦寒润滑，开胸涤痰。薤白辛温通阳散结。

当归四逆汤：方中当归既能养血，又能和血养血为君；桂枝温通经脉，以畅血行，白芍益阴和营，二味相配，内疏厥阴，外调和营卫为臣；细辛散表里内外之寒邪，通草入经通脉为佐；炙甘草、大枣温养脾气为使。诸药合用，有温养经脉，通畅血行之功。

加减： 阴寒极盛之胸痹重症，表现为胸痛剧烈，痛无休止，伴身寒肢冷，气短喘息，脉沉紧或沉微者，当用温通散寒之法，予乌头赤石脂丸加荜茇 9 克、高良姜 9 克等。

中成药： 苏合香丸或麝香保心丸。

苏合香丸，口服，一次 1 丸，一日 1～2 次。（注：服用前应除去蜡皮、塑料球壳；本品可嚼服，也可分份吞服。）

麝香保心丸，口服，一次 1～2 丸，一日 3 次；或症状发作时服用。（注：①过敏体质者慎用。②运动员慎用。③本品舌下含服者偶有麻舌感）

（五）气阴两虚

舌象特征： 舌质淡红，舌体胖且边有齿痕，苔薄白。见图 3-2-5。

舌象分析： 心气心阴耗伤，故见舌质淡红，舌体胖且边有齿痕，苔薄白。

症状： 心胸隐痛，时作时休，心悸气短，动则益甚，伴倦怠乏力，声息低微，面色白，易汗出；脉虚细缓或结代。

治法： 益气养阴，活血通脉。

方药： 生脉散合人参养荣汤。

生脉散：麦冬 15 克，五味子 9 克，人参 15 克，熟地黄 15 克，当归 9 克，白芍 9 克，白术 12 克，茯苓 16 克，炙甘草

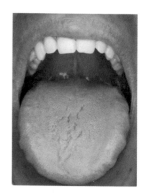

图 3-2-5　气阴两虚胸痹舌象

3 克，黄芪 15 克，陈皮 12 克，桂心 6 克，远志 9 克。

方解：

生脉散：方中人参补肺气，生津液，为君；麦冬养阴清肺而生津，为臣；五味子敛肺止渴、止汗，为佐。三药合用，共成补肺益气，养阴生津之功。

人参养荣汤：熟地黄、当归、白芍，养血之品；人参、黄芪、茯苓、白术、炙甘草、陈皮，补气之品，血不足而补其气，此阳生则阴长之义；人参、黄芪、五味子，补肺；炙甘草、陈皮、茯苓、白术，健脾；当归、白芍养肝，熟地黄，滋肾；远志能通肾气上达于心；桂心能导诸药入营生血；五脏交养互益，故能统治诸病，而其要则归于养荣也。

加减：兼有气滞血瘀，可加川芎 9 克、郁金 9 克；兼见痰浊之象，白术加至 15 克，加豆蔻；兼见纳呆、失眠等心脾两虚者，用茯苓 12 克，加茯神 9 克、半夏 6 克、柏子仁 6 克、酸枣仁 6 克。

中成药：复方血栓通胶囊，口服，一次 3 粒，一日 3 次。（注：孕妇慎服；过敏体质者慎服）

（六）心肾阴虚

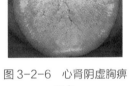

舌象特征： 舌红少津，苔薄或剥。见图 3-2-6。

舌象分析： 心阴耗伤，而致胸痹；心阴不足，心脉失于濡养，心火燔炽，下及肾水，又可进一步耗伤肾阴，故见舌红少津，苔薄或剥。

症状： 心痛憋闷，心悸盗汗，虚烦不寐，腰酸膝软，头晕耳鸣，口干便秘；脉细数或促代。

治法： 滋阴清火，养心和络。

图 3-2-6 心肾阴虚胸痹
舌象

方药： 天王补心丹合炙甘草汤。

天王补心丹：人参 15 克，玄参 15 克，丹参 12 克，茯苓 12 克，五味子 9 克，远志 9 克，桔梗 12 克，当归 9 克，天冬 9 克，麦冬 9 克，柏子仁 6 克，酸枣仁 15 克，生地黄 15 克，朱砂 9 克。

炙甘草汤：炙甘草 9 克，人参 15 克，桂枝 9 克，生姜 9 克，阿胶 12 克，生地黄 15 克，麦冬 9 克，火麻仁 6 克，大枣 3 枚。（用法：上以清酒七升，水八升，先煮八味，取三升，去渣，内胶烊消尽，温服一升，日三服。现代用法：水煎服，阿胶烊化，冲服。）

方解：

天王补心丹：见"心悸"之"阴虚火旺"。

炙甘草汤：方中用炙甘草甘温益气，通经脉，利血气，缓急养心为君；人参、大枣益气补脾养心，生地黄、麦冬、火麻仁、阿胶，滋阴养血为臣；桂枝，生姜、清酒温阳通脉为佐。诸药合用，温而不燥，滋而不腻，共奏益气养血、滋阴复脉之功。

加减：阴不敛阳，虚火内扰心神，虚烦不寐，舌尖红少津者，可用酸枣仁汤；若兼见风阳上扰，加用珍珠母、磁石、石决明、琥珀等；若心肾阴虚，兼见头晕目眩，腰酸膝软，遗精盗汗，心悸不宁，口燥咽干，可用左归饮。

中成药：心元胶囊，口服，一次 3～4 粒，一日 3 次。

（七）心肾阳虚

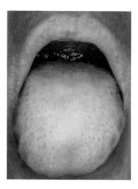

图 3-2-7　心肾阳虚胸痹
舌象

舌象特征：舌质淡胖，边有齿痕，苔白或腻。见图 3-2-7。

舌象分析：心肾阳虚，阴寒痰饮乘于阳位，阻滞心脉。导致寒凝、血瘀、气滞、痰浊，故舌象见舌质淡胖，边有齿痕，苔白或腻。

症状：心悸而痛，胸闷气短，动则更甚，自汗，面色白，神倦怯寒，四肢欠温或肿胀；脉沉细迟。

治法：温补阳气，振奋心阳。

方药：参附汤合右归饮。

人参 15 克，生姜 6 克，熟地黄 9 克，山药 6 克，山茱萸 6 克，枸杞子 3 克，杜仲 9 克，炙甘草 3 克，炮附子 3 克，肉桂 6 克。

方解：

参附汤：方中人参甘温大补元气；炮附子大辛大热，温壮元阳。二药相配，共奏回阳固脱之功。生姜配炮附子更能增强回阳作用。

右归饮：本方用炮附子、肉桂温补肾阳以煦暖全身，但纯用热药势必伤阴，故取六味丸中之山药、山茱萸、熟地黄以滋阴，使阳有所附，枸杞子补肝肾，杜仲益肾强腰脊，炙甘草补中和肾，合成甘温壮阳之剂。

加减：伴有寒凝血瘀标实症状者适当兼顾。若肾阳虚衰，不能制水，水饮上凌心肺，症见水肿、喘促、心悸，用真武汤加黄芪 15 克、防己 9 克、猪苓 12 克、车前子 9 克；若阳虚欲脱厥逆者，用四逆加人参汤。

中成药：参附注射液 40～60 毫升加入 5% 葡萄糖注射液 250～500 毫升中静脉滴注，可增强疗效。

中成药：参附强心丸，口服，一次 2 丸，一日 2～3 次。（注：忌服大量钠盐。）

【转归预后】

胸痹病机转化可因实致虚，亦可因虚致实。痰踞心胸，胸阳痹阻，病延日久，每可耗气伤阳，向心气不足或阴阳并证转化；阴寒凝结，气失温煦，日久寒邪伤人阳气，亦可向心阳虚衰转化；瘀阻脉络，血行滞涩，瘀血不去，新血不生，留瘀日久，心气痹阻，心阳不振。此三者皆因实致虚。心气不足，鼓动无力，易致气滞血瘀；心肾阴虚，水亏火炎，炼液为痰；心阳虚衰，阳虚外寒，寒痰凝络。此三者皆由虚而致实。本病多在中年以后发生，如治疗及时得当，可获较长时间稳定缓解，如反复发作，则病情较为凶险。病情如若骤变，可见心胸猝然大痛，出现真心痛，甚则"旦发夕死，夕发旦死"。

【预防与调摄】

注意调摄精神，避免情绪波动。防治本病必须高度重视精神调摄，避免过于激动或喜怒忧思无度，保持心情平静愉快。注意生活起居，寒温适宜。本病的诱发或发生与气候异常变化有关，故要避免寒冷，居处除保持安静、通风，还要注意寒温适宜。

注意饮食调节。饮食宜清淡低盐，食勿过饱。多吃水果及富含纤维素食物，保持大便通畅。另外烟酒等刺激之品，有碍脏腑功能，应禁止。注意劳逸结合，坚持适当活动。发作期患者应立即卧床休息，缓解期要注意适当休息，保证充足的睡眠，坚持力所能及的活动，做到动中有静。加强护理及监护。

第三节　不寐

【定义】

不寐是以经常不能获得正常睡眠为特征的一类病证，主要表现为睡眠时间、深度的不足。轻者入睡困难，或寐而不酣，时寐时醒，或醒后不能再寐；重则彻夜不寐。西医学中的神经官能症、更年期综合征、慢性消化不良、贫血、动脉粥样硬化症等以不寐为主要临床表现时均属本病范畴，可参照本病辨证论治。

【病因病机】

不寐每因饮食不节，情志失常，劳倦、思虑过度及病后、年迈体虚等因素，导致心神不安，神不守舍。病位主要在心，与肝、脾、肾关系密切。因心主神明，神安则寐，神不安则不寐。血之来源，由水谷精微所化，上奉于心，则心得所养；受藏于肝，则肝体柔和；统摄于脾，则生化不息；调节有度，化而为精，内藏于肾，肾精上承于心，心气下交于肾，阴精内守，卫阳护于外，阴阳协调，则神志安宁。如思虑、劳倦伤及诸脏，精血内耗，心神失养，神不内守，阳不入阴，每致顽固性不寐。

【临床表现】

本病证常有饮食不节，情志失常，劳倦、思虑过度，病后体虚等病史。轻者入寐困难或寐而易醒，醒后不寐，连续3周以上，重者彻夜难眠。常伴有头痛、头昏、心悸、健忘、神疲乏力、心神不宁、多梦等症。

【辨证要点】

（1）辨受病脏腑　由于受累脏腑不同，临床表现的兼证亦各有差别，不寐主要病位在心，但肝、胆、脾、胃、肾等脏腑若出现阴阳气血失调，亦可扰动心神而发不寐。若兼有急躁易怒多为肝火内扰；若有不思饮食、腹胀、便溏、面色少华多为脾虚不运；若有腰酸、心烦、心悸、头晕、健忘多为肾阴虚，心肾不交；嗳腐吞酸多为胃气不和。

（2）辨病情轻重久暂　本病轻者仅有少眠或不眠，病程短，舌苔腻、脉弦滑数多见，以实证为主。重者则彻夜不眠，病程长，易反复发作，舌苔较薄，脉沉细无力，多以虚证为主。

【治疗原则】

治疗以补虚泻实，调整阴阳为原则，安神定志是本证的基本治法。实证宜清心泻火，清火化痰，清肝泄热；虚证宜补益心脾，滋阴降火，益气镇惊。

【分证论治】

（一）肝火扰心

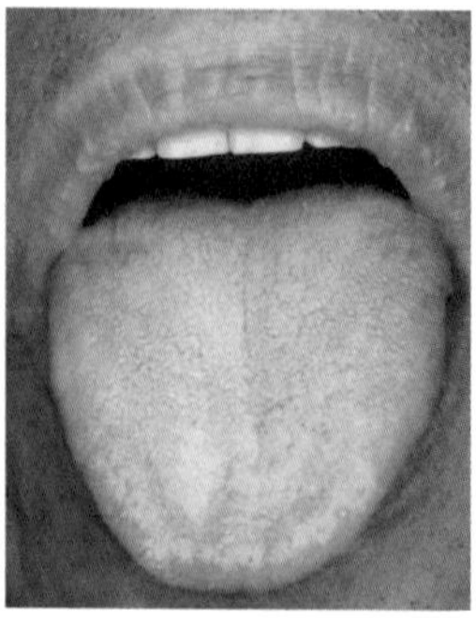

舌象特征：舌红苔黄。见图3-3-1。

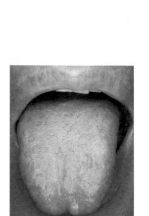

舌象分析：肝气郁结，肝郁化火，邪火扰动心神，神不安而不寐，故见舌红苔黄之脉象。

症状：不寐多梦，甚则彻夜不眠，急躁易怒，伴头晕头胀，目赤耳鸣，口干而苦，不思饮食，便秘溲赤；脉弦而数。

图3-3-1 肝火扰心不寐舌象

治法：疏肝泄热，镇心安神。

方药：龙胆泻肝汤。

龙胆12克，黄芩9克，泽泻9克，木通6克，车前子6克，当归9克，柴胡9克，生地黄9克，栀子6克，生甘草3克。

方解：方中龙胆善泻肝胆之实火，并能清下焦之湿热，为君；黄芩、栀子、柴胡苦寒泻火，车前子、木通、泽泻清利湿热，使湿热从小便而解，均为臣药；肝为藏血之脏，肝经有热则易伤阴血，故佐以生地黄、当归养血益阴；生甘草调和诸药为使。配合成方，共奏泻肝胆实火，清肝经湿热之功。

加减：若胸闷胁胀，善叹息者，加香附3克、郁金9克、佛手12克。

中成药：若肝胆实火，肝火上炎之重症出现头痛欲裂、大便秘结，可选当归龙荟丸，口服，一次6克，一日2次。（注：①不宜在服药期间同时服用滋补性中药。②高血压病、心脏病、肝病、糖尿病、肾病等慢性病严重者应在医师指导下服用。③服药后大便次数增多且不成形者，应酌情减量。④儿童、哺乳期妇女、年老体弱及脾虚便溏者应在医师指导下服用。⑤严格按用法用量服用，本品不宜长期服用。⑥服药3天症状无缓解，应及时调整治疗方案。）

（二）痰热扰心

舌象特征：舌偏红，苔黄腻。见图3-3-2。

舌象分析：暴饮暴食，宿食停滞，脾胃受损，酿生痰热，壅遏于中，痰热上扰，故舌偏红，苔黄腻。

症状：心烦不寐，胸闷脘痞，泛恶嗳气，伴头重，目眩；脉滑数。

治法：清化痰热，和中安神。

方药：黄连温胆汤。

黄连9克，竹茹12克，枳实9克，半夏9克，陈皮9克，茯苓9克，甘草3克，生姜6克，大枣9克。

图3-3-2 痰热扰心不寐舌象

方解：见"心悸"之"痰火扰心"。

加减：若心悸动惊惕不安加琥珀 15 克、珍珠母 15 克、朱砂 9 克；若痰热盛，痰火上扰心神彻夜不眠，大便秘结不通者，加大黄 3 克。

中成药：礞石滚痰丸，口服，一次 6 ～ 12g，一日 1 次。

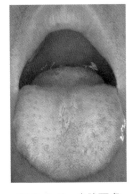

图 3-3-3　心脾两虚
不寐舌象

（三）心脾两虚

舌象特征： 舌淡苔薄。见图 3-3-3。

舌象分析： 劳倦太过则伤脾，脾伤则食少，生化文源不足，营血亏虚则舌谈。

症状： 不易入睡，多梦易醒，心悸健忘，神疲食少，伴头晕目眩，面色少华，四肢倦怠，腹胀便溏；脉细无力。

治法： 补益心脾，养血安神。

方药： 归脾汤。

人参 15 克，黄芪 15 克，白术 12 克，茯苓 12 克，酸枣仁 15 克，龙眼肉 12 克，木香 9 克，炙甘草 3 克，当归 9 克，远志 12 克，生姜 6 克，大枣 3 枚。

方解： 见"心悸"之"心血不足"。

加减： 若心血不足较甚者加熟地黄 15 克、白芍 10 克、阿胶 10 克；若不寐较重加柏子仁 12 克、五味子 9 克、首乌藤（夜交藤）9 克、合欢皮 9 克；若夜梦纷纭，时醒时寐加肉桂 6 克、黄连 6 克；如兼脘闷纳差，苔滑腻，加二陈汤；兼腹泻者减当归加苍术 9 克。

中成药： 归脾颗粒，开水冲服，一次 1 袋，一日 3 次。（注：①感冒发热患者不宜服用。②高血压病、心脏病、肝病、糖尿病、肾病等慢性病严重者应在医师指导下服用。③服药 4 周症状无缓解，应及时调整治疗方案。）

（四）心肾不交

舌象特征： 舌红少苔。见图 3-3-4。

舌象分析： 素体阴虚，兼因房劳过度，肾阴耗伤，阴衰于下，不能上奉于心，水火不济，心火独亢，故见舌红少苔之象。

症状： 心烦不寐，入睡困难，心悸多梦，伴头晕耳鸣，腰膝酸软，潮热盗汗，五心烦热，咽干少津，男子遗精，女子月经不调；脉细数。

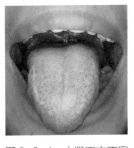

图 3-3-4　心肾不交不寐
舌象

治法： 滋阴降火，交通心肾。

方药： 六味地黄丸合用交泰丸。

六味地黄丸：熟地黄 30 克，山药 15 克，山茱萸 15 克，牡丹皮 9 克，泽泻 9 克，茯苓 12 克。

交泰丸：黄连 9 克，肉桂 12 克。

方解：

六味地黄丸：熟地黄滋阴补肾，填精益髓，为君药。山茱萸补养肝肾，并能涩精；山药补益脾阴，亦能固精，共为臣药。三药相配，滋养肝脾肾，称为"三补"。但熟地黄的用量是山茱萸与山药两味之和，故以补肾阴为主，补其不足以治本。配伍泽泻利湿泄浊，并防熟地黄之滋腻恋邪；牡丹皮清泻相火，并制山茱萸之温涩；茯苓淡渗脾湿，并助山药之健运。三药为"三泻"，渗湿浊，清虚热，平其偏胜以治标，均为佐药。六味合用，三补三泻，其中补药用量重于"泻药"，是以补为主；肝脾肾三阴并补，以补肾阴为主，这是本方的配伍特点。

交泰丸：本方用黄连清心泻火以制偏亢之心阳，用肉桂温补下元以扶不足之肾阳；心火不炽则心阳自能下降，肾阳得扶则肾水上承自有动力。水火既济，交泰之象遂成，夜寐不宁等症便可自除。

加减： 溃处不敛者，山药 12 克、茯苓 15 克。可加阿胶 15 克、白蔹 12 克；脾虚食少便溏者，配白术 12 克。如有低热，可酌配功劳叶 9 克、青蒿 9 克、白薇 9 克、地骨皮 9 克；若邪恋正虚，咳痰腥臭脓浊，反复迁延，日久不净，当扶正祛邪，治以益气养阴，排脓解毒，酌加鱼腥草 12 克、败酱草 12 克、金荞麦 9 克等。

中成药： 灵莲花颗粒，开水冲服，一次 1 袋，一日 2 次。

（五）心胆气虚

舌象特征： 舌淡。见图 3-3-5。

舌象分析： 心胆气虚，故舌淡。

症状： 虚烦不寐，胆怯心悸，触事易惊，终日惕惕，伴气短自汗，倦怠乏力；脉弦细。

治法： 益气镇惊，安神定志。

方药： 安神定志丸合用酸枣仁汤。

安神定志丸：人参 15 克，石菖蒲 12 克，龙齿 15 克，茯苓 12 克，茯神 9 克，远志 9 克，朱砂 2 克。

酸枣仁汤：酸枣仁 15 克，知母 9 克，川芎 9 克，茯苓 12 克，甘草 3 克。

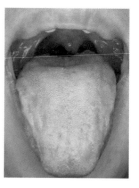

图 3-3-5　心胆气虚不寐舌象

方解：

安神定志丸：以茯苓、茯神、远志、人参养心安神为主，辅以石菖蒲、龙齿镇惊安神，补中有降，朱砂为衣重镇安神，诸药合用，共奏安神定志，益气镇惊之功。

酸枣仁汤：酸枣仁养血补肝，宁心安神；茯苓、知母宁心安神，滋阴清热；川芎调畅气机，助酸枣仁养血调肝；甘草调和诸药。诸药合用，共奏养血安神，清热除烦之功。

加减： 若心肝血虚，惊悸汗出者，加白芍 15 克、当归 9 克、黄芪 12 克；若木不疏土，胸闷，善太息，腹胀纳呆者，加柴胡 9 克、陈皮 12 克、山药 15 克、白术 12 克；若心悸甚惊惕不安者，加生龙骨 15 克、生牡蛎 15 克。

中成药：解郁安神颗粒，开水冲服，一次1袋，一日2次。一个月为1个疗程。（注：①孕妇、哺乳期妇女禁用。②少吃生冷及油腻难消化的食品。③服药期间要保持情绪乐观，切忌生气恼怒。④火郁证者不适用，主要表现为口苦咽干、面色红赤、心中烦热、胁胀不眠、大便秘结。⑤高血压病、心脏病、糖尿病、肝病、肾病等慢性病严重者应在医师指导下服用。⑥本品不宜长期服用，服药3天症状无缓解，应及时调整治疗方案。）

【转归预后】

不寐的病理变化，总属阳盛阴衰，阴阳失交。一为阴虚不能纳阳，一为阳盛不得入于阴。不寐的病理性质有虚实之分。肝郁化火，或痰热内扰，心神不安，多属实证。心脾两虚，气血不足，或由心胆气虚，或由心肾不交，水火不济，心神失养，神不安宁，多属虚证，但久病可表现为虚实兼夹，或为瘀血所致。不寐失治误治可发生病机转化，如肝郁化火证病情加重，火热伤阴耗气，则由实转虚；心脾两虚者，饮食不当，更伤脾胃，使气血愈虚，食积内停，而见虚实夹杂；如温燥太过，易致阴虚火旺；属心肾不交者，可进一步发展为心火独亢，肾水更虚之证。

【预防与调摄】

不寐属心神病变，重视精神调摄和讲究睡眠调护具有实际的预防意义。积极进行心理情志调整，克服过度的紧张、兴奋、焦虑、抑郁、惊恐、愤怒等不良情绪，做到喜怒有节，保持精神舒畅，尽量以放松的、顺其自然的心态对待睡眠，反而能较好地入睡。

失眠患者的护理，首先帮助患者建立有规律的作息制度，从事适当的体力活动或体育锻炼，增强体质，持之以恒，促进身心健康。其次养成良好的睡眠习惯。晚餐要清淡，不宜过饱，更忌浓茶、咖啡及吸烟。睡前避免从事紧张和兴奋的活动，养成定时就寝的习惯。另外，要注意睡眠环境的安宁，床铺要舒适，卧室光线要柔和，并努力减少噪声，去除各种可能影响睡眠的外在因素。

第四章

脑系病证舌象与处方

《灵枢·海论》云："脑为髓之海，其输上在于其盖，下在风府。"头为"诸阳之会"，手足三阳经上会于头，足阳明经、足太阳经、督脉和跷脉等经络通过眼系、巅顶部、风府穴和腮部等部位出入于脑。眼、耳、口、鼻、舌等外窍皆位于头面，与脑相通。

脑的生理主要是藏髓、主元神、司知觉运动，为诸阳之会。所谓"脑为髓之海"，具有藏而不泻的功能特点，属奇恒之腑；"脑为元神之府"，主管人的精神、意识、思维活动；"脑为清阳之府"，主司人的视、听、言、嗅、动等感觉运动。诚如清·邵同珍《医易一理·脑》所云："脑者，人身之大主""脑气筋入五官脏腑，以司视听言动""人身能知觉运动，及能记忆古今，应对万物者，无非脑之权也"。

脑系病证的病理主要表现为髓海不足，元神失养，或痰瘀火扰，脑气不通，神明不清，则发痴呆；气血逆乱，横窜经脉，脑脉痹阻或血溢脉外，则发中风；重阴重阳，神明逆乱，则癫狂；肝气逆乱，神不守舍，则癫痫；筋脉失养，虚风内动，则震颤；经气壅遏或经脉失养，则头痛眩晕；阴虚阳盛，阳不入阴，则不寐多梦。诚如《灵枢·海论》云："髓海有余，则轻劲多力，自过其度；髓海不足，则脑转耳鸣，胫酸眩冒，目无所见，懈怠安卧。"因此，脑系病证大致可分为脑体（髓减、络阻、窍闭）和脑用（智能、知觉、运动、情志失常）等类别。临床上中风、痴呆、头痛、眩晕、癫狂、痫证、震颤等皆属于脑系病证范畴。

脑系病证的诊断主要采取望、闻、问、切诊法和必要的现代技术，如神经影像学、神经心理学及神经功能检查等手段，获取相关疾病信息，根据诊断标准做出相应诊断，并在此基础上进行分期、辨证。脑系病证的治疗当分虚实，虚证当以补虚为主，实证当以泻实为主。补虚有补肾、健脾、益气、养血诸法，泻实有息风、化痰、清热、开窍、活血、化瘀、通络诸法，临床上可针对不同病证，辨证施用。

第一节　头痛

【定义】

头痛，亦称头风，是以自觉头部疼痛为特征的一种常见病证。头痛既可单独出现，亦可伴见于多种疾病的过程中。

【病因病机】

头痛的发生，一般可分为外感、内伤两类。若感受风、寒、湿、热等六淫之邪，上犯巅顶，阻遏清阳；或内伤诸疾，导致脏腑功能失调，气血逆乱，痰瘀阻窍；或外伤久病，导致气滞血瘀或气血亏虚，脑脉失养，皆可引发头痛。

外感头痛多因起居不慎，坐卧当风，感受风、寒、湿、热等外邪，尤以风邪为主。如《素问·太阴阳明论》云："伤于风者，上先受之。"外邪自肌表侵袭于经络，直犯巅顶，清阳之气受阻，气血不畅，清窍壅滞，而发为头痛。又风为百病之长，易兼夹时气而致病。若风寒袭表，寒凝血涩，则头痛且见恶寒战栗；若风热上炎，侵扰清空，则头痛且身热心烦；若风湿袭表，湿蒙清窍，则头痛且沉重胀闷。诚如《医碥·头痛》所云："六淫外邪，惟风寒湿三者，最能郁遏阳气。火暑燥三者皆属热，受其热则汗泄，非有风寒湿袭之，不为患也。然热甚亦气壅脉满，而为痛矣。"

内伤头痛"脑为髓之海""肾主骨生髓"，髓海充盈主要依赖于肝肾精血的充养及脾胃运化水谷精微的濡养，输布气血上充于脑。故内伤头痛的发生，与肝、脾、肾三脏密切相关。因于肝者，或系情志不遂，肝失疏泄，郁而化火，上扰清空，多见头痛且胀；或系肝肾阴虚，肝失濡养，水不涵木，肝阳上亢，多见头痛目眩。因于脾者，多系饮食不节，嗜食肥甘，脾失健运，痰湿内生，上蒙清空，以致清阳不升，浊阴不降，多见头痛且重；若系饥饱劳倦、产后体虚、大病久病者，中焦脾胃虚弱，气血生化不足，而致清阳不升，脑髓失养，多见头痛隐隐。因于肾者，多系禀赋不足，或房劳伤肾，以致肾精亏虚，髓海渐空，多见头痛且空；或肾亏日久，阴损及阳，肾阳衰微，清阳不展，多见头部冷痛。如《证治准绳·头痛》云："盖头象天，三阳六腑清阳之气皆会于此，三阴五脏精华之血亦皆注于此。于是天气所发六淫之邪，人气所变五贼之逆，皆能相害。"

本病病位在脑，常涉及肝、脾、肾诸脏。外感头痛一般起病较急，痛势剧烈，病程较短，多属实证，预后较好。内伤头痛多因脏腑功能失调所致，常起病较慢，痛势较缓，病程较长，临床有实证、有虚证，且虚实在一定条件下可相互转化。若头痛日久不愈，则可由实转虚或见本虚标实、虚实夹杂证候。内伤头痛还常常因情志、劳倦、饮食等诱因而反复发作，缠绵不愈。各种头痛若迁延不愈，可致久病入络，多见本虚标实之瘀血头痛。

【临床表现】

头痛是以患者自觉头部疼痛为临床特征的常见病证。多以感受外邪，或脏腑功能失调为主因，导致经气不通，不通则痛，或经脉失养，不荣则痛。

（1）以头部疼痛为主要症状，可发生在前额、两颞、巅顶、枕项或全头等部位，头痛较甚者，可伴见恶心呕吐、畏光、烦躁等症。

（2）一般起病较急、病势较剧，呈掣痛、跳痛、灼痛、重痛或痛无休止，且有外感史并伴外感表证，为外感头痛；一般起病缓慢、反复发作，病程较长，呈胀痛、刺痛、空痛、昏痛或隐隐而痛，多无外感史，为内伤头痛。外伤性头痛多有头部外伤史。

【辨证要点】

（1）辨外感头痛与内伤头痛　外感头痛多因外邪致病，起病较急，一般疼痛较剧，病程较短，多表现为掣痛、跳痛、灼痛、重痛，痛无休止，多伴有外感表证，以实证为多。内伤头痛多起病缓慢，反复发作，病程较长，多表现为胀痛、刺痛、隐痛、空痛、昏痛，痛势绵绵，遇劳加重，时作时止，以虚证为多。如因肝阳、痰浊、瘀血等以邪实为主的内伤头痛，多表现为胀痛、重痛或刺痛，且常伴有相应脏腑损伤症状。临床亦见本虚标实，虚实夹杂者。

（2）辨头痛部位　太阳头痛，痛在脑后，下连于项；阳明头痛，痛在前额部及眉棱骨处；少阳头痛，痛在头之两侧，并连及于耳；厥阴头痛，痛多在巅顶部位，或连目系；太阴、少阴头痛多以全头疼痛为主。临证尚可见偏头痛，也称"偏头风"，常以一侧头痛暴作为特点，痛势剧烈，可连及眼、齿，痛止则如常人，反复发作，经久不愈，多系肝经风火上扰所致。

（3）辨头痛性质　因于风寒者，头痛剧烈且连项背；因于风热者，头胀而痛；因于风湿者，头痛如裹；因于痰湿，头痛而重；因于肝阳，头痛而胀；因于肝火，头部跳痛、灼痛；因于瘀血，头部刺痛，痛处固定不移；因于虚者，多呈隐痛、空痛或昏痛。

（4）辨病势顺逆　若起病急骤，头痛剧烈，短时间内出现神昏伴颈项强直，呕吐如喷，甚者旦发夕死者，属真头痛，病势凶险；因于外感，头痛剧烈而见神志变化，或肢体强痉抽搐，甚或角弓反张者，为脑髓受损或脑络破裂所致，皆属于逆证，预后不良。

【治疗原则】

（1）头痛的发生，实者多属"不通则痛"，虚者多属"不荣则痛"。

外感头痛属实证，以风邪为主，治疗当以祛风为主，兼以散寒、清热、祛湿。

内伤头痛多属虚证或虚实夹杂证，虚证以补养气血或益肾填精为主；实证以平肝、化痰、行瘀为主；虚实夹杂证，宜标本兼顾，补虚泻实。

（2）注意配伍风药　临床治疗头痛，无论外感内伤，均可酌情使用风药以提升疗效。常用风药有防风、白芷、蔓荆子等。但风药辛散，不宜久服。如太阳头痛选用羌活、蔓荆子、川芎；阳明头痛选用葛根、白芷、知母；少阳头痛选用柴胡、黄芩、川芎；厥阴头痛选用吴茱萸、藁本；少阴头痛选用细辛；太阴头痛选用苍术。青春期女性易患的偏头痛，多属肝气郁结而导致，临证可按实际情况酌加柴胡、川芎、全蝎等为引经方药。

（3）重视虫类药、引经药的应用　若头痛反复发作，经年难愈者，所谓"久病入络"。临证可加全蝎、僵蚕、地龙等虫类药，以助搜剔通络之功。同时，宜遵古创新，分经辨证用药，以助临床疗效事半功倍。

（4）勿忘活血化瘀　结合络病理论，凡久病多瘀。若头痛日久不愈者，可酌加活血化瘀药以提升临床疗效，如川芎、丹参、赤芍等可起到活血化瘀、祛瘀生新之功，且临证当辨瘀血之成因，分别佐以理气、养血、温阳之品。

（5）照顾兼证　如因外邪侵袭所致，注意气候变化，避免外邪侵袭；凡头痛剧烈者，宜卧床休息，保持环境安静，光线不宜过强；由焦虑和抑郁等所引起的紧张性头痛，宜佐以心理疏导及音乐疗法；肝阳上亢所致头痛，当舒畅情志，避免精神紧张及噪声、强光等刺激，避免过劳，合理安排作息时间，保证充足的睡眠。

【分证论治】

（一）外感头痛

1. 风寒头痛

舌象特征：舌淡红，苔薄白。见图4-1-1。

舌象分析：外邪初袭人体，虽然症状明显，但舌象特征尚未发生改变，故仍呈现正常人体舌象特点。

症状：头痛时作，连及项背，呈掣痛样，时有拘急收紧感，常伴恶风畏寒，遇风尤剧，头痛喜裹，口不渴，脉浮或浮紧。

治法：疏风散寒止痛。

方药：川芎茶调散。

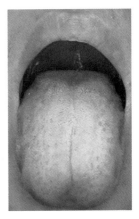

图4-1-1 风寒头痛舌象

川芎9克，白芷15克，羌活15克，细辛9克，防风9克，薄荷6克，荆芥30克，甘草6克。

方解：方中川芎善治少阳经头痛（头项两侧痛），羌活善治太阳经头痛（后脑、前额痛），白芷善治阳明经头痛（眉棱骨、额骨痛），均为主药；荆芥、薄荷、防风升散上行，疏散上部风邪；细辛，祛风散寒止痛，配合荆芥、防风、薄荷，增强疏风止痛之效；甘草和中益气，调和诸药，使升散不致耗气；用茶清调服，乃取茶叶苦寒之性，既能上清风热，又能监制风药过于温燥升散，使之升中有降。诸药合用，共奏疏风止痛之功。

加减：若头痛，恶寒明显者，加麻黄9克、桂枝9克、制川乌9克；若巅顶头痛，干呕，吐涎沫，甚则四肢厥冷者，用吴茱萸汤去人参，加藁本9克、川芎9克、细辛3克、半夏9克；若见头痛，足寒，气逆，背冷，脉沉细，方用麻黄附子细辛汤加白芷9克、川芎9克。

中成药：可选用天麻头痛片口服，一次4～6片，一日3次。（注：①主要治疗风寒头痛，或能明确诊断的头痛属外伤后遗症者，血虚及血瘀头痛患者要在医生指导下服用。②孕妇慎用。③高血压病、心脏病、肝病、肾病等慢性病严重患者应在医师指导下服用。④服药3天后，症状无改善，或出现其他严重症状时，应及时调整治疗方案。）

2. 风热头痛

舌象特征：舌尖红，苔薄黄。见图4-1-2。

舌象分析：热邪侵袭卫表，舌尖为卫表之所在，色红、色黄均为热邪之征，故舌尖色红而舌苔薄黄。

症状：头痛而胀，甚则头胀如裂，发热或恶风，面红目赤，口渴喜饮，便秘尿赤，脉浮数。

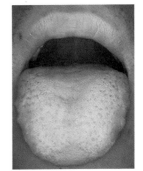

图4-1-2 风热头痛舌象

治法：疏风清热和络。

方药：芎芷石膏汤。

川芎9克，白芷9克，石膏9克，菊花9克，藁本9克，羌活9克。

方解：方中主以升药川芎、白芷、菊花、羌活、藁本以疏散风热止痛；配伍石膏清热，并防升散太过。

加减：若烦热口渴，舌红少津，可用石膏12克，配知母9克、天花粉9克、芦根9克；若伴大便秘结，口舌生疮，可合用黄连上清丸；若伴鼻流浊涕如脓，鼻根及鼻旁疼痛，加苍耳子9克、辛夷3克、鱼腥草9克等。

中成药：可选用桑菊感冒片或柴胡口服液。

桑菊感冒片，口服，一次4～8片，一日2～3次。（注：①不宜同时服用滋补性中成药。②风寒感冒者不适用。③高血压病、心脏病、肝病、糖尿病、肾病等慢性病严重者、孕妇或正在接受其他治疗的患者，均应在医师指导下服用。④服药3天后，症状无改善，或出现发热咳嗽加重，并有其他症状如胸闷、心悸等时应及时调整治疗方案。）

柴胡口服液，口服，一次10～20毫升，一日3次；小儿酌减。（注：①服药期间要保持情绪乐观，切忌生气恼怒。②儿童、孕妇、哺乳期妇女、年老体弱者应在医师指导下服用。③高血压病、心脏病、肝病、糖尿病、肾病等慢性病严重者应在医师指导下服用。④发热体温超过38.5℃的患者，应及时调整治疗方案。⑤服药3天症状无缓解，应及时调整治疗方案。）

3. 风湿头痛

舌象特征：舌淡，苔白腻。见图4-1-3。

舌象分析：风邪浊邪内蕴，阳气被遏在表，苔白腻为湿邪蕴阻，故舌淡而舌苔白腻。

症状：头痛如裹，肢体困重，胸闷纳呆，小便不利，大便或溏，脉濡。

治法：祛风胜湿通窍。

方药：羌活胜湿汤。

羌活9克，独活9克，藁本9克，防风9克，炙甘草6克，川芎9克，蔓荆子9克。

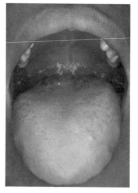

图4-1-3　风湿头痛舌象

方解：方中羌活、独活祛风湿，利关节；防风、藁本祛风除湿，发汗止痛；川芎活血，祛风止痛；蔓荆子治头风疼痛；炙甘草调和诸药。合用具有祛风胜湿之效。

加减：若胸闷脘痞、腹胀便溏，加苍术9克、陈皮9克、砂仁6克；若恶心、呕吐，加半夏9克、生姜6克、竹茹9克；若纳呆食少，加麦芽9克、神曲9克、焦山楂9克；若小便短少者，加茯苓9克、薏苡仁9克、淡竹叶9克；若发于夏季，感受暑湿，见身热汗少或汗出不畅，心烦口渴，胸闷欲呕者，加藿香9克、佩兰9克、荷叶9克。

中成药：可选用云香祛风止痛酊外用或口服，一次0.5～2毫升，一日2～3次。（注：①该药品可口服，也可外用。②使用该药品时切勿触及眼睛，皮肤破损处忌用。

③外用时，涂布部位如有明显灼热感或瘙痒、局部红肿等情况，应停止用药，洗净，必要时向医师咨询。④不宜在服药期间同时服用滋补性中药。⑤高血压病、心脏病、糖尿病等慢性病严重者应在医师指导下服用。⑥口服时不可超量及长期服用，外用时不可长期大面积使用。用药 3 天症状无缓解，应及时调整治疗方案。⑦该药品含乙醇（酒精）55% ～ 65%。⑧患有肝病、肾病者禁止口服。）

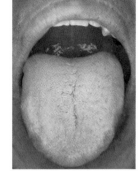

图 4-1-4　肝阳头痛舌象

（二）内伤头痛

1. 肝阳头痛

舌象特征：舌红，苔薄黄。见图 4-1-4。

舌象分析：舌红为气分热初起，内蕴有热，则舌苔黄。

症状：头胀痛而眩，以两侧为主，心烦易怒，口苦面红，或兼胁痛，脉弦数。

治法：平肝潜阳。

方药：天麻钩藤饮。

天麻 9 克，钩藤 9 克，石决明 9 克，栀子 9 克，黄芩 9 克，川牛膝 9 克，杜仲 9 克，益母草 9 克，桑寄生 9 克，首乌藤（夜交藤）9 克，茯神 9 克。

方解：方中天麻、钩藤二药，均入肝经，均有平肝息风之效，且天麻有定眩晕之专长，共为主药。石决明性味咸平，平肝潜阳，除热明目；川牛膝引血下行，直折亢阳，共为辅药，以助主药平肝息风之功。配黄芩、栀子清热泻火，使肝经之热得清而不致偏亢；伍益母草活血利水，川牛膝引血下行，两药均能活血利血，药性下行，有利于肝阳之平降；再用杜仲、桑寄生补益肝肾；首乌藤（夜交藤）、茯神宁心安神，以上均为佐药。诸药合用，共奏平肝息风，清热宁神，滋补肝肾，引血下行之功。

加减：若头痛剧烈，目赤口苦，急躁易怒，便秘尿黄者，加龙胆 9 克、夏枯草 9 克、大黄 3 ～ 6 克；若头晕目涩，腰膝酸软者，酌加生地黄 9 克、何首乌 9 克、枸杞子 9 克等。

中成药：可选用天舒片、天麻钩藤颗粒。

天舒片，饭后口服，一次 4 片，一日 3 次，或遵医嘱。（注：孕妇及月经量过多的妇女禁用。）

天麻钩藤颗粒，开水冲服，一次一袋 (5 克)，一日 3 次，或遵医嘱。

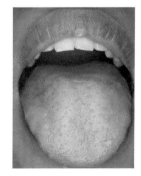

图 4-1-5　血虚头痛舌象

2. 血虚头痛

舌象特征：舌质淡，苔薄白。见图 4-1-5。

舌象分析：薄苔为疾病初起，而舌色较淡红舌质浅，红色较少而白色偏多，多属血、气不足、血虚或阳气虚，故舌质淡，苔薄白。

症状：头痛而晕，心悸怔忡，神疲乏力，面色少华，脉细弱。

治法：滋阴养血。

方药：加味四物汤。

白芍9克，当归9克，生地黄9克，川芎9克，菊花9克，蔓荆子9克。

方解：方中四物汤乃补血之神品，白芍敛阴以益肾肝，川芎行血海以调经，当归养血脉以荣经，生地黄养血、填精髓，菊花散风清热，蔓荆子疏散风热、清利头目。

加减：若见神疲乏力、遇劳加重、气短懒言、汗出恶风等，可加黄芪、党参、白术；若头晕耳鸣、虚烦少寐、腰膝酸软者，可加熟地黄、五味子、山茱萸等。

中成药：可选用正天丸、养血清脑丸。

正天丸，饭后服用，一次6克，一日2～3次，15天为1个疗程。（注：①高血压病、心脏病患者慎服。肝病、糖尿病、肾病等慢性病严重者应在医师指导下服用。②高血压头痛及不明原因的头痛，应及时调整治疗方案。③初发头痛服药3天症状无缓解，应及时调整治疗方案。经常性头痛服药15天症状无缓解，应及时调整治疗方案。④严格按用法用量服用，本品不宜长期服用。）

养血清脑丸，口服，一次1袋，一日3次。（注：①本品有平缓的降压作用，低血压者慎用。②有肝病、肾病、糖尿病等慢性病严重者应在医师指导下服用。③服药3天症状无缓解，应及时调整治疗方案。④严格按用法用量服用，本品不宜长期服用。）

3. 气虚头痛

舌象特征：舌质淡，苔薄白。见图4-1-6。

舌象分析：薄苔为疾病初起，而舌色较淡红舌质浅，红色较少而白色偏多，多属血、气不足、血虚或阳气虚，故舌质淡，苔薄白。

症状：头痛隐隐，时发时止，遇劳则加重，纳食减少，倦怠乏力，气短自汗，脉细弱。

治法：益气升清。

方药：益气聪明汤。

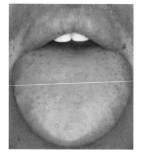

图4-1-6　气虚头痛舌象

黄芪12克，人参9克，炙甘草6克，葛根9克，蔓荆子9克，白芍9克，黄柏9克，升麻6克。

方解：本方黄芪、人参、炙甘草补中益气；升麻、葛根升发清阳；蔓荆子清利头目；白芍平肝敛阴，黄柏清热泻火。服之可使中气得到补益，从而清阳上升，肝肾受益，耳聋目障诸症获愈，令人耳聪目明。故名益气聪明汤。

加减：若头痛绵绵不休，心悸，失眠者，加当归、熟地黄、何首乌；若畏寒怕冷，手足欠温，加附子、肉桂、葱白等。

中成药：可选用心脑欣丸，饭后口服，一次1袋，一日2次。

4. 痰浊头痛

舌象特征：舌淡，苔白腻。见图4-1-7。

舌象分析：苔白腻多见于湿浊或痰饮证。

症状：头痛昏蒙沉重，胸脘痞闷，纳呆呕恶，脉滑或弦滑。

治法：化痰降逆。

方药：半夏白术天麻汤。

半夏 9 克，天麻 9 克，茯苓 9 克，橘红 9 克，白术 19 克，甘草 6 克，生姜 1 片，大枣 2 枚。

方解：本方中半夏燥湿化痰，降逆止呕；天麻化痰息风，而止头眩。二者并用，为治风痰眩晕头痛之佳药，李杲云："足太阴痰厥头痛，非半夏不能疗，眼黑头旋，风虚内作，非天麻不能除"，故本方以此二味为主药。以白术为辅，健脾燥湿，与半夏、天麻配伍，燥湿化痰，止晕之效益佳。佐以茯苓健脾渗湿，与白术相合，尤能治痰之本；姜枣调和脾胃；橘红理气化痰。使以甘草和中而调药性。诸药配伍，使风息痰消，眩晕自愈。

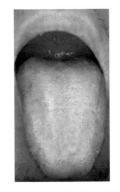

图 4-1-7 痰浊头痛舌象

加减：若痰湿中阻，胸脘满闷甚者，加厚朴 9 克、枳壳 9 克、砂仁 6 克；若见口苦，大便不畅，舌苔黄腻，脉滑数，宜去白术，加黄连 6 克、枳实 9 克、竹茹 9 克，或选用黄连温胆汤。

中成药：可选用半夏天麻丸口服，一次 6 克 (1 袋)，一日 2～3 次。（注：①肝肾阴虚，肝阳上亢所致的头痛、眩晕忌用。②服药期间忌食生冷油腻及海鲜类食物。③平素大便干燥者慎服。）

5. 肾虚头痛

舌象特征：舌红，少苔。见图 4-1-8。

舌象分析：舌红少苔亦肾阴不足，滋养和濡润功能减弱的表现。

症状：头痛且空，眩晕耳鸣，腰膝酸软，神疲乏力，少寐健忘，遗精带下，脉细无力。

治法：补肾填精。

方药：大补元煎。

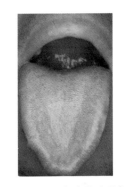

图 4-1-8 肾虚头痛舌象

人参 12 克，山药 9 克，杜仲 9 克，熟地黄 9 克，当归 9 克，枸杞子 9 克，山茱萸 9 克，炙甘草 6 克。

方解：方中人参大补元气为主药，气生则血长；炙甘草、山药补脾气，助人参以济生化之源；熟地黄、枸杞子、当归、山茱萸滋肝肾、益精血，乃补血贵在滋水之意；杜仲益肝肾。全方合用有气血双补，肝肾共养之效。

加减：若头痛而晕，面颊红赤，潮热汗出，去人参，加墨旱莲、知母、黄柏各 9 克；若畏寒怕冷，四肢不温，腰膝酸软，舌淡苔白，脉沉细者，加鹿角 9 克、附子 9 克。

中成药：可选用天麻首乌片口服，一次 6 片，一日 3 次。（注：①感冒发热患者不宜服用。②高血压病、心脏病、肝病、糖尿病、肾病等慢性病严重者应在医师指导下服用。③服药 4 周症状无缓解，应及时调整治疗方案。）

6. 瘀血头痛

舌象特征：舌质紫暗，可见瘀斑、瘀点，苔薄白。见图4-1-9。

舌象分析：舌质呈紫色为气血不畅，多主瘀血证，而舌质见紫斑、瘀点为血瘀较轻，苔薄白多疾病初起，故舌质紫暗瘀斑、瘀点，苔薄白。

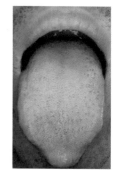

图4-1-9 瘀血头痛舌象

症状：头痛经久不愈，痛处固定不移，痛如锥刺，或有头部外伤史，脉细或细涩。

治法：活血化瘀。

方药：通窍活血汤。

赤芍、川芎、桃仁、红花、生姜、葱白、麝香各9克。用黄酒250毫升，将上前七味煎至150毫升，去滓，将麝香加入酒内，再煎二沸，临卧服。

方解：方中桃仁、红花活血祛瘀；麝香芳香走上，开窍醒神，共为君药。赤芍、川芎行气活血，为辅药。生姜、葱白行气通阳利窍；黄酒通络，也可引药上行，为臣药。诸药配合能更好地上行头面而活血通窍。

加减：若头痛较剧，可加全蝎3克、蜈蚣3克、土鳖虫3克等虫类药；若久痛不已，兼见神疲乏力，少气懒言，脉细弱无力，加黄芪9克、党参9克、当归9克；若畏寒明显，酌加桂枝9克、细辛3克、附子9克等。

中成药：可选用元胡止痛胶囊、元胡止痛片。

元胡止痛胶囊，口服，一次4～6粒，一日3次。（注：服药中如出现皮疹、胸闷、憋气等过敏症状，应停药及时调整治疗方案。）

元胡止痛片，口服，一次4～6片，一日3次，或遵医嘱。（注：①忌愤怒、忧郁，保持心情舒畅。②高血压病、心脏病、肝病、糖尿病、肾病等慢性病严重者应在医师指导下服用。③疼痛严重者应及时调整治疗方案。④服药3天症状无缓解，应及时调整治疗方案。）

【转归预后】

头痛可由多种因素诱发，罹患后易于反复发作，故宜尽早明确诊断，积极治疗，避免稽留不愈。

【预防与调摄】

应避免持续过劳，合理安排作息时间，保证充足的睡眠，以免因持续头痛而诱发失眠、郁证、中风之变。

头痛患者的饮食要避免食用辛辣刺激之品，禁止吸烟饮酒。此外，还可以酌选太极拳、游泳、慢跑等项目进行锻炼，以增强体质。

第二节　眩晕

【定义】

眩晕是以目眩与头晕为主要表现的病证。目眩是指眼花或眼前发黑，头晕是指感觉自身或外界景物旋转。二者常同时并见，故统称为眩晕。轻者闭目即止，重者如坐车船，旋转不定，不能站立，或伴有恶心、呕吐、汗出，甚则仆倒等症状。

【病因病机】

眩晕的发生主要与情志不遂、年老体弱、饮食不节、久病劳倦、跌仆坠损以及感受外邪等因素有关，内生风、痰、瘀、虚，导致风眩内动、清窍不宁或清阳不升，脑窍失养而突发眩晕。主要病因病机归纳如下。

（1）情志不遂　肝为刚脏，体阴而用阳，其性主升主动。若长期忧恚恼怒，肝气郁结，气郁化火，风阳扰动，发为眩晕。如《临证指南医案·眩晕》华岫云按："诸风掉眩，皆属于肝。头为六阳之首，耳目口鼻皆系清空之窍。所患眩晕者，非外来之邪，乃肝胆之风阳上冒耳，甚则有昏厥跌仆之虞。"

（2）年老体虚　肾为先天之本，主藏精生髓，脑为髓之海。若年高肾精亏虚，不能生髓，无以充养于脑；或房事不节，阴精亏耗过甚；或体虚多病，损伤肾精肾气，均可导致肾精亏耗，髓海不足，而发眩晕。如《灵枢·海论》云："脑为髓之海""髓海有余，则轻劲多力，自过其度；髓海不足，则脑转耳鸣，胫酸眩冒，目无所见，懈怠安卧"。

（3）饮食不节　若平素嗜酒无度，暴饮暴食，或过食肥甘厚味，损伤脾胃，以致健运失司，水谷不化，聚湿生痰，痰湿中阻，则清阳不升，浊阴不降，致清窍失养而引起眩晕。如《丹溪心法·头眩》曰："头眩，痰夹气虚并火，治痰为主，夹补气药及降火药。无痰则不作眩，痰因火动，又有湿痰者，有火痰者。"

（4）久病劳倦　脾胃为后天之本，气血生化之源。若久病不愈，耗伤气血；或失血之后，气随血耗；或忧思劳倦，饮食减少，损伤脾胃，暗耗气血。气虚则清阳不升，血虚则清窍失养，皆可发生眩晕。如《灵枢·口问》曰："故上气不足，脑为之不满，耳为之苦鸣，头为之苦倾，目为之眩。"

（5）跌仆坠损　素有跌仆坠损而致头脑外伤，或久病入络，瘀血停留，阻滞经脉，而使气血不能上荣于头目，清窍失养而发眩晕，且多伴见局部疼痛、麻木固定不移，或痛如针刺等症。

此外，外感六淫之中，因"高巅之上，惟风可到"，风邪与寒、热、湿、燥等诸邪，皆可导致经脉运行失度，挛急异常，使清窍失养而发眩晕。

眩晕的病机概括起来主要有风、痰、虚、瘀诸端，以内伤为主。因于风者，多责之情志不遂，气郁化火，风阳上扰。因于痰者，多责之恣食肥甘，脾失健运，痰浊中阻，清阳不升，所谓"无痰不作眩"。因于虚者，多责之年高体弱，肾精亏虚，髓海空虚，或久病劳倦，饮食衰少，气血生化乏源，甚合"无虚不作眩"。若风、痰、虚日久，久病入络，或因跌仆外伤，损伤脑络，皆可因瘀而眩。在临床上，上述诸因常相互影响，或相兼为病。

本病病位在脑，病变与肝、脾、肾三脏密切相关。其病性有虚、实两端，临床以虚证居多。脾胃不足，肾虚髓空，皆可导致脑窍失养而作眩，是为虚证；若痰浊上蒙清窍，或瘀血痹阻经脉，导致清窍不利而作眩，是为实证。本病临床亦可见本虚标实之证。正如《类证治裁·眩晕》所言："肝胆乃风木之脏，相火内寄，其性主动主升。或由身心过动，或由情志郁勃，或由地气上腾，或由冬藏不密，或由高年肾液已衰，水不涵木，以致目昏耳鸣，震眩不定。"

总之，眩晕多反复发作，病程较长。其病因病机较为复杂，多彼此影响，互相转化，临证往往难以截然分开。如肾精亏虚本属阴虚，若因阴损及阳，或精不化气，可转为肾阳不足或阴阳俱虚之证；又如痰湿中阻，初起多为痰湿偏盛，日久因痰郁化火，扇动肝阳，形成痰火为患，甚至火盛伤阴，形成阴亏于下、痰火上蒙的证候转化；或失血过多，每致气随血脱，可出现气血俱亏之眩晕。此外，风阳每夹有痰火，肾虚可以导致肝旺，久病入络致瘀，使临床常形成虚实夹杂之证候。临证显示，眩晕频作的中老年患者，多有罹患中风的可能，临证常称为"中风先兆"，需谨慎防范病情迁延、变化。

【临床表现】

（1）头晕目眩，视物旋转，轻者闭目即止，重者如坐车船，甚则仆倒。

（2）可伴有恶心、呕吐、汗出、耳鸣、耳聋、心悸，以及面色苍白、眼球震颤等表现。

（3）多见于 40 岁以上人群。起病较急，常反复发作，或慢性起病逐渐加重。

（4）多有情志不遂、年高体虚、饮食不节或跌仆损伤等病史。

【辨证要点】

（1）辨相关脏腑　眩晕乃风眩内动、清窍不宁或清阳不升，脑窍失养所致，其病位在脑，与肝、脾、肾三脏功能失调相关，但与肝关系尤为密切。若为肝气郁结者，兼见胸胁胀痛、时有叹息；肝火上炎者，兼见目赤口苦、急躁易怒、胁肋灼痛；肝阴不足者，兼见目睛干涩、五心烦热、潮热盗汗；肝阳上亢者，兼见头胀痛、面色潮红、急躁易怒、腰膝酸软；肝风内动者，兼见步履不稳、肢体震颤、手足麻木等表现。临证以肝阳上亢者多见。因于脾者，若脾胃虚弱，气血不足者，兼见纳差乏力、面色白；若脾失健运，痰湿中阻者，兼见纳呆呕恶、头重如裹、舌苔腻浊诸症。因于肾者，多属肾精不足，兼见腰酸腿软、耳鸣耳聋、健忘呆钝等症。

（2）辨虚实标本　凡眩晕反复发作，症状较轻，遇劳即发，伴两目干涩、腰膝酸软，或面色白、神疲乏力、形羸体弱、脉偏细弱者，多属虚证，由肾精不足或气血亏虚所致。实证眩晕，有偏痰湿、瘀血及肝阳、肝风、肝火之别。若眩晕较重，或突然发作，视物旋转，伴呕恶痰涎、头沉头痛、形体壮实、苔腻、脉滑者，多属痰湿所致；眩晕日久，伴头痛固定不移、唇舌紫暗、舌有瘀斑、脉涩者，多属瘀血所致；肝阳风火所致者，眩晕、面赤、口苦、烦躁易怒、肢麻震颤，甚则昏仆，脉多弦数有力。总之，临证眩晕虚证多关乎气、血、精；实证多关乎风、痰、瘀。

（3）辨缓急轻重　眩晕临证病势多缓急不一。因虚而发者，病势缠绵，症状较轻，多见于久病、老人及体虚之人；因实而发者，病势急骤，症状较重，多见于初病及壮年、肥人。若眩晕久稽不愈，亦可因实致虚或虚中夹实，而成本虚标实虚实互见之势，症状时轻时重，缠绵难愈，或有变生中风、厥证之虞。

【治疗原则】

（1）补虚泻实，调整阴阳　虚者当补益气血、滋养肝肾、填精益髓；实者当潜阳息风、清肝泻火、化痰祛瘀。

（2）照顾兼证　眩晕经积极施治，可较快恢复或缓解。如见肾精不足者，尚可根据阴虚、阳虚之偏倚，而选用六味地黄丸、金匮肾气丸等加减施治；若气血不足者，亦可选用补中益气汤等灵活加减；若偏于痰湿内盛者，亦可酌选泽泻汤、苓桂术甘汤等化裁；若偏于瘀血者，可酌选血府逐瘀汤加减；偏于肝气郁结者，选用柴胡疏肝散加减；偏于肝郁化火，肝火上炎者，选羚角钩藤汤加减；偏于肝阴不足者，选一贯煎加减；偏于肝风内动者，选用镇肝息风汤加减。

【分证论治】

（一）肝阳上亢

舌象特征：舌红，苔黄。见图 4-2-1。

舌象分析：舌红为气分热初起，舌苔黄为内蕴有热。

症状：眩晕，耳鸣，头目胀痛，急躁易怒，口苦，失眠多梦，遇烦劳郁怒而加重，甚则仆倒，颜面潮红，肢麻震颤，脉弦或数。

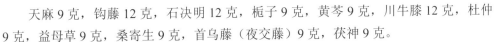

图 4-2-1　肝阳上亢眩晕舌象

治法：平肝潜阳，清火息风。

方药：天麻钩藤饮。

天麻 9 克，钩藤 12 克，石决明 12 克，栀子 9 克，黄芩 9 克，川牛膝 12 克，杜仲 9 克，益母草 9 克，桑寄生 9 克，首乌藤（夜交藤）9 克，茯神 9 克。

方解：具体见"头痛"之"肝阳头痛"。

加减：若口苦目赤，烦躁易怒者，加龙胆 9 克、川楝子 9 克、夏枯草 9 克；若目涩耳鸣，腰酸膝软者，加枸杞子 9 克、生地黄 9 克、玄参 9 克；若目赤便秘者，加大黄 3～6 克、芒硝 6 克或佐用当归龙荟丸；若眩晕剧烈，兼见手足麻木或震颤者，加磁石 30 克、珍珠母 30 克、羚羊角粉 9 克等。

中成药：可选用消眩止晕片口服，一次 5 片，每日 3 次，4 周为 1 个疗程。

（二）痰湿中阻

舌象特征：舌苔白腻。见图 4-2-2。

舌象分析：舌苔白腻，为感受寒湿之邪。寒则令色白，有湿、有痰则主腻苔；因痰湿在表,故舌苔白而腻。

症状:眩晕,头重如蒙,或伴视物旋转,胸闷恶心,呕吐痰涎,食少多寐,脉濡滑。

治法:化痰祛湿,健脾和胃。

方药:半夏白术天麻汤。

半夏9克,天麻9克,茯苓9克,橘红9克,白术9克,甘草6克,生姜1片,大枣2枚。

方解:参见"痰浊头痛"。

加减:若呕吐频作者,加胆南星9克、天竺黄8克、竹茹9克、旋覆花9克;若脘闷纳呆,加砂仁6克、豆蔻9克、佩兰9克;若耳鸣重听,加郁金9克、石菖蒲9克、磁石9克;若头痛头胀,心烦口苦,渴不欲饮者,宜用黄连温胆汤。

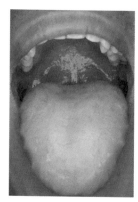

图4-2-2 痰湿中阻眩晕舌象

中成药:可选用消眩止晕片,口服,一次5片,每日3次,4周为1个疗程。

(三)瘀血阻窍

舌象特征:舌暗有瘀斑,多伴见舌下脉络迂曲增粗。见图4-2-3。

舌象分析:舌质呈紫色或偏黑暗色为气血不畅,多主瘀血证;而舌质可见紫斑、瘀点为血瘀较轻,舌下脉络的迂曲、增粗都是瘀血内阻征象,故舌质紫暗瘀斑、瘀点,苔薄白。

症状:眩晕,头痛,且痛有定处,兼见健忘,失眠,心悸,精神不振,耳鸣耳聋,脉涩或细涩。

治法:祛瘀生新,活血通窍。

方药:通窍活血汤。

赤芍9克,川芎9克,桃仁9克,红花9克,生姜9克,葱白9克,红枣9克,麝香9克。

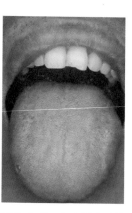

图4-2-3 瘀血阻窍眩晕舌象

方解:具体内容参见"瘀血头痛"。

加减:若兼见神疲乏力、少气自汗等症,加入黄芪9克、党参9克;若兼心烦面赤,舌红苔黄者,加栀子6克、连翘9克、薄荷3克、菊花9克;若兼畏寒肢冷,感寒加重,加附子9克、桂枝9克;若头颈部不能转动者,加威灵仙9克、葛根9克、豨莶草9克等。

中成药:可选用天麻钩藤颗粒,见"肝阳头痛"。

(四)气血亏虚

舌象特征:舌淡苔薄白。见图4-2-4。

舌象分析:薄苔为疾病初起,而舌色较淡红舌质浅,红色较少而白色偏多,多属血、气不足、血虚或阳气虚,故舌质淡,苔薄白。

症状：眩晕动则加剧，劳累即发，面色白，神疲自汗，倦怠懒言，唇甲不华，发色不泽，心悸少寐，纳少腹胀，脉细弱。

治法：补益气血，调养心脾。

方药：归脾汤。

白术9克，茯神9克，黄芪9克，龙眼肉9克，酸枣仁9克，人参9克，木香9克，炙甘草6克，当归9克，远志9克，生姜9克，大枣9克。

方解：具体见"心血不足"。

加减：若自汗时出，易于感冒，当重用黄芪，加防风9克、浮小麦30克；若脾虚湿盛，腹胀纳呆者，加薏苡仁30克、扁

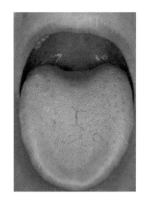

图4-2-4 气血亏虚眩晕
舌象

豆9克、泽泻9克等；若兼见形寒肢冷，腹中隐痛，可加肉桂6克、干姜6克；若血虚较甚，面色白，唇舌色淡者，可加熟地黄9克、阿胶9克；兼见心悸怔忡，少寐健忘者，可酌加柏子仁9克、首乌藤9克及龙骨30克、牡蛎30克。

中成药：可选用归脾丸，用温开水或生姜汤送服，水蜜丸每次6克，小蜜丸每次9克，大蜜丸每次1丸，每日3次。（注：①有痰湿、瘀血、外邪者，或热邪内伏、阴虚脉数者忌用。②忌生冷食物。③忌思虑过度及过劳。）

（五）肾精不足

舌象特征：舌淡嫩，苔白。见图4-2-5。

舌象分析：舌质淡嫩多属血气不足、血虚或阳气虚的虚证表现；苔白多主表证，是表示病在体表而未入里，结合肾精不足症状，有腰酸膝软、遗精滑泄、耳鸣齿摇等症状表现，故见舌淡嫩，苔白。

症状：眩晕日久不愈，精神萎靡，腰酸膝软，少寐多梦，健忘，两目干涩，视力减退；或遗精滑泄，耳鸣齿摇；或颧红咽干，五心烦热；脉细数；或面色白，形寒肢冷，脉沉细无力，尺脉尤甚。

治法：滋养肝肾，填精益髓。

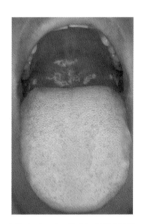

图4-2-5 肾精不足眩晕
舌象

方药：左归丸。

熟地黄9克，山药12克，枸杞子9克，山茱萸9克，川牛膝9克，菟丝子9克，鹿角胶9克，龟甲胶9克。

方解：熟地黄滋肾益精，以填真阴，为君药。用龟甲胶与鹿角胶峻补精髓，其中龟甲胶偏于补肝肾之阴，鹿角胶偏于益精养血补肾阳，两胶并用，益肾补髓，补阴中包含"阳中求阴"之义，共为臣药。山茱萸养肝滋肾，涩精敛汗；枸杞子补肾养精，清肝明目；菟丝子助阳益阴，补肾固精；山药补脾益阴，滋肾固精；川牛膝益肝肾，强腰膝，健筋骨，共为佐药。诸药配伍，有滋阴补肾，养精益髓之效。

加减：若见五心烦热，潮热颧红者，可加鳖甲 9 克、知母 9 克、黄柏 9 克、牡丹皮 9 克等；若肾失封藏固摄，遗精滑泄者，可加芡实 9 克、莲须 9 克、桑螵蛸 12 克、紫石英 12 克等；若兼失眠，多梦，健忘者，加阿胶 9 克、鸡子黄 9 克、酸枣仁 12 克、柏子仁 12 克等。若阴损及阳，见四肢不温，形寒怕冷，精神萎靡者，加巴戟天 9 克、淫羊藿（仙灵脾）9 克、肉桂 9 克，或予右归丸；若兼见下肢浮肿，尿少等症，可加桂枝 9 克、茯苓 9 克、泽泻 9 克等；若兼见便溏，腹胀少食，可酌加白术 9 克、茯苓 9 克、薏苡仁 9 克等。

中成药：可选用左归丸，口服，一次 9 克 (90 粒)，一日 2 次。（注：①感冒患者不宜服用。②服药两周或服药期间症状无改善，或症状加重，或出现新的严重症状，应立即停药并及时调整治疗方案。③ 孕妇忌服，儿童禁用）

【转归预后】

眩晕因劳倦所伤，宜加强预防；若已发眩晕者，更要避免突然、剧烈的体位改变和头颈部运动，以防症状反复或加重。部分轻症患者可适当配合手法治疗，并注意颈肩部肌肉锻炼，以缓解临床症状。

【预防与调摄】

预防眩晕发生，平素要坚持适当的体育锻炼，保持心情舒畅，防止七情内伤；注意劳逸结合，避免体力、脑力和心理的过度劳累；饮食清淡有节，防止暴饮暴食，少食肥甘厚味及过咸伤肾之品，尽量戒烟戒酒，作息尽量合理。已罹患眩晕的患者，应当积极施治并预防中风的发生，注意避免从事高空作业。

第三节　中风

【定义】

中风，又称卒中，是以半身不遂、肌肤不仁、口舌㖞斜、言语不利，甚则突然昏仆、不省人事为主要表现的病证。因其发病骤然，变化迅速，有"风性善行而数变"的特点，故名中风。

【病因病机】

中风的发生主要因内伤积损、情志过极、饮食不节、体态肥盛等，引起虚气留滞，或肝阳暴张，或痰热内生，或气虚痰湿，引起内风旋动，气血逆乱，横窜经脉，直冲犯脑，导致血瘀脑脉或血溢脉外，发为中风。

（1）内伤积损　随着年龄老化，正气自虚，或久病迁延，或恣情纵欲，或劳逸失度，损伤五脏之气阴，气虚则无力运血，脑脉瘀滞；阴虚则不能制阳，内风动越，突发本病。如明·龚信《古今医学鉴·中风》云："凡人年逾四旬……多有此证。"明·张介宾《景岳全书·非风》指出："非风一证，即时人所谓中风证也。此证多见卒倒，卒倒多由昏愦。本皆内伤积损颓败而然，原非外感风寒所致。"

（2）情志过极　七情所伤，肝气郁结，气郁化火，或暴怒伤肝，肝阳暴张，内风动越，或心火暴甚，风火相煽，血随气逆，引起气血逆乱，上冲犯脑，血溢脉外或血瘀脑脉而发为中风，尤以暴怒引发本病者最为多见，即《素问·生气通天论》所谓"大怒则形气绝，而血菀于上，使人薄厥。"

（3）饮食不节　过食肥甘厚味醇酒，伤及脾胃，酿生痰热，痰瘀互阻，积热生风，导致脑脉瘀滞而发中风。如《素问·通评虚实论》所云"仆击、偏枯……膏粱之疾也。"近人张山雷《中风斠诠·论昏瞀卒仆之中风无一非内因之风》所谓"肥甘太过，酿痰蕴湿，积热生风，致为暴仆偏枯，猝然而发，如有物击使之仆者，故仆击而特著其病源，名以膏粱之疾。"

（4）体态肥盛　肥盛之人多气衰痰湿，易致气血郁滞，因风阳上扰而致血瘀脑脉，发为中风。如元·王履《医经溯洄集·中风论辨》所云："凡人年逾四旬气衰之际，或因忧喜忿怒伤其气者，多有此疾，壮年之时无有也，若肥盛则兼有之。"清·沈金鳌《杂病源流犀烛·中风源流》也云："肥人多中风……人肥则腠理致密而多郁滞，气血难以通利，故多卒中也。"本病一年四季均可发生，但与季节变化有关。入冬猝然变冷，寒邪入侵，可影响血脉运行。《素问·调经论》谓"寒独留，则血凝泣，凝则脉不通"，是以容易发中风。现代研究发现，寒冷等环境因素也是导致中风高发的诱因，即古人所谓中风之"外因"，但从临床来看，本病以"内因"为主。

本病的病机演变常见于本虚标实之间。急性期以风、火（热）、痰、瘀为主，常见风痰上扰、风火相煽，痰瘀互阻，气血逆乱等"标"实之象。恢复期及后遗症期则以虚中夹实为主，多见气虚血瘀、阴虚阳亢，或血少脉涩、阳气衰微等"本"虚之征。通常情况下，若病情由实转虚，为病情趋于稳定；若病情由虚转实，常见外感或复中之证，则提示病情波动或加重。

【临床表现】

（1）急性起病，发展迅速，具备"风性善行而数变"的特点。

（2）具备突发半身不遂、肌肤不仁、口舌喝斜、言语謇涩、神志昏蒙主症中2项，或主症1项加次症2项，如头晕、目眩、头痛、行走不稳、呛水呛食、目偏不瞬。

（3）症状和体征持续24小时以上。

（4）多发于年龄在40岁以上者。

【辨证要点】

（1）辨证要点　见表4-3-1、表4-3-2。

表4-3-1　辨中经络与中脏腑

鉴别点	中经络	中脏腑
症状特征	半身不遂，肌肤不仁，口舌喝斜	
神志表现	不伴神志昏蒙或神志恍惚	伴神志昏蒙或神志恍惚
病变部位	病位较浅	病位较深
病情程度	病情较轻	病情较重

表 4-3-2　辨闭证与脱证

鉴别点	闭证	脱证
病性	邪闭于内多为实证	阳脱于外多为虚证
症状、舌、脉	神志昏蒙，牙关紧闭，肢体强痉 阳闭：兼面赤身热，口臭气粗，躁扰不宁，舌红苔黄腻，脉弦滑数 阴闭：兼面白唇暗，四肢不温，静卧不烦，痰涎壅盛，舌淡苔黄腻，脉沉滑或缓	昏聩不语，目合口张，肢体松懈，手撒遗尿，鼻鼾息微，汗多肢冷，脉微欲绝

（2）辨顺势与逆势　中风急性期中脏腑者有顺势和逆势之象。起病即中脏腑，或突然神昏、四肢抽搐不已，或背腹骤然灼热而四肢发凉，甚至手足厥逆，或见戴阳及呕血，均属逆象，病情危重，预后不良。若神志转清，病情由中脏腑向中经络转化，病势为顺，预后多好。中风恢复期之后，仍有半身不遂、偏身麻木、言语不利、口舌㖞斜等症，均属中风后遗症范畴，多为虚实夹杂证。若渐而痴呆，或阵发癫痫，或抑郁不解等，则为中风继发症或并发症，可参考痴呆、痫证、郁证等章节。

【治疗原则】

（1）中风急性期，当急则治其标，以祛邪为主，常用平肝息风、化痰通腑、活血通络等治法。中脏腑者，当以醒神开窍为治则，闭证宜清热开窍或化痰开窍，脱证则回阳固脱，如内闭外脱并存，则醒神开窍与扶正固本兼用。

（2）多数患者经过积极治疗后，病情可逐渐恢复或缓解。但也有部分患者留有半身不遂、肌肤不仁、言语不利、吞咽困难等后遗症，辨证多见虚实夹杂，治宜攻补兼施。

（3）照顾兼证：如中风瘫痪可见肢体强痉而屈伸不利之硬瘫，为阴血亏虚、筋膜拘急所致，常用建瓴汤，以育阴息风、养筋缓急；若肢体瘫软而活动不能之软瘫，为气虚血瘀、筋膜弛缓所致，常用补阳还五汤，以益气活血，强筋振痿。若两者兼夹，宜虚实并治，如大活络丹，调理气血，滋补肝肾，祛瘀化痰，息风通络。若舌强言謇，或言语不清，或舌暗不语，伸舌多偏斜，属风痰入络，舌窍不利，可用神仙解语丹以祛风除痰开窍。

【分证论治】

（一）中经络

1. 风阳上扰

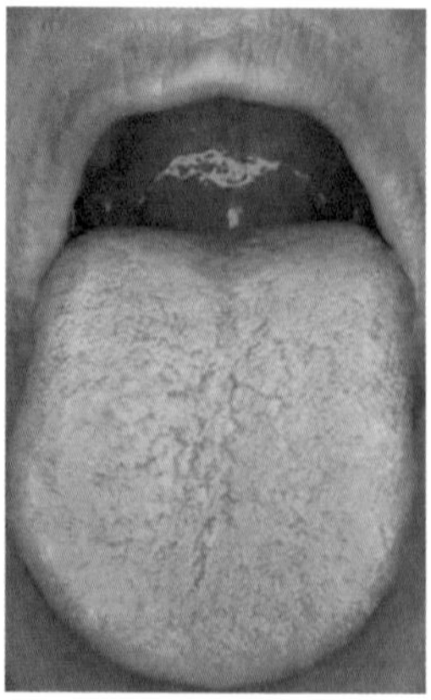

舌象特征：舌红少苔或苔黄。见图 4-3-1。

舌象分析：舌体红且舌苔少或无苔，为阴虚内热，热象的表现，苔色红、色黄均为热邪之征，故舌红少苔或苔黄。

症状：半身不遂，肌肤不仁，口舌㖞斜；言语謇涩，或舌强不语；急躁易怒，头痛，眩晕，面红目赤，口苦咽干；尿赤，便干，脉弦数。

治法：清肝泻火，息风潜阳。

图 4-3-1　风阳上扰中风舌象

方药：天麻钩藤饮。

天麻 9 克，钩藤 12 克，石决明 12 克，栀子 9 克，黄芩 9 克，川牛膝 12 克，杜仲 9 克，益母草 9 克，桑寄生 9 克，首乌藤（夜交藤）9 克，茯神 9 克。

方解：具体内容参见"肝阳头痛"。

加减：若头痛较重，减杜仲 9 克、桑寄生 9 克，加川芎 9 克、木贼草 9 克、菊花 9 克、桑叶 12 克；若急躁易怒较重，可加牡丹皮 9 克、白芍 9 克、珍珠母 30 克；若兼便秘不通，减杜仲 9 克、桑寄生 9 克，加生大黄 3～6 克、玄参 9 克等。

中成药：可选用天麻钩藤颗粒，开水冲服，一次 5 克，一日 3 次，或遵医嘱。（注：阴虚之动风证忌用。）

2.风痰阻络

舌象特征：舌质暗淡，舌苔白腻。见图 4-3-2。

舌象分析：舌质呈紫色或偏黑暗色为气血不畅，多主瘀血证；白苔多主表证，而腻苔因阳气被遏阻，多见于湿浊或痰饮证。故舌质暗淡，舌苔白腻。

症状：肌肤不仁，甚则半身不遂，口舌㖞斜；言语不利，或謇涩或不语；头晕目眩，脉弦滑。

治法：息风化痰，活血通络。

方药：半夏白术天麻汤。

半夏 9 克，天麻 9 克，茯苓 9 克，橘红 9 克，白术 9 克，甘草 6 克，生姜 1 片，大枣 2 枚。

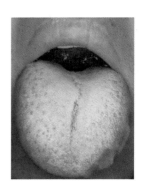

图 4-3-2 风痰阻络中风舌象

方解：具体内容参见"痰浊头痛"。

加减：若眩晕较甚且痰多者，加胆南星 9 克、天竺黄 9 克、珍珠粉 9 克；若肢体麻木，甚则肢体刺痛，痛处不移，加丹参 9 克、桃仁 9 克、红花 6～9 克、赤芍 9 克；若便干便秘，加大黄 3～6 克、黄芩 9 克、栀子 9 克。风痰瘀结，日久化热，不宜久服本方，以免过于温燥，助热生火。

中成药：可选用华佗再造丸、麝香脑脉康胶囊。

华佗再造丸，口服，每次 8g，早晚各服一次，连服 10 天，停药 1 天，30 天为 1 个疗程。可连服 3 个疗程。预防量与维持量每次 4 克，早晚各服 1 次。（注：①孕妇忌服。②服药期间如有燥热感，可用白菊花蜜糖水送服，或减半服用，必要时暂停服用 12 天。）

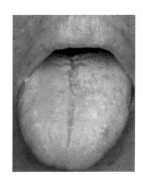

图 4-3-3 痰热腑实中风舌象

麝香脑脉康胶囊，口服，一次 4 粒，一日 3 次，15 天为 1 个疗程。

3.痰热腑实

舌象特征：舌质暗红或暗淡，苔黄或黄腻。见图 4-3-3。

舌象分析：舌质呈紫色或偏黑暗色为气血不畅，多主瘀血证；苔色黄为热象之征，黄腻则为有热有痰湿内蕴于体内，故见舌质暗红或暗淡，苔黄或黄腻。

症状： 半身不遂，肌肤不仁，口舌㖞斜；言语不利，或言语謇涩；头晕目眩，吐痰或痰多，腹胀、便干或便秘，脉弦滑或兼数。

治法： 清热化痰，通腑泄浊。

方药： 星蒌承气汤。

全瓜蒌9克，胆南星9克，生大黄6克，芒硝9克。

方解： 瓜蒌味甘、微苦，性寒。功能清热涤痰，宽胸散结，润燥滑肠；胆南星苦、微辛，性凉，功能清热化痰，息风定惊；大黄苦寒，功能泄热通肠，凉血解毒，逐瘀通经；芒硝咸苦寒，功能泄热通便，润燥软坚，清火消肿。诸药共用，承顺失降胃气，以恢复其主降的功能；清化热痰浊毒，防止痰热化风，风痰上扰，窍闭神昏诸证。其泻下作用虽然猛烈，但由于方证相应，善其应用，标本相得，邪气乃伏。

加减： 若痰涎较多，可合用竹沥汤，即竹沥、生葛汁、生姜汁相合；若头晕较重，加天麻9克、钩藤9克、菊花9克、珍珠母30克；若舌质红而烦躁不安，彻夜不眠者，加生地黄9克、麦冬9克、柏子仁9克、首乌藤9克；少数患者服用星蒌承气汤后，仍腑气不通，痰热腑实甚者，可改投大柴胡汤治疗。

中成药： 可选用麝香脑脉康胶囊，口服，一次4粒，一日3次，15天为1个疗程。

4.气虚血瘀

舌象特征： 舌质暗淡或有瘀斑，舌苔薄白或腻。见图4-3-4。

舌象分析： 舌质呈紫色或偏黑暗色为气血不畅，多主瘀血证；而舌色较淡红舌质浅，红色较少而白色偏多，多属血气不足、血瘀或阳气虚，舌苔白或腻，则见于体内有痰湿或湿困于脾（口角流涎、便溏等表现），故舌质暗淡或有瘀斑，舌苔薄白或腻。

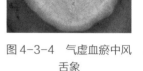

症状： 半身不遂，肌肤不仁，口舌㖞斜；言语不利，或謇涩或不语；面色无华，气短乏力；口角流涎，自汗，心悸，便溏；手足或偏身肿胀，脉沉细、细缓或细弦。

治法： 益气扶正，活血化瘀。

方药： 补阳还五汤。

图4-3-4 气虚血瘀中风舌象

黄芪30克，当归尾9克，赤芍9克，地龙9克，川芎6克，红花6克，桃仁6克。

方解： 方中用黄芪，大补元气而起痿废，使气旺血行，祛瘀而不伤正，为君药。配以当归尾活血和血，化瘀不伤好血，为臣药。地龙长于行散走窜，通经活络，配合黄芪力专而行走，周行全身，川芎、赤芍、红花、桃仁助当归尾活血祛瘀，均为佐药。诸药配伍，气旺则血行，瘀化则络通，诸症自可渐愈。

本方是补气药与活血祛瘀药合用的方剂，但由于每味药物的用量都较小，故本方用祛瘀药的目的不在于逐瘀，而在于与大剂量黄芪相配来行血通经络。本方配伍特点：大剂补气药配以少量活血通络之品，黄芪用量是方中全部活血化瘀药总量的数倍。黄芪独重，久服渐增，愈后继服。本方当久服才能有效。王清任认为，愈后药不可止，每隔三五或七八日再服一剂，以巩固疗效，防止复发。

加减：若心悸、气短、乏力明显，加党参9克、太子参9克、红参9克；若肢体肿胀或麻木、刺痛等血瘀重者，加莪术9克、水蛭9克、鬼箭羽9克、鸡血藤9克；若肢体拘挛，加水蛭9克、桑枝9克；若肢体麻木，加木瓜9克、伸筋草9克、防己9克；上肢偏废者，加桂枝9克、桑枝9克，下肢偏废者，加川续断9克、桑寄生9克、杜仲9克、牛膝9克。

中成药：可选用中风回春片、消栓颗粒、脑得生片。

中风回春片，口服，一次4～6片，一日3次；或遵医嘱。（注：脑出血急性期患者忌服）

消栓颗粒，口服，一次4克，一日3次。（注：凡阴虚阳亢，风火上扰，痰浊蒙蔽者禁用）

脑得生片，口服，一次6片，一日3次。

5.阴虚风动

舌象特征：舌质红绛或暗红，少苔或无苔。见图4-3-5。

舌象分析：舌质红绛，色较暗不鲜明，舌苔较少，或光红无苔，见于内伤阴虚津亏证或外感温病后期（下焦病），为虚热之征。因虚热内扰灼伤津液，故见舌质红绛或暗红，少苔或无苔。

症状：半身不遂，一侧手足沉重麻木，口舌㖞斜，舌强语謇；平素头晕头痛，耳鸣目眩，双目干涩，腰酸腿软；急躁易怒，少眠多梦，脉细弦或细弦数。

治法：滋养肝肾，潜阳息风。

方药：镇肝息风汤。

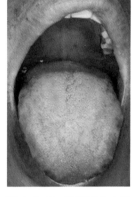

图4-3-5　阴虚风动中风
舌象

怀牛膝30克、生赭石30克、生龙骨15克、生牡蛎15克、龟甲15克、生杭芍15克、玄参9克、天冬15克、川楝子9克、生麦芽9克、茵陈9克、甘草6克。

方解：本方为镇肝息风之良剂。方中怀牛膝归肝、肾之经，重用以引血下行，并有补益肝肾之效，为主药。生赭石和生龙骨、生牡蛎相配，降逆潜阳，镇肝息风，是为辅药。龟甲、玄参、天冬、生杭芍滋养阴液，以制阳光；茵陈、川楝子、生麦芽三味，配合主药清泻肝阳之有余，条达肝气之郁滞，以利于肝阳之平降镇潜，为佐药。甘草调和诸药，与生麦芽相配，能和胃调中，防止金石类药物碍胃之弊，均为使药。

加减：若痰盛者，可去龟甲，加胆南星9克、竹沥9克；若心中烦热者，加黄芩9克、生石膏9克；若心烦失眠者，加黄连3～6克、莲子心9克、栀子9克、首乌藤9克；若头痛重者，可加生石决明9克、珍珠母30克、夏枯草9克、川芎9克，另外还可酌情加入通窍活络的药物，如地龙9克、全蝎3克、红花6克。

中成药：可选用灯盏生脉胶囊，饭后30分钟服用，一次2粒，一日3次。两个月为1个疗程，疗程可连续。（注：脑出血急性期禁用。）

（二）中脏腑

1. 阳闭

舌象特征： 舌苔黄腻。见图4-3-6。

舌象分析： 舌苔色黄为热邪之征，舌苔腻则为有痰有湿气内蕴，因痰浊蒙心窍则有昏仆、不省人事等表现，故舌苔黄腻。

症状： 突然昏仆，不省人事；牙关紧闭，口噤不开，两手握固，大小便闭，肢体强痉，兼有面赤身热，气粗口臭，躁扰不宁，脉弦滑而数。

治法： 清热化痰，开窍醒神。

方药： 羚羊角汤合用安宫牛黄丸。

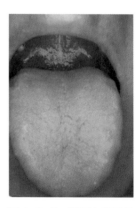

图4-3-6　阳闭中风舌象

羚羊角9克，龟甲9克，生地黄12克，白芍9克，牡丹皮9克，柴胡9克，薄荷3克，菊花9克，夏枯草9克，蝉蜕6克，大枣10枚，石决明12克，牛黄30克，郁金30克，犀角（水牛角代）30克，黄连30克，黄芩30克，栀子30克，朱砂30克，雄黄30克，冰片6克，麝香6克，珍珠15克。

方解： 前方羚羊角汤中羚羊角清肝息风，为君药；配以菊花、夏枯草、蝉蜕凉肝息风，清肝泻火；薄荷、柴胡疏解肝经郁热；牡丹皮清热凉血，活血散瘀。白芍、龟甲、生地黄、石决明育阴潜阳；大枣养心安神；安宫牛黄丸中，牛黄清心解毒，息风定惊，豁痰开窍，一药三用，犀角（水牛角代）清热凉血，解毒定惊，共为君药；珍珠、朱砂助犀角（水牛角代）清心热、定惊镇心，冰片芳香开窍，雄黄祛痰解毒，麝香开窍辟秽，郁金清热凉血，四药均有芳香之性，使包络邪热温毒一齐由内到外，豁痰开窍，则秽浊自消，神明可复；黄连、黄芩、栀子清热解毒，使邪热一齐俱散，以上均为臣药；金箔入心经，镇心坠痰，蜂蜜调和诸药，共为佐药。诸药配伍共奏清热解毒、豁痰开窍、育阴潜阳、清肝息风之效。

加减： 若痰盛神昏者，可合用至宝丹或清宫汤；若热闭神昏兼有抽搐者，可加全蝎、蜈蚣，或合用紫雪丹。

中成药： 可选用安宫牛黄丸，临床还可选用清开灵注射液或醒脑静注射液静脉滴注。

安宫牛黄丸，口服，一次1丸，一日1次；小儿3岁以内一次1/4丸，4～6岁一次1/2丸，一日1次；或遵医嘱。（注：①本品为热闭神昏所设，寒闭神昏不得使用。②本品处方中含麝香，芳香走窜，有损胎气，孕妇慎用。③服药期间饮食宜清淡，忌食辛辣油腻之品，以免助火生痰。④本品处方中含朱砂、雄黄，不宜过量久服，肝肾功能不全者慎用。⑤在治疗过程中如出现肢寒畏冷，面色苍白，冷汗不止，脉微欲绝，由闭证变为脱证时，应立即停药。⑥高热神昏、中风昏迷等口服本品困难者，当鼻饲给药。）

2. 阴闭

舌象特征： 舌苔白腻。见图4-3-7。

舌象分析： 舌苔白而黏腻，见于体内有痰湿或湿困于脾的征象，因痰浊蒙心窍则有昏仆、不省人事等表现，再结合症状见面白唇暗、四肢不温等表现，故舌苔白腻。

症状：突然昏倒，不省人事；牙关紧闭，口噤不开，两手握固，大小便闭，肢体强痉；面白唇暗，四肢不温，静卧不烦，脉沉滑。

治法：温阳化痰，开窍醒神。

方药：涤痰汤合用苏合香丸。

法半夏9克，橘红12克，胆南星12克，枳实12克，茯苓30克，竹茹9克，人参9克，石菖蒲12克，甘草9克，生姜2片，大枣9克，白术30克，青木香30克，乌犀屑（水牛角代）30克，香附子30克，朱砂30克，诃子30克，白檀香30克，安息香30克，沉香30克，麝香30克，丁香30克，荜茇30克，龙脑30克，苏合香油30克，熏陆香30克。

方解：

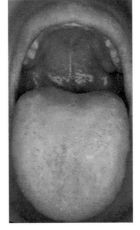

图 4-3-7 阴闭中风舌象

涤痰汤：见"肺胀"之"痰蒙神窍"。

苏合香丸：方中苏合香油辟秽开窍；安息香开窍辟秽，窜而不烈，香而不燥；龙脑、麝香去秽利窍，走窜经络，上述四药，乃本方主药。白檀香、沉香、丁香、青木香、熏陆香、香附子诸香散寒祛浊，行气解郁，消散脏腑气血之郁滞；荜茇助上述十种香药，以增强温中散寒之效；又取朱砂镇心安神，以心为火脏，不受辛热散气之品，犀角（水牛角代）咸寒，清心去毒，其气清香，清灵透发，寒而不遏，两相佐之；又有白术甘温健脾以固中气，并助诸药运化输布于周身，诃子温涩敛气，与诸香合用，以防辛散太过，耗伤正气，上述诸药，为本方辅药。本方集辛香之品于一体，但又有散有收，有升有降，有行气化浊，温通开窍之效。

加减：若四肢厥冷者，加桂枝6克；若兼风象，加天麻9克、钩藤9克；若见戴阳，乃属病情恶化，宜急进参附汤、白通加猪胆汁汤鼻饲，或参附注射液静脉滴注。

中成药：可选用苏合香丸，具体见"胸痹心痛"之"寒凝心脉"。

3. 脱证

舌象特征：舌痿。见图4-3-8。

舌象分析：舌体软弱，无力屈伸。多为气血不足，阴液亏损，筋脉失养所致。而久病舌绛而痿，多属阴亏已极，此证为重症，故见舌痿。

症状：突然昏仆，不省人事，目合口张，鼻鼾息微，手撒遗尿；汗多不止，四肢冰冷，脉微欲绝。

治法：回阳固脱。

方药：参附汤。

人参30克，附子15克。

方解：见"心悸"之"心阳不振"。

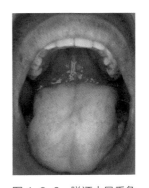

图 4-3-8 脱证中风舌象

加减：若汗出不止者，可加炙黄芪 30 克、生龙骨 30 克、煅牡蛎 30 克、山茱萸 30 克、醋五味子 15 克；阳气恢复后，如又见面赤足冷、虚烦不安、脉极弱或突然脉大无根，是由于真阴亏损，阳无所附而出现虚阳上浮欲脱之证，可用地黄饮子，或参附注射液或生脉注射液静脉滴注。

中成药：临床多用参附注射液或生脉注射液静脉滴注。

【转归预后】

首先，针对中风的危险因素采取预防性干预措施，如避免内伤积损、减少情志过极、改变不良饮食习惯、控制体重、坚持适当运动等，以减少中风的发生风险。对于已经罹患中风的人群，应当积极采取治疗性干预措施，以预防中风再次发生和中风后痴呆、抑郁、癫痫等继发病证的发生，降低病残率和病死率。

【预防与调摄】

中风急重症患者多"五不能"，如说话、翻身、咳痰、进食、大小便均不能自主，宜采取针对性调护措施。

（1）严密观察，精心护理，积极抢救，以促进病情向愈，减少后遗症。

（2）宜采取卧床休息，同时密切观察神志、瞳神、气息、脉象等情况，若体温超过39℃，可物理降温，并警惕抽搐、呃逆、呕血及虚脱等变证发生。

（3）保持呼吸道通畅，防止肺部、口腔、皮肤、会阴等部位感染。

（4）尽早进行康复训练，可采取针灸、推拿及相关功能训练，如语言、运动、平衡等训练，并指导患者自我锻炼，促进受损功能的恢复。

第四节　癫痫

【定义】

痫证，又称为"癫痫"，是以发作性神情恍惚，甚则突然仆倒，昏不知人，口吐涎沫，两目上视，肢体抽搐，或口中怪叫，移时苏醒，一如常人为主要临床表现的一种病证。发作前可伴眩晕、胸闷等先兆，发作后常有疲倦乏力等症状。

【病因病机】

痫证的病因可分为先天因素和后天因素两大类。先天因素主要为先天禀赋不足或禀赋异常，后天因素包括情志失调、饮食不节、跌仆外伤或患他病致脑窍损伤等。二者均可造成脏腑功能失调，风、火、痰、瘀闭塞清窍，积痰内伏，偶遇诱因触动，则脏气不平，阴阳失衡而致气机逆乱，元神失控而发病。

（1）禀赋异常　痫证之始于幼年者多见，与先天因素有密切关系，所谓"羊癫风，系先天之元阴不足"。胎儿在母腹时，母亲突受惊恐而致气机逆乱，精伤肾亏，或妊娠期间母体多病、过度劳累、服药不当等原因损及胎儿，使胎气受损，胎儿出生后发育异常，发为本病。另外，父母体质虚弱致胎儿先天禀赋不足，或父母本患痫证而脏气不平，胎儿先天禀赋异常，后天亦容易发生痫证。

（2）情志失调 七情中主要责之于惊恐，如《证治汇补·痫病》："或因卒然闻惊而得，惊则神出舍空，痰涎乘间而归之。"由于突受惊恐，致气机逆乱，痰浊随气上逆，蒙蔽清窍；或五志过极化火生风，或肝郁日久化火生风，风火夹痰上犯清窍，元神失控，发为本病。小儿脏腑娇嫩，元气未充，神气怯弱，更易因惊恐而发生本病。

（3）饮食不节 过食肥甘厚味，损伤脾胃，脾失健运，聚湿生痰，痰浊内蕴；或气郁化火，火邪炼津成痰，积痰内伏，一遇诱因，痰浊蒙蔽元神清窍，发为本病。

（4）脑窍损伤 由于跌仆撞击，或出生时难产，或患他病，如温疫（颅内感染）、中毒等导致脑脉瘀阻或脑窍损伤，而致神志逆乱，昏不知人，而发为本病。

本病的病机转化取决于正气的盛衰及痰邪的深浅。发病初期，痰瘀阻窍，肝郁化火生风，风痰闭阻或痰火炽盛等，因正气尚足，痰邪尚浅，瘀血尚轻，易于康复；若日久不愈，痰瘀凝结胶固，损伤正气，可转为虚实夹杂之证，痰邪深伏难去，治愈较难。因本病常时发时止，且时有反复，若久治不愈，必致脏腑愈虚，痰浊愈深，而成顽痰；顽痰难除，则痫证反复发作，乃成痼疾。

【临床表现】

根据发作特征，可分为大发作、小发作、局限性发作。大发作以神志障碍、全身抽搐为特点；小发作临床表现为短暂意识丧失，多见于儿童和少年期；局限性发作，可见多种形式，如口、眼、手等局部抽搐而不伴意识障碍，多数在数秒至数分钟即止。

（1）慢性、反复发作性、短暂性神情恍惚，甚则突然仆倒，昏不知人，口吐涎沫，两目上视，肢体抽搐，或口中怪叫，移时苏醒，一如常人，且苏醒后对发作时情况全然不知。

（2）任何年龄、性别均可发病，但多在儿童期、青春期或青年期发病。

（3）发作前可有眩晕、胸闷、叹息等先兆症状，发作后常伴疲乏无力。

【辨证要点】

（1）辨病情轻重 痫证发作有轻重之别。

从时间方面看，一是病发持续时间之长短，一般持续时间长则病重，短则病轻；二是发作间隔时间之久暂，即间隔时间短则病重，间隔时间长则病轻。从症状方面看，轻者仅有呆若木鸡，不闻不问，不动不语，可无抽搐，或见筋惕肉瞤，可突然中断活动，手中物体突然落下，或头突然向前倾下而又迅速抬起，或短时间眼睛上翻，或两目上视，经数秒钟或数分钟后即可恢复。重者则来势迅急，猝倒号叫，四肢抽搐，小便自遗，昏不知人。从病机方面看，病情轻重与痰浊浅深和正气盛衰密切相关，病初正气未衰，痰浊不重，病情相对较轻，多易愈。如若反复发作，正气衰弱，痰浊不化，愈发愈频，正气更衰，互为因果，病情亦渐重。

（2）辨病性虚实 痫证发病初期多属实证，反复发作日久则为虚实夹杂。发作期多实或实中夹虚，休止期多虚或虚中夹实。阳痫发作多实，阴痫发作多虚。实者当辨风、痰、火、瘀之别，如来势急骤，神昏猝倒，不省人事，口噤牙紧，颈项强直，四肢抽搐者，属风；发作时口吐涎沫，气粗痰鸣，呆木无知，发作后或有情志错乱，幻听错觉，或有梦游者，属痰；如猝倒啼叫，面赤身热，口流血沫，平素或发作后有大便秘结，口臭苔黄者，属火；发作时面色潮红、紫红，继则青紫，口唇发绀，或有颅脑外伤、产伤等病变者，属瘀。虚者则当区分脾虚不运、心脾两虚、心肾两虚、肝肾阴虚等不同。

（3）辨阳痫、阴痫　痫证发作时有阳痫、阴痫之分。发作时牙关紧闭，伴面红、痰鸣声粗、舌红、脉数有力者多为阳痫；面色晦暗或萎黄、肢冷、口无怪叫或叫声低微者多为阴痫。阳痫发作多属实，阴痫发作多属虚。

【治疗原则】

（1）急则治其标，缓则治其本　痫证治疗首当分清标本虚实，轻重缓急。

发作期开窍醒神定痫以治其标，发作时急以针刺人中、十宣、合谷等穴以醒神开窍，继之灌服汤药，旨在缓解发作。治宜清泻肝火，豁痰息风，开窍定痫。若有持续发作状态，可配合抗癫痫西药。休止期祛邪补虚以治其本，治宜健脾化痰、滋补肝肾、养心安神等。投以滋补肝肾之品，既可育阴潜阳息风，又可柔筋，对防治痫证反复发作具有一定作用。

（2）治疗遵循"间者并行，甚者独行"原则　发作时应"急则治其标""甚者独行"，采用豁痰顺气法，顽痰胶固需辛温开导，痰热胶着需清化降火，治疗着重在风、痰、火、虚四个字上，当控制病情后，一般不应随意更改方药，否则易致大发作。在痫证发作缓解后应"缓则治其本""间者并行"，坚持标本并治，守法守方，坚持服药，服药3～5年后再逐步减量，方能避免或减少发作。

（3）巧用辛热开破法　痰浊闭阻，气机逆乱是本病的主要病机，故治疗多以涤痰、行痰、豁痰为大法。然痫证之痰，异于一般痰邪，具有深遏潜伏，胶固难化，随风气而聚散之特征，非一般祛痰与化痰药物所能涤除。

辛热开破法是针对痫证顽痰难化这一特点而制定的治法，采用大辛大热的川乌、半夏、天南星、白附子等具有振奋阳气、推动气化作用的药物，以开气机之闭塞，破痰邪之积聚，捣沉痫之胶结，从而促进顽痰消散，痫证缓解。

（4）注重虫类药及芳香开窍药的应用　小发作为病邪入络称为"络风"，虫类药具有较好的入络搜风、祛风化痰止痉之功，其力非草本药所能代替，临床实践证明其具有良好减轻和控制发作的效果。

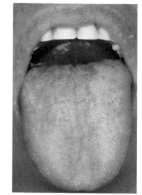

图4-4-1　阳痫舌象

【分证论治】

（一）发作期

1.阳痫

舌象特征：舌质红，苔白腻或黄腻。见图4-4-1。

舌象分析：舌质红为热邪之征，舌苔白腻，则见于体内有痰湿或湿困于脾（口吐涎沫、喉中痰鸣等表现）；而苔黄腻为有湿有热征象。因癫痫发病与风、火、痰、瘀闭塞清窍有关，积痰内伏，偶遇诱因触动，则脏气不平，阴阳失衡而致气机逆乱，元神失控而发病。

症状： 突然昏仆，不省人事，面色潮红、紫红，继之转为青紫或苍白，口唇青紫，牙关紧闭，两目上视，项背强直，四肢抽搐，口吐涎沫，或喉中痰鸣，或发怪叫，甚则二便自遗，移时苏醒；病发前多有眩晕、头痛而胀、胸闷乏力、喜伸欠等先兆症状；平素多有情绪急躁、心烦失眠、口苦咽干、便秘尿黄等症，脉弦数或弦滑。

治法： 急以开窍醒神，继以泄热涤痰息风。

方药： 黄连解毒汤合定痫丸。

黄连9克，黄芩9克，黄柏6克，栀子9克，天麻30克，川贝母30克，胆南星15克，半夏30克，陈皮20克，茯苓30克，茯神30克，丹参60克，麦冬60克，石菖蒲15克，远志20克，全蝎15克，僵蚕15克，琥珀15克，朱砂9克。

天麻、川贝母、半夏、茯苓、茯神、胆南星、石菖蒲、全蝎、僵蚕、琥珀、陈皮、远志、丹参、麦冬、朱砂共为细末，用甘草120克煮膏，加竹沥汁100毫升与生姜汁50毫升为丸，每次9克。

方解： 黄连解毒汤方中君以黄连清泻心火，又兼泻中焦之火。臣以黄芩清泻上焦之火，佐以黄柏清泻下焦之火。使以栀子通泻三焦，导热下行，使邪热从小便而去。四药合用，集大苦大寒之连、芩、柏、栀于一方，苦寒直折，火邪去则热毒解，诸症可愈。定痫丸方中竹沥善于清热化痰，镇惊宣窍；配伍姜汁，用其温开以助化痰利窍。以胆南星功专清火化痰，镇惊定痫；以半夏、陈皮、茯苓、川贝母、麦冬化痰降逆，兼防伤阴；石菖蒲、丹参散瘀利窍。全蝎、天麻、僵蚕化痰息风解痉，琥珀、朱砂、远志、茯神镇惊宁神，以助解痉定痫之功。甘草和调诸药。前方能清上、中、下三焦之火；后方能化痰开窍、息风定痫。二方合用，共奏清热息风、涤痰开窍之功。

加减： 热甚者可选用安宫牛黄丸或紫雪丹；大便秘结，加生大黄6克、芒硝6克、枳实6克、厚朴9克。

中成药： 可选用癫痫宁片口服，一次2～4片，一日3次。

2.阴痫

舌象特征： 舌质淡，苔白腻。见图4-4-2。

舌象分析： 舌色较淡红舌质浅，红色较少而白色偏多，多属血、气不足、血虚或阳气虚，舌苔白而黏腻，见于体内有痰湿或湿困于脾的征象，因癫痫发病与风、火、痰、瘀闭塞清窍有关，积痰内伏，偶遇诱因触动，则脏气不平，阴阳失衡而致气机逆乱，元神失控而发病。故舌质淡，苔白腻。

症状： 突然昏仆，不省人事，面色晦暗、青灰而黄，手足清冷，双眼半开半合，肢体拘急，或抽搐时作，口吐涎沫，一般口不嚅叫，或声音微小，醒后周身疲乏，或如常人，或仅表

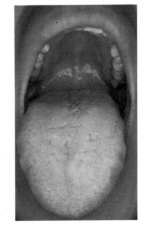

图4-4-2　阴痫舌象

现为一过性呆木无知，不闻不见，不动不语，数秒至数分钟即可恢复，恢复后对上述症状全然不知，多则一日数次或十数次发作；平素多见神疲乏力、恶心泛呕、胸闷咳痰、纳差便溏等症，脉多沉细或沉迟。

治法：急以开窍醒神，继以温化痰涎，顺气定痫。

方药：五生饮合二陈汤。

生天南星9克，生半夏9克，生白附子9克，川乌9克，黑豆9克，半夏9克，橘红9克，白茯苓9克，甘草6克，生姜3克，乌梅1个。

方解：

五生饮方以生天南星、生半夏、生白附子辛温祛痰，生半夏又能降逆散结，川乌大辛大热，散寒除积滞，黑豆补肾利湿；方中生半夏为主药，取其辛温性燥，健脾燥湿，降逆化痰，和胃止呕。二陈汤方以橘红理气燥湿，使气顺而痰消。佐以白茯苓健脾渗湿，俾湿去脾旺，痰无由生；生姜降逆化痰，既可制半夏之毒，又能助半夏、橘红行气消痰；复用少许乌梅收敛肺气，与半夏相伍，有散有收，相反相成，使祛痰而不伤正。使以甘草调和诸药，兼可润肺和中。二方合用共奏温阳散寒化痰、健脾除痰，以截生痰之源。

加减：时有恶心欲呕者生姜加至6克，加紫苏梗9克、竹茹9克；胸闷痰多者，加瓜蒌9克、枳实9克、胆南星9克；纳差便溏者，加党参9克、炮姜9克、诃子9克。

中成药：临床多以参附注射液静脉滴注。

（二）休止期

1. 肝火痰热

舌象特征：舌红，苔黄腻。见图4-4-3。

舌象分析：舌质舌苔色红、色黄为热邪之征，舌苔腻则为有痰有湿气内蕴，因癫痫发病与风、火、痰、瘀闭塞清窍有关，积痰内伏，偶遇诱因触动，则脏气不平，阴阳失衡而致气机逆乱，元神失控而发病。故舌红，苔黄腻。

症状：平时急躁易怒，面红目赤，心烦失眠，咳痰不爽，口苦咽干，便秘溲黄；发作时昏仆抽搐，吐涎，或有吼叫，弦滑而数。

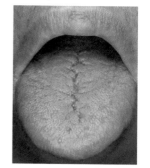

图4-4-3 肝火痰热癫痫舌象

治法：清肝泻火，化痰宁心。

方药：龙胆泻肝汤合涤痰汤。

龙胆6克，黄芩9克，栀子9克，泽泻12克，木通9克，车前子9克，当归3克，生地黄9克，柴胡6克，甘草6克，法半夏9克，橘红12克，胆南星12克，枳实12克，茯苓30克，竹茹9克，人参9克，石菖蒲12克，生姜2片，大枣9克。

方解：龙胆泻肝汤见"不寐"之"肝火扰心"。

涤痰汤见"肺胀"之"痰蒙神窍"。

加减：有肝火动风之势者，加天麻 9 克、钩藤 9 克、地龙 9 克、全蝎 3 克；大便秘结者，加大黄 9 克、芒硝 9 克；彻夜难寐者，加酸枣仁 9 克、柏子仁 9 克、五味子 9 克。

中成药：可选用癫痫平片口服，一次 5～7 片，一日 2 次，小儿酌减或遵医嘱。（注：孕妇忌服。）

2. 脾虚痰盛

舌象特征：舌质淡，苔白腻。见图 4-4-4。

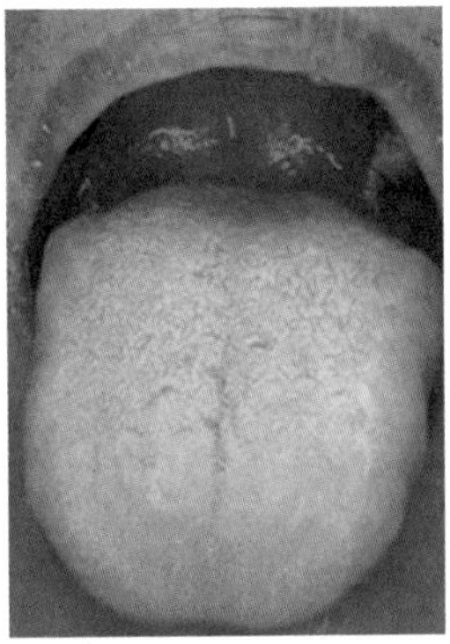

舌象分析：舌色较淡红舌质浅，红色较少而白色偏多，多属血、气不足、血虚或阳气虚，舌苔白腻，则见于体内有痰湿或湿困于脾（胸脘痞闷、纳差便溏等表现），故舌质淡，苔白腻。

症状：平素神疲乏力，少气懒言，胸脘痞闷，纳差便溏；发作时面色晦滞或白，四肢不温，蜷卧拘急，呕吐涎沫，叫声低怯，脉濡滑或弦细滑。

治法：健脾化痰。

方药：六君子汤。

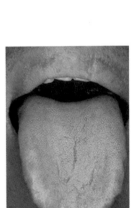

图 4-4-4　脾虚痰盛癫痫舌象

人参 9 克，白术 9 克，茯苓 9 克，甘草 6 克，陈皮 9 克，半夏 12 克。

方解：见"哮证"之"脾虚证"。

加减：痰浊盛，呕吐痰涎者，加胆南星 9 克、瓜蒌 9 克、旋覆花 9 克；便溏者，加薏苡仁 9 克、炒扁豆 9 克、炮姜 6 克等；脘腹胀满，饮食难下者，加神曲 9 克、谷芽 9 克、麦芽 9 克；兼见心脾气血两虚者，合归脾汤加减；若精神不振，久而不复，宜服河车大造丸。

中成药：可选用桂芍镇痫片口服，一次 6 片，一日 3 次。

3. 肝肾阴虚

舌象特征：舌红，苔薄白或薄黄少津。见图 4-4-5。

舌象分析：舌体红、苔薄白或薄黄，为阴虚内热、热象的表现，热盛则伤津液，结合症状有肝、肾虚症状（两目干涩、耳轮焦枯等），故见舌红，苔薄白或薄黄少津。

症状：痫证频发，神思恍惚，面色晦暗，头晕目眩，伴两目干涩，耳轮焦枯不泽，健忘失眠，腰膝酸软，大便干燥，脉沉细数。

治法：滋养肝肾，填精益髓。

方药：大补元煎。

人参 15 克，山药 9 克，炙甘草 6 克，杜仲 9 克，熟地黄 9 克，当归 9 克，枸杞子 9 克，山茱萸 9 克。

图 4-4-5　肝肾阴虚癫痫舌象

方解：具体内容参见"肾虚头痛"。

加减：若神思恍惚，持续时间长者，可合酸枣仁汤加阿胶 9 克、龙眼肉 9 克；恐惧、焦虑、忧郁者，可合甘麦大枣汤；若水不制火，心肾不交者，合交泰丸；大便干燥者，加玄参9克、肉苁蓉9克、火麻仁9克。

中成药：可选用桂芍癫痫片口服，一次6片，一日3次。

4. 瘀阻脑络

舌象特征：舌质暗红或有瘀斑，舌苔薄白。见图4-4-6。

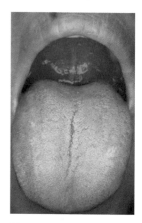

舌象分析：舌质呈暗红或偏暗色为气血不畅，多主血瘀证，而舌质可见紫斑、瘀点为血瘀较轻，苔薄白为病邪较轻，故舌质紫暗、瘀斑、瘀点，苔薄白。

症状：平素头晕头痛，痛有定处，常伴单侧肢体抽搐，或一侧面部抽动，颜面、口唇青紫，脉涩或弦。

治法：活血化瘀，息风通络。

方药：通窍活血汤。

赤芍9克，川芎9克，桃仁9克，红花9克，葱白9克，大枣9克，麝香3克，生姜9克，黄酒250毫升。

图4-4-6　瘀阻脑络癫痫
舌象

方解：具体内容参见"瘀血头痛"。

加减：肝阳上亢者，加钩藤9克、石决明9克、白芍9克；痰涎偏盛者，加半夏9克、胆南星9克、竹茹9克；纳差乏力，少气懒言，肢体瘫软者，加黄芪9克、党参9克、白术9克。

中成药：可选用桂芍癫痫片口服，一次6片，一日3次。

【转归预后】

因本病常时发时止，且时有反复，若久治不愈，必致脏腑愈虚，痰浊愈深，而成顽痰；顽痰难除，则痫证反复发作，乃成痼疾。平日当根据疾病症状辨证论治，调其脏腑气血阴阳，以求根治，防止复发。加强生活的调理及发作的护理，以免发生意外，这点至关重要。

【预防与调摄】

保持精神愉快，避免精神刺激，怡养性情，劳逸适度。妇女在怀孕前积极治疗原发病，避免胎儿头颅外伤、颅内感染等发生。休止期患者应避免近水、近火、近电、高空作业及驾驶车辆，以免突然发病时发生危险。调理饮食、情志和起居，饮食宜清淡，多吃素菜，少食肥甘之品，切忌食用过冷过热、辛温刺激的食物，如羊肉、酒浆等，以减少痰涎及火热的滋生。可选用山药、薏苡仁、赤小豆、绿豆、小米煮粥，可收健脾化湿化痰之功效。应针对患者病后存在不同程度的正虚参以调补，如调脾胃、和气血、健脑髓、顺气涤痰、活血化瘀等，切忌不加辨证，一概投人参、鹿茸大补之品或其他温燥补品。

对昏仆抽搐的患者，注意保持呼吸道通畅，凡有义齿均应取出，放置牙垫，以防窒息和咬伤，同时加用床栏以免翻坠下床。应耐心坚持长期服药，以图根治。

第五章

脾胃系病证舌象与处方

　　脾胃是后天之本，位在中焦，乃气血生化之源，五脏六腑、四肢百骸皆赖以所养。

　　从生理论述：脾为太阴湿土之脏，喜温燥而恶寒湿，司运化、升清、统血，主肌肉、四肢；胃为多气多血之腑，喜湿润而恶温燥，主收纳、腐熟水谷。脾胃互为表里，一升一降，燥湿相济，共同完成水谷的收纳、精微的化生与全身统摄等功能。

　　从病理论述：脾胃的病理表现主要是其运化、收纳、升降、统摄等功能失常。若脾运化功能失常，体现在运化水谷精微方面，则多表现为泄泻、腹胀等证；体现在运化水湿方面，则会产生湿、痰、饮等病理产物，进而发生痰饮等证。若胃收纳水谷失常，则会导致食欲不振、腹胀；若胃通降功能失常，则导致中气运行所阻，会发生胃痛及便秘等病证；若胃气上逆则会导致嗳气、呕吐、呃逆等病证。

　　脾胃与其他脏腑关系密切。脾胃为病，可影响其他脏腑，他脏异常，同样也会影响脾胃的正常功能。以肝肾最为密切。脾为后天之本，肾为先天之本，相互为用；肝木疏土，可助其运化之力。若肾气虚衰，则脾失温煦，运化失职，则会导致泄泻，水肿；若肝气郁滞，乘侮脾胃，可致腹痛等证。与其他脏腑亦有关联，如脾弱生痰，上渍于肺会导致咳嗽等。

　　脾胃为病，同时要兼顾寒热虚实。各证之间可相互转化或间杂，病机方面如寒热错杂、虚中夹实、气血同病等；临床表现方面例如胃痛、胃痞、反酸、嘈杂、呕吐、反胃等。和则可合。所以组方遣药时需顾护脾胃生理特点，同时其证治之间均可互相参照，不必拘泥，在确定治疗原则、选方用药以及确定药物和剂量等方面均需斟酌推敲。

第一节　胃痛

【定义】

　　胃痛又称胃脘痛，是以上腹部近心窝处疼痛为主症的病证。主要表现为上腹部疼痛不适。

【病因病机】

　　外邪犯胃、饮食伤胃、情志不畅和脾胃素虚等，导致胃气郁滞，胃失和降是胃痛的主要病因。

外感寒、热、湿诸邪，内客于胃，皆可导致胃脘气机阻滞，其中以寒邪为多。寒邪伤胃可引起胃气阻滞，胃失和降，正所谓"不通则痛"，而导致胃痛。同时，饮食不节，或过食饥饱也会损伤脾胃，导致胃气壅滞；五味过极，肥甘厚腻则湿蕴生热，导致气机不畅。如《医学正传·胃脘痛》说："致病之由，多由纵恣口腹，喜好辛酸，恣饮热酒煎煿，复餐寒凉生冷，朝伤暮损，日积月深……故胃脘疼痛。"宿食积滞日久而郁热，湿热蕴积胃脘，使气机升降失和，则发为胃痛。

情志失调会伤肝损脾，横逆犯胃，使得脾失健运，胃气阻滞，均致胃失和降，而发胃痛。肝气久郁，既可化火伤阴，又能导致瘀血内结。如《临证指南医案·胃脘痛》云："胃痛久而屡发，必有凝痰聚瘀。"

若素体脾胃虚弱，或中阳不足，中焦虚寒而疼痛。若禀赋不足，后天失调，或久病正虚不复，均能引起脾胃虚弱，脾阳不足，则寒自内生，致虚寒胃痛。

【临床表现】

以上腹部近心窝处胃脘部发生疼痛为特征，有胀痛、刺痛、隐痛、钝痛等不同性质，常伴有食欲不振、恶心呕吐、泛酸嘈杂、嗳气吞腐等上消化道症状，发病前多有明显诱因，如天气变化、情绪变化、暴饮暴食、劳累、服用不当药物等。

【辨证要点】

胃痛的基本病机是胃气郁滞，胃失和降，"不通则痛"。需重点把握病理因素导致的脾胃升降失常、纳运失调、燥湿不济后，进一步导致的中焦气机升降失调。先辨虚实：实者多痛剧，固定不移，拒按，脉盛；虚者多痛势徐缓，痛处不定，喜按，脉虚。辨寒热：胃痛遇寒则痛甚，得温则痛减，为寒证；胃脘灼痛，痛势急迫，遇热则痛甚，得寒则痛减，为热证。辨在气在血：一般初病在气，久病在血。在气者，有气滞、气虚之分。其中，气滞者，多见胀痛，或涉及两胁，或兼见恶心呕吐、嗳气频频，疼痛与情志因素显著相关；气虚者，指脾胃气虚，除见胃脘疼痛或空腹痛显著外，兼见饮食减少、食后腹胀、大便溏薄、面色少华、舌淡、脉弱等。在血者，疼痛部位固定不移，痛如针刺，舌质紫暗或有瘀斑，脉涩，或兼见呕血、便血。最后辨兼夹证。各证往往不是单独出现或一成不变的，而是互相转化和兼杂，如寒热错杂、虚中夹实、气血同病等。

【治疗原则】

（1）疏肝理气　治肝可以安胃，肝疏泄功能正常，气顺则通，胃自安和。素体脾胃虚弱，或饮食、劳累损伤脾胃，中焦运化失职，气机壅滞，也会影响肝之疏泄功能，即"土壅木郁"，此时当培土泄木。

（2）活血通络　肝失疏泄，木郁土壅，气滞则血瘀。故胃病初起在气，气滞日久影响血络通畅，可致血瘀胃络。从症状辨析，可见胃痛固定、持续，时而刺痛，舌质暗红或有瘀斑、瘀点等瘀象。

（3）清解郁热　宿食、痰饮积于中焦，气机不畅，日久郁而化热，当患者出现口干口苦，潮热自汗，大便干结或黏腻，舌苔变黄之时，显示郁热在内。

（4）健脾益胃　慢性胃痛病程长，病情缠绵，多见虚象。治疗需补虚以固本。慢性胃痛的虚证主要有脾气虚弱和胃阴不足，对于上述病机兼具者，可益气养阴、健脾养胃并举。

【分证论治】

（一）寒邪客胃

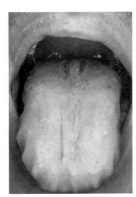

舌象特征：舌色淡白而泛现青紫色。见图5-1-1。

舌象分析：寒在舌象上的典型表现之一便是舌色青紫、淡白。

症状：胃痛剧烈，恶寒喜暖，口淡不渴，得温则舒，遇寒加重；脉弦紧。

治法：温胃散寒，行气止痛。

方药：香苏散合良附丸。

香附15克，紫苏叶12克，陈皮6克，甘草（炙）6克，高良姜6克。

图5-1-1　寒邪客胃胃痛舌象

方解：紫苏叶辛温解表，温中行气；香附、陈皮理气畅中；炙甘草调和诸药，高良姜温中散寒。

加减：恶寒、头痛者，可加防风6克、藿香9克；若胸脘痞闷，胃纳呆滞，嗳气或呕吐者，可加枳实6克、神曲6克、鸡内金6克、制半夏6克、生姜6克等。

中成药：可选用温胃舒胶囊，口服，一次3粒，一日2次。（注：①胃大出血禁用。②孕妇禁用。③胃脘灼热痛证、重度胃痛应在医师指导下服用。④儿童及年老体虚患者应在医师指导下服用。⑤服本药3天症状未改善，应停止服用，并及时调整治疗方案。）

（二）宿食积滞

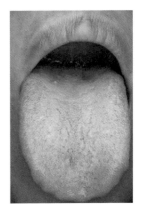

舌象特征：舌苔厚腻，舌质红。见图5-1-2。

舌象分析：宿食积滞，湿热邪浊蕴阻胃肠，上泛舌面而致舌苔厚腻。腻苔形成主要原因为舌面丝状乳头增加，代谢产物使舌苔呈油腻状，紧贴于舌面为腻苔。

症状：胃痛，嗳腐吞酸，或呕吐腐臭味不消化食物，吐后疼痛减轻，得矢气及便后稍舒；脉滑。

治法：消食导滞，和胃止痛。

方药：保和丸。

山楂15克，神曲15克，半夏6克，茯苓12克，陈皮6克，连翘9克，莱菔子15克。

图5-1-2　宿食积滞胃痛舌象

方解：山楂消油腻肉滞；神曲消酒食陈腐；莱菔子消面食痰浊；陈皮、半夏、茯苓理气和胃，燥湿化痰，连翘散结清热。

加减：脘腹胀甚者，加枳实6克、砂仁6克、槟榔6克；若呃逆较甚者，加旋覆花15克、赭石15克；若胃脘胀痛而便闭者，加黄连6克、大黄3克、火麻仁6克。

中成药：可选用三九胃泰颗粒、枫蓼肠胃康颗粒、枳实导滞丸等中成药。

三九胃泰颗粒用开水冲服，一次1袋，一日2次。（注：①忌情绪激动或生闷气。②浅表性、糜烂性、萎缩性等慢性胃炎应在医师指导下服用。③孕妇应在医师指导下服用。④慢性胃炎患者服药两周症状无改善，应立即停药并及时调整治疗方案。）

枫蓼肠胃康颗粒开水冲服，一次8克（1袋），一日3次。浅表性胃炎15天为1个疗程。

枳实导滞丸口服，一次6～9克，一日2次。（注：①孕妇禁用。②不宜在服药期间同时服用滋补性中药。③高血压病、心脏病、肝病、糖尿病、肾病等慢性病严重者应在医师指导下服用。④严格按用法用量服用，本品不宜长期服用。⑤服药3天症状无缓解，应及时调整治疗方案。）

（三）肝胃郁热

舌象特征：舌红苔黄，常常有肝郁线。见图5-1-3。

舌象分析：肝气郁滞，常表现为肝郁线，肝郁化火，邪热熏灼于舌，故苔呈黄色。一般情况下，苔色愈黄，说明热邪愈甚，浅黄苔为热轻，深黄苔为热重，焦黄苔为热结。

症状：胃脘部有烧灼感，烦躁易怒，烦热，胁胀，口干口苦；脉弦或数。

治法：平逆散火，泄热和胃。

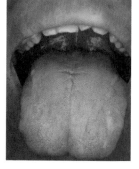

图5-1-3　肝胃郁热胃痛舌象

方药：化肝煎。

青皮6克，陈皮6克，白芍9克，牡丹皮6克，栀子3克，泽泻6克，浙贝母6克。

方解：本方中青皮疏肝理气，白芍养血柔肝，陈皮理气和胃、缓急止痛，牡丹皮、栀子清肝泄热，泽泻化湿泄热，浙贝母清热散结。诸药配伍，共奏泄热和胃，疏肝理气之功。

加减：胃痛甚者，加延胡索15克、川楝子15克；若胸胁胀满，烦躁易怒甚者，加柴胡9克、香附6克、川芎9克；若口干、口苦、小便短赤者，加玉竹6克、麦冬15克、淡竹叶15克。

中成药：疏肝和胃丸，口服，一次2丸，一日2次。（注：①忌愤怒、忧郁，保持心情舒畅。②高血压病、心脏病、肝病、糖尿病、肾病等慢性病严重者应在医师指导下服用。③胃痛严重者，应及时调整治疗方案。④服药3天症状无缓解，应及时调整治疗方案。）

（四）湿热中阻

舌象特征：苔黄腻，舌质红。见图5-1-4。

舌象分析： 湿热蕴结脾胃，气机阻滞，升降失常，湿热熏蒸，上泛舌面而致舌苔黄厚腻。

症状： 胃痛，起病急，口干口苦，口渴不欲饮，纳呆，恶心，小便色黄，大便不畅；脉滑数。

治法： 清化湿热，理气和胃。

方药： 清中汤。

黄连6克，栀子6克，半夏6克，茯苓12克，陈皮6克，草豆蔻15克，甘草6克。

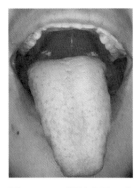

图5-1-4　湿热中阻胃痛舌象

方解： 本方中黄连清热燥湿，栀子清热利湿，半夏燥湿化痰、降逆止呕，茯苓利水渗湿，陈皮理气健脾、燥湿化痰，草豆蔻燥湿行气、温中止呕，甘草调和诸药。

加减： 湿偏重者，加苍术6克、藿香15克；若热偏重者加蒲公英6克、黄芩6克；若恶心呕吐者，加竹茹9克、橘皮6克；若大便秘结不通者，可加大黄3克；若气滞腹胀者，加厚朴6克、枳实6克；若纳呆少食者，加神曲6克、炒谷芽15克、炒麦芽15克。

中成药： 藿香清胃胶囊，口服，一次3粒，一天3次。

（五）瘀血停滞

舌象特征： 舌质紫暗或有瘀斑。见图5-1-5。

舌象分析： 邪入血分，可见舌质深绛或紫暗，苔少或无苔，内有瘀血，多见有斑点，或舌下络脉怒张。

症状： 胃脘有刺痛感，痛处固定，按之痛甚，食后加剧，或见吐血、黑便，脉涩。

治法： 化瘀通络，理气和胃。

方药： 失笑散合丹参饮。

蒲黄9克，五灵脂9克，丹参30克，檀香6克，砂仁6克。

方解：

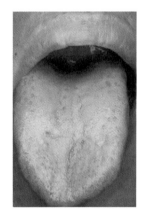

图5-1-5　瘀血停滞胃痛舌象

失笑散：五灵脂苦咸甘温，入肝经血分，且用酒研，功擅通利血脉、散瘀止痛；蒲黄甘平，炒用并能止血，二者相须为用，化瘀散结止痛。调以米醋，或用黄酒冲服，乃取其活血脉，行药力，化瘀血，以增活血止痛之功，且制五灵脂气味之腥臊。二药合用，药简力专，共奏祛瘀止痛、推陈出新之功，使瘀血除，脉道通，则诸症自解。

丹参饮：丹参活血祛瘀，檀香行气止痛、散寒调中，砂仁化湿开胃。两方合用共奏化瘀通络，理气和胃之功。

加减： 胃痛甚者，加延胡索6克、木香6克、郁金6克、枳壳6克；若四肢不温，舌淡，脉弱者，加党参9克、黄芪9克；便黑，加三七3克、白及9克；若口干咽燥，舌光无苔，加生地黄15克、麦冬15克。

中成药: 元胡止痛片,口服,一次4~6片,一日3次,或遵医嘱。(注:①忌愤怒、忧郁,保持心情舒畅。②高血压病、心脏病、肝病、糖尿病、肾病等慢性病严重者应在医师指导下服用。③疼痛严重者应及时去医院就诊。④服药3天症状无缓解,应及时调整治疗方案。)

(六) 胃阴不足

舌象特征: 舌红少津。见图5-1-6。

舌象分析: 胃阴不足,虚热内生,胃失濡润,气失和降,阴虚火旺,则舌红,胃中津液不能上承于舌,故少津。

症状: 胃痛隐隐,且有灼痛,似饥而不欲食,消瘦,口渴思饮,易感乏力,大便干结,脉细数。

治法: 养阴益胃,和中止痛。

方药: 一贯煎合芍药甘草汤。

沙参15克,麦冬9克,生地黄9克,枸杞子15克,当归9克,川楝子6克,芍药6克,甘草6克。

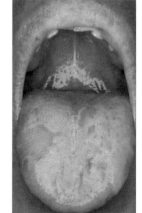

图5-1-6　胃阴不足胃痛舌象

方解:

一贯煎:方中生地黄为君药,滋养肝阴,涵养肝木。臣以枸杞子滋养肝肾;当归补血养肝,且补中有行;沙参、麦冬滋养肺胃之阴,养肺阴以清金制木,养胃阴以培土荣木。少佐一味辛凉之川楝子疏肝泄热,理气止痛,顺其条达之性,而无劫阴之弊。诸药合用,则肝阴得补,肝气得舒,则诸症自愈。

芍药甘草汤:方中芍药酸而微寒,养血敛阴,柔肝止痛;甘草甘温,健脾益气,缓急止痛。二药相伍,酸甘化阴,调和肝脾,有柔筋止痛之效。两方合用共奏养阴益胃,和中止痛之功。

加减: 胃脘灼痛,嘈杂泛酸者,加珍珠粉30克、牡蛎30克、海螵蛸30克;胃脘胀痛较剧,兼有气滞,加厚朴花15克、玫瑰花15克、佛手15克;大便干燥难解,加火麻仁6克、瓜蒌子6克;若阴虚胃热,加石斛6克、知母6克、黄连6克。

中成药: 阴虚胃痛颗粒,养胃舒胶囊。

阴虚胃痛颗粒,开水冲服,一次10克,一日3次。(注:①忌愤怒、忧郁,保持心情舒畅。②虚寒胃痛者不适用。③糖尿病患者及高血压病、心脏病、肝病、肾病等慢性病严重者应在医师指导下服用。④服药3天症状无缓解,应及时调整治疗方案。)

养胃舒胶囊,口服,一次3粒,一日2次。(注:①湿热胃痛证及重度胃痛应在医师指导下服用。②服本药3天症状未改善,应停止服用,并及时调整治疗方案。)

(七) 脾胃虚寒

舌象特征: 舌淡苔白。见图5-1-7。

舌象分析: 舌淡不胖而有齿痕多属脾虚或气虚,舌胖大而多齿痕多属脾虚或湿困,脾胃虚寒,气血不足,所以舌淡无华,胃气不足不能上荣于舌,所以舌苔薄白。

症状：胃痛隐隐，喜温，喜按，进食后缓解，劳累或受凉后发作或加重，手足不温，大便溏薄；脉虚弱或迟缓。

治法：温中健脾，和胃止痛。

方药：黄芪建中汤。

黄芪6克，桂枝9克，白芍12克，生姜9克，炙甘草6克，大枣10克，饴糖30克。

方解：黄芪建中汤是由小建中汤加黄芪而成。小建中汤由桂枝汤倍芍药加饴糖而成，方中用甘温质润入脾之饴糖，可以温中补虚为君药。臣以辛温之桂枝，温助脾阳，祛散虚寒。饴糖与桂枝相伍，辛甘化阳，温中益气，使中气强健，不受肝木之侮。饴糖与白芍相伍，酸甘化阴，养阴缓急而止腹痛拘急。生姜、大枣、炙甘草合用，又可调营卫，和阴阳。加入黄芪可以益气建中，诸药合用，有温中健脾，和胃止痛之功。

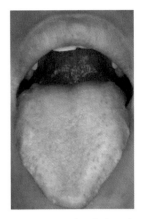
图 5-1-7　脾胃虚寒胃痛舌象

加减：泛吐清水较多，加干姜6克、制半夏6克、陈皮6克、茯苓15克；泛酸，可去饴糖，加黄连6克、炒吴茱萸3克、海螵蛸（乌贼骨）15克、煅瓦楞子15克。

中成药：香砂养胃丸，口服，一次9克，一日2次。（注：①有香砂养胃丸致急性过敏性荨麻疹的报道。②胃痛症见胃部灼热，隐隐作痛，口干舌燥者不宜服用本药。③服药3天后症状无改善，或服药期间症状加重，应及时调整治疗方案。④长期连续服用，应向医师咨询。⑤本品宜用温开水送服。）

【转归预后】

一般而言，胃痛的预后较好，但胃痛易衍生变证，如合并呕血或便血等病证者，应绝对卧床休息，紧密观察其神志、肌肤温度等情况，以防病证急变，甚至出现严重的后果。

【预防与调摄】

要重视精神与饮食的调摄。患者要养成有规律的生活与饮食习惯，忌暴饮暴食，饥饱不匀。尤需注意饮食调护，以清淡易消化的食物为宜，避免辛辣刺激、煎炸之品。同时保持乐观的情绪，避免过度劳累与紧张，亦有助于预防胃痛反复。

第二节　胃痞

【定义】

胃痞，又称痞满，是指以自觉心下痞塞，触之无形，按之柔软，压之无痛为主要症状的病证。主要表现为上腹胀满不舒，如延及中下腹部则称为脘腹胀满。

【病因病机】

胃痞的发生主因为感受外邪、内伤饮食、情志失调、体虚久病等，引起营卫不和，气机不畅，或食滞内停，痰湿中阻，或肝郁气滞，横逆犯脾，或运化无力，气机呆滞，进而导致脾胃纳运失职，清阳不升，浊阴不降，升降失司，发为胃痞。

胃痞的主要病机，概括起来包括外邪、积滞、痰湿、气滞、体虚，既可单独出现，又可相兼为患，致使邪气困阻，脾不升清，胃不降浊，中焦气机壅滞，发为胃痞。外邪误治，入里伤中；湿邪困脾，暑湿交阻；饮食化积，气滞不行，兼生痰湿，困阻中焦，升降失职，发为胃痞。此外，久病愈后，或禀赋不足，脾胃虚弱，不耐邪扰，气虚运化无力，饮食不消，滞于中焦，而发胃痞。甚则阳虚自寒，触冷即作；阴虚之胃和降失司，阴火上扰，浊气不降，壅滞中焦，而致胃痞。临床上虚实兼夹、寒热错杂更为多见。

本病发病部位在胃，与肝、脾关系密切。胃痞初期，多为实证，因外邪入里、食滞内停、痰湿中阻等诸邪干胃，胃痞的同时可兼有恶寒发热、嗳腐吞酸、纳呆呕恶、身重困倦等相关症状；肝郁气滞，横逆犯胃，还可见胸胁胀满、心烦易怒、口苦咽干等症状。实痞日久，正气日渐消耗，可由实转虚，兼见神疲乏力、少气懒言，甚或四肢不温，按揉觉舒等气虚阳虚之证，或饥不欲食，大便秘结的胃阴虚之证。脾胃虚弱，易招致病邪内侵，形成虚实夹杂、寒热错杂之证。

此外，胃痞日久不愈，可因气血运行不畅，不通则痛，兼见胃痛，或脉络瘀滞，血络损伤，出现吐血、黑便；亦可因津液耗损，痰热内结，瘀浊内阻而生积聚、噎膈等病变，可参考相关章节。

【临床表现】

（1）临床以胃脘痞塞，满闷不舒为主症，或伴纳呆、早饱、嗳气，并有按之柔软，压之不痛，望无胀形的特点。

（2）发病缓慢，时轻时重，反复发作，病程漫长。

（3）多由饮食、情志、寒温等因素诱发。

【辨证要点】

先辨实痞与虚痞，实痞可见嗳腐吞酸，身重困倦，口苦口干，心烦易怒，舌腻；而虚痞脾胃气虚，神疲乏力，面色苍白或黄，舌淡，脉细。

再辨热痞与寒痞，热痞多因饮食、痰湿、气郁阻于胃腑，而阳明热盛，化为热邪，兼见面色潮红、自汗面垢、嗳腐吞酸、口中异味、口干口苦、矢气臭秽、大便秘结或黏腻不爽等症；或胃阴不足，兼见饥不欲食、口干咽燥、形体消瘦等症。治当泄热消痞或养阴；寒痞多因外寒直中，如表寒入里，饮食生冷，寒邪凝滞，困阻脾阳，气机不利，兼见面色白、口润泛恶、形寒肢冷、后背拘紧、大便稀溏等症；或脾阳不足，兼见喜温喜按、神疲乏力、精神不振。治当温中消痞。最后辨在经（气）与在络（血），初得病者，气机不畅，病位表浅，责之在经，或每于情志不畅时加重，嗳气觉舒；失治误治，气滞血瘀，病位入里，络脉瘀阻，舌质紫暗，或见瘀斑瘀点，身体消瘦，甚则聚为有形实邪，产生噎膈等变证。

【治疗原则】

（1）胃痞的治疗应重视调畅气机。除健脾益气外，还应注意胃气和降，脾胃虚寒者应重视温中祛寒。土得木而达，肝主疏泄的作用对于胃痞病证的发生、发展具有关键作用。因此，治疗胃痞勿忘调畅肝气。如《血证论·脏腑病机论》云："木之性主于疏泄，食气入胃，全赖肝木之气以疏泄之，而水谷乃化。设肝之清阳不升，则不能疏泄水谷，渗泄中满之证，在所不免。"临证除搭配应用香橼、佛手、玫瑰花等疏肝理气药物外，怡情纾解亦是调畅肝气之必需，对于肝胃不和之胃痛的缓解与预防有着重要的意义。

（2）久痞虚实夹杂，寒热并见者，治宜温清并用，辛开苦降。胃痛日久，患者常出现胃脘痞满、疲倦纳呆、口苦而干、舌质淡而苔微黄腻等寒热错杂、虚实互见等证候。对此，应效法仲景诸泻心汤法，温清并用，辛开苦降，虚实兼顾。温补辛开可健脾运脾，苦降清泄可解除郁热。辛药多热，苦药多寒，辛热药与苦寒药配伍组合，开散升降，通泄降浊，清热而不患寒，散寒而不忧热，相反相成，相激相制，从而平衡阴阳，斡旋气机，开结消痞。

【分证论治】

（一）实痞

1. 外寒内滞

舌象特征：舌苔薄白或白腻。见图 5-2-1。

舌象分析：脘腹痞闷，气机不畅，气机停滞，会导致脾胃运化失常，表现在舌象上舌苔厚腻。

症状：胃胀，不思饮食，嗳气呕恶，恶寒发热，头痛无汗，四肢疼痛，大便溏薄，脉浮紧或濡。

治法：理气和中，疏风散寒。

方药：香苏散。

紫苏叶 12 克，香附 12 克，陈皮 6 克，炙甘草 3 克。

方解：具体见"胃痛"之"寒邪客胃"。

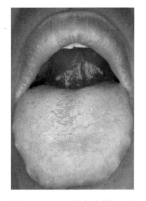

图 5-2-1 外寒内滞胃痞舌象

中成药：胃乃安胶囊，口服，一次 4 粒，一日 3 次。（注：①不适用于肝气郁滞，主要表现为急躁易怒，两胁作胀，嗳气。②不适用于脾胃阴虚，主要表现为口干、舌红少津、大便干。③服药期间不宜同时服用藜芦、五灵脂、皂荚或其制剂；不宜喝茶和吃萝卜，以免影响药效。④孕妇慎用。）

2. 饮食内停

舌象特征：舌白舌苔厚腻。见图 5-2-2。

舌象分析：宿食内停于脾胃，湿热邪浊蕴阻胃肠，上泛舌面而致舌苔厚腻。

症状：胃胀，进食后加重，嗳腐吞酸，或大便不调，矢气频作，臭如败卵，脉滑。

治法：消食和胃，行气消痞。

方药：保和丸。

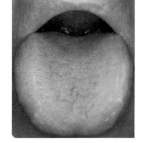

图 5-2-2 饮食内停胃痞舌象

山楂 18 克，神曲 6 克，半夏 9 克，茯苓 9 克，陈皮 3 克，连翘 3 克，莱菔子 3 克。

方解：具体参见"胃痛"之"宿食积滞"。

加减：若食积较重，加鸡内金 9 克、谷芽 15 克、麦芽 15 克；脘腹胀满，加枳实 6 克、厚朴 6 克、槟榔 6 克；食积化热，大便秘结，加大黄 3 克、枳实 6 克；脾虚便溏，加白术 12 克、扁豆 9 克。

中成药：枳术丸，口服，一次 6 克，一日 2 次。

3. 痰湿中阻

舌象特征：舌苔白厚腻。见图 5-2-3。

舌象分析：痰浊中阻，胃失和降，气机不畅，舌面失于濡养，所以舌苔白；阻碍脾胃运化，阳虚水湿内停，致苔白厚腻。

症状：脘腹痞塞不畅，胸闷头晕，目眩，身重困倦，口淡不渴，小便不利，脉沉滑。

治法：燥湿健脾，化痰理气。

方药：二陈平胃散。

半夏 9 克，茯苓 12 克，陈皮 6 克，甘草 6 克，苍术 12 克，厚朴 9 克。

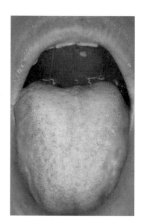

图 5-2-3　痰湿中阻胃痞舌象

方解：半夏燥湿化痰，降逆和胃；茯苓渗湿健脾；陈皮理气和中，燥湿化痰；甘草益气和中，调和诸药；苍术、厚朴平胃土而祛湿。

加减：痰湿盛而胀满甚，加枳实 6 克、紫苏梗 15 克、桔梗 6 克；气逆不降，嗳气不止者，加旋覆花 15 克、赭石 15 克、枳实 6 克、沉香 6 克；脾胃虚弱者加党参 9 克、白术 12 克、砂仁 6 克。

中成药：香砂六君子丸，参见"肺胀"之"肺脾两虚"。

4. 寒热错杂

舌象特征：舌淡苔腻。见图 5-2-4。

舌象分析：寒邪内侵脏腑损伤阳气，或脏腑功能减退，阳气虚衰，均不能温煦形体，故形寒肢冷，面色㿠白。阴寒内盛，津液不伤，故口淡不渴喜热饮。寒属阴主静，故静而少言。尿清便溏，舌淡苔白润，脉沉迟，均为里寒之征，内寒外热，阻碍脾胃精微输布，导致舌苔厚腻。

症状：胃胀不舒，纳呆，嗳气不舒，肠鸣下利，脉濡或滑。

治法：辛开苦降，寒热平调。

方药：半夏泻心汤。

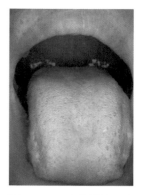

图 5-2-4　寒热错杂胃痞舌象

半夏 12 克，黄芩 9 克，干姜 9 克，人参 9 克，黄连 6 克，炙甘草 6 克，大枣 6 克。

方解：方中以辛温之半夏为君，散结除痞，又善降逆止呕。臣以辛热之干姜温中散寒，以苦寒之黄芩、黄连泄热开痞。君臣相伍，寒热平调，辛开苦降。然寒热互结，又缘于中虚失运，升降失常，故以人参、大枣甘温益气，以补脾虚，为佐药。炙甘草补脾和中而调和诸药，为佐使药。诸药相伍，使寒去热清，升降复常，则痞满可除，呕利自愈。

加减： 恶心呕吐明显者，加生姜6克、竹茹9克、旋覆花15克；纳呆不食，加鸡内金9克、谷芽15克、麦芽15克；舌苔厚腻，可去人参、大枣，加砂仁6克、枳实6克、瓜蒌6克；下痢较甚，完谷不化者，可配合陈皮6克、炒白术9克、茯苓12克。

中成药： 荆花胃康胶丸，饭前服，一次2粒，一日3次；4周为1个疗程，或遵医嘱。（注：①过敏体质及对本品过敏者不宜服用。②孕妇忌服。）

（二）虚痞

1. 脾胃虚弱

舌象特征： 舌质淡，苔薄白。见图5-2-5。

舌象分析： 舌淡不胖而有齿痕多属脾虚或气虚，舌胖大而多齿痕多属脾虚或湿困，脾胃虚寒，气血不足，所以舌淡无华，胃气不足不能上荣于舌，所以舌苔薄白。

症状： 脘腹满闷，时轻时重，喜温喜按，纳呆便溏，神疲乏力，少气懒言，语声低微，脉细弱。

治法： 补中益气，升阳举陷。

方药： 补中益气汤。

人参6克，黄芪18克，白术9克，炙甘草9克，当归3克，陈皮6克，升麻6克，柴胡6克。

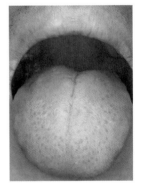

图5-2-5　脾胃虚弱胃痞舌象

方解： 本方黄芪为君，其味甘性温，入脾、肺经，而补中气，固表气，且升阳举陷。臣以人参，大补元气；炙甘草补脾和中。君臣相伍，可大补一身之气。佐以白术补气健脾，助脾运化，以资气血生化之源。其气既虚，营血易亏，故佐用当归以补养营血，且"血为气之宅"，可使所补之气有所依附；陈皮理气和胃，使诸药补而不滞。更加少量升麻、柴胡，升阳举陷，助益气之品升提下陷之中气。炙甘草调和诸药，亦为使药。诸药合用，既补益中焦脾胃之气，又升提下陷之气。

加减： 闷胀较重者，加枳壳6克、木香9克、厚朴6克；四肢不温，便溏泄泻者，加制附子6克、干姜6克；纳呆厌食者，加砂仁6克、神曲6克；舌苔厚腻，湿浊内蕴，加制半夏9克、茯苓12克。

中成药： 附子理中丸、温胃舒颗粒、虚寒胃痛颗粒。

附子理中丸，口服，一次1丸，一日2～3次。（注：①感冒发热患者不宜服用。②高血压病、心脏病、肝病、糖尿病、肾病等慢性病严重者应在医师指导下服用。③吐泻严重者应及时调整治疗方案。④严格按用法用量服用，本品不宜长期服用。⑤服药2周症状无缓解，应及时调整治疗方案。）

温胃舒颗粒，开水冲服，一次 1～2 袋，一日 2 次。（注：①胃大出血时忌用。②孕妇忌用。③胃脘灼热痛证、重度胃痛应在医师指导下服用。④糖尿病患者、儿童及年老体虚患者应在医师指导下服用。⑤服本药 3 天症状未改善，应停止服用，并及时调整治疗方案。）

虚寒胃痛颗粒，开水冲服，一次 1 袋，一日 3 次。（注：①不适用于脾胃阴虚，主要表现为口干、舌红少津、大便干。②孕妇忌服。）

2.胃阴不足

舌象特征：舌红少津。见图 5-2-6。

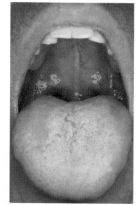

舌象分析：胃阴不足，虚热内生，胃失濡润，气失和降，阴虚火旺，则舌红，胃中津液不能上承于舌，故少津。

症状：脘腹痞闷，嘈杂，饥不欲食，恶心嗳气，口燥咽干，大便秘结，脉细数。

治法：养阴益胃，调中消痞。

方药：益胃汤。

北沙参 9 克，麦冬 15 克，生地黄 15 克，玉竹 6 克，冰糖 6 克。

图 5-2-6　胃阴不足胃痞舌象

方解：胃阴不足，阴虚生热，故方中用生地黄、麦冬养阴清热，生津润燥，为甘凉益胃之上品，共为君药。配伍北沙参、玉竹为臣，养阴生津，助生地黄、麦冬益胃养阴之力。冰糖濡养肺胃，调和诸药，为佐使药。诸药共奏养阴益胃之效。

加减：津伤较重者，加石斛 6 克、天花粉 15 克；腹胀较著者，加枳壳 6 克、香橼 15 克、厚朴花 15 克；食滞者加谷芽 15 克、麦芽 15 克；便秘者，加火麻仁 6 克、玄参 9 克。

中成药：胃乐新颗粒，口服，一次 5 克，一日 3 次。（注：①忌情绪激动及生闷气。②高血压病、心脏病、肝病、肾病等慢性病严重者应在医师指导下服用。③服药 3 天症状未缓解，应及时调整治疗方案。）

【转归预后】

本病容易迁延反复，若能注意饮食、情志、起居的调摄，适当进行体育锻炼，病后坚持积极治疗，一般预后较好。

【预防与调摄】

首先，从病因着手，饮食上注意不能暴饮暴食、嗜食辛辣生冷、醇酒厚味；情绪上尽量保持心平气和，注意调畅情志，减少暴怒忧思；日常生活要慎起居，适寒温，防六淫，适当锻炼，增强体质。对于已患病者，除注意上述几点外，用药上不要过用苦寒之品，以防克伤脾胃之阳，虚弱者不要一味温补，应配合理气之药，使补而不滞，以防滋腻碍胃，加重胃痞，或生他变。

其次，护理时可结合针灸、推拿。选取脾经、胃经、肝经等经上的相关穴位，施以针刺、艾灸、穴位贴敷、红外线烤灯等治疗，以及在耳部行耳穴压豆，或在不同的穴位、部位施以按、柔、推等推拿手法。

第三节　腹痛

【定义】

腹痛是指胃脘以下、耻骨毛际以上部位发生的疼痛。

【病因病机】

腹痛的病因多为感受外邪、饮食所伤、情志失调及素体虚弱、劳倦内伤等，致气机阻滞、脉络痹阻或经脉失养而发生腹痛。

腹痛病机为脏腑气机不利，气血阻滞，"不通则痛"；或气血不足，经脉失养，脏腑失煦，"不荣则痛"。总之，本病的基本病机为"不通则痛"或"不荣则痛"。其病位在脾、胃、肝、胆、肾、膀胱及大肠、小肠等多个脏腑。在发病过程中病机变化复杂，往往互为因果，互相转化，互相兼夹。脏腑气机阻滞，气血运行不畅，经脉痹阻，"不通则痛"，多为实证；脏腑经脉失养，则"不荣而痛"，多为虚证。气血不足夹杂气滞血瘀，或脾胃虚弱与肝胆湿热互见，多为虚实夹杂证。病初多为实证，病久多为虚证或虚实夹杂证。如湿热困脾，或肝郁克脾，日久则脾胃虚弱，甚至脾阳不振，脾肾两虚；脾胃虚弱，脾失健运，则水湿不化，土壅木郁，气机阻滞，日久气滞血瘀；或虚证复感诸邪，导致气滞、血瘀、痰浊、食积、湿热等阻滞。寒痛缠绵发作，可以郁而化热，热痛日久不愈，可以转化为寒，成为寒热交错之证。

若腹痛失治误治，气血逆乱，可致厥脱之证；若虫邪聚集，或术后气滞血瘀，日久可变生积聚。

【临床表现】

腹痛在内科疾病中，如痢疾之腹痛，伴有里急后重，下痢赤白脓血；霍乱之腹痛，吐泻交作，起病急骤，病情凶险，常发生厥脱等变证；积聚之腹痛，以腹中包块为特征；腹泻之腹痛，伴有大便次数增多，每日3次以上，大便稀溏甚至如水样；便秘之腹痛，伴有大便干结，排便次数减少，至少3天以上排便一次。内科腹痛一般不剧，痛无定处，压痛不显，无腹肌紧张、反跳痛等，无外伤史。外科腹痛多疼痛剧烈，痛有定处，压痛明显，可见腹痛拒按、腹肌紧张、反跳痛或腹部包块等。若小腹右侧疼痛，为肠痈。应注意体格检查及询问病史。妇科腹痛多在小腹，与经、带、胎、产有关，如痛经、先兆流产、宫外孕、输卵管破裂等，应及时进行妇科检查并询问月经史，以明确诊断。

【辨证要点】

（1）辨虚实　实证腹痛，起病急，病程短，痛势急剧，暴痛拒按，其中气滞痛多表现为时轻时止，痛无定处，攻冲走窜，伴情志不畅，胸胁不舒，善太息，嗳气腹胀，得嗳气或矢气则胀痛减轻；血瘀痛多表现为刺痛拒按，痛处固定不移，甚至可扪及包块，痛无休止，入夜尤甚，伴面色晦暗发青，舌质紫暗有瘀点或瘀斑；食积痛多表现为脘腹胀痛，嗳腐吞酸，嗳气频作，嗳气或矢气后腹痛稍舒，痛甚欲便，便后痛减，或可见便秘。虚证腹痛，起病缓，病程长，痛势绵绵不绝，喜暖喜按，时缓时急，为虚痛。

（2）辨寒热　疼痛暴作，痛势拘急，遇冷痛剧，得热则减者，为寒痛；痛势急迫，痛处灼热，拒按，口渴，喜冷饮食，得凉痛减，或伴发热，或有便秘者，为热痛。

【治疗原则】

腹痛治疗以"通"字立法，但"通"并不是仅指通下之法，在临床上应根据辨证的虚实寒热，实则攻之，虚则补之，热者寒之，寒者热之，滞者通之。对于虚实夹杂及寒热错杂证，应随病机兼夹变化，或寒热并用，或攻补兼施，灵活运用。

【分证论治】

（一）寒邪内阻

舌象特征：舌质淡，苔白腻。见图5-3-1。

舌象分析：寒邪客胃，导致气血不畅，或者气血亏虚，兼有瘀血，使得舌色淡白不荣，且泛现青紫色。

症状：腹痛起势急，遇寒加重，得温可缓解，口淡不渴，形寒肢冷，小便清长，大便清稀或秘结，脉沉紧。

治法：温中散寒，理气止痛。

方药：良附丸合正气天香散。

高良姜6克，乌药6克，香附6克，陈皮6克，紫苏叶15克，干姜6克。

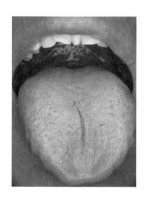

图5-3-1　寒邪内阻腹痛舌象

方解：

良附丸：见"胃痛"之"寒邪客胃证"。

正气天香散：方中用香附理气解郁，温经止痛；乌药行气散郁止痛，为君药。陈皮助君药理气解郁，为臣药。紫苏叶助香附理血分之气；干姜温中散寒，共为佐药。诸药相配起到温中散寒，理气止痛之功效。

加减：腹痛仍不缓解者加乌药6克、细辛6克、荜茇6克；伴恶心、呕吐者，加砂仁6克；兼风寒感冒者，加防风6克、荆芥穗9克；兼暑湿感冒者，加藿香15克、佩兰15克；大便秘结严重者加大黄3克。

中成药：肠胃康颗粒，开水冲服，一次8克（1袋），一日3次，浅表性胃炎15天为1个疗程。

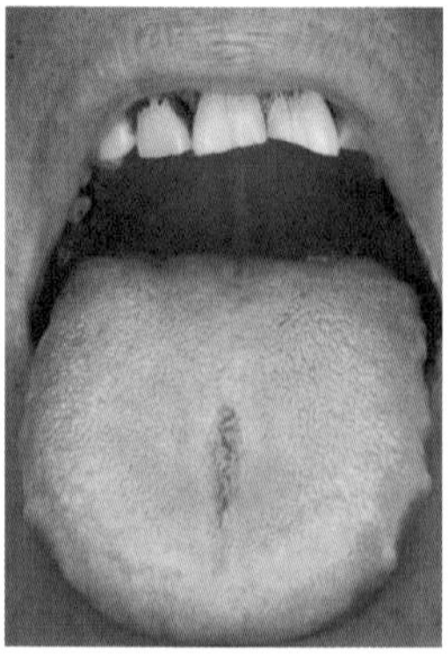

（二）湿热壅滞

舌象特征：舌质红，苔黄燥或黄腻。见图5-3-2。

舌象分析：湿热蕴结脾胃，气机阻滞，升降失常，湿热熏

图5-3-2　湿热壅滞腹痛舌象

蒸，上泛舌面而致舌苔厚腻。

症状：腹痛拒按，烦渴引饮，潮热汗出，大便秘结，溏滞不爽，小便短黄，脉滑数。

治法：泄热通腑，行气导滞。

方药：大承气汤合（或）枳实导滞丸。

大黄 6 克，枳实 6 克，厚朴 6 克，芒硝 3 克，黄芩 9 克，黄连 6 克，神曲 6 克，白术 12 克，茯苓 12 克，泽泻 12 克。

方解：

大承气汤：方中大黄苦寒泄热；芒硝泄热通便；厚朴行气消胀除满；枳实下气开痞散结，四药配合，具有峻下热积之功。

枳实导滞丸：方中以苦寒之大黄为君药，攻积泄热，使积滞湿热从大便而下。以苦辛微寒之枳实为臣，行气化滞，既助大黄攻积之力，又解气滞之腹满痞痛；神曲甘辛性温，消食健脾，使食消而脾胃得和。病属湿热，故佐苦寒之黄连、黄芩清热燥湿；茯苓、泽泻甘淡渗湿，使湿热从小便分消；白术甘苦性温，健脾燥湿，协黄芩、泽泻以祛湿，且可防大黄、枳实攻积伤正，以及黄芩、黄连苦寒败胃。诸药合用，使积去食消，湿化热清。

加减：燥结不甚，湿热较重，大便不爽者，可去芒硝 9 克，加栀子 15 克、黄柏 6 克。

中成药：三仁丸，温开水送服，每次 25 粒，每日 2 次。（注：①孕妇禁用。②月经期间勿服）

（三）肝郁气滞

舌象特征：舌质红，苔黄。见图 5-3-3。

舌象分析：肝气郁滞，故表现为肝郁线，肝郁化火，邪热熏灼于舌，故苔呈黄色。一般情况下，苔色愈黄，说明热邪愈甚，浅黄苔为热轻，深黄苔为热重，焦黄苔为热结。

症状：腹痛胀闷，痛处不固定，痛引少腹，或兼痛窜两胁，时作时止，得嗳气或矢气则舒，情绪不当会加重症状，善太息，脉弦。

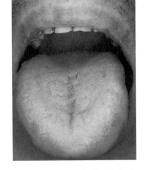

图 5-3-3 肝郁气滞腹痛舌象

治法：疏肝解郁，理气止痛。

方药：木香顺气散。

木香 3 克，青皮 3 克，橘皮 6 克，甘草 6 克，枳壳 3 克，川厚朴 6 克，乌药 6 克，香附 6 克，苍术 9 克，砂仁 6 克。

方解：木香气芳香而辛散温通，擅长调中宣滞，行气止痛；香附辛味甚烈，香气颇浓，善治气结为病，疏肝解郁，行气止痛，共为主药。青皮、橘皮、苍术、川厚朴皆为辛甘温之品，理气疏肝，散结破积，为辅药。枳壳苦泄辛散，破气除胀，消积导滞；砂仁善化湿行气，为醒脾和胃之良品，共为佐药。甘草调和诸药，为使药。

加减：痛引少腹睾丸者，加橘核 9 克、荔枝核 9 克、川楝子 6 克。

中成药：逍遥丸，具体参见"喘证"之"肝气乘肺"。

（四）瘀血内停

舌象特征： 舌质紫暗，少苔或无苔。见图 5-3-4。

舌象分析： 邪入血分，可见舌质深绛或紫暗，苔少或无苔，内有瘀血，多见有斑点，或舌下络脉怒张。

症状： 腹痛如针刺感，痛处固定，经久不愈，夜间加重，脉细涩。

治法： 活血化瘀，和络止痛。

方药： 少腹逐瘀汤。

小茴香 3 克，干姜 3 克，延胡索 3 克，当归 9 克，川芎 6 克，肉桂 3 克，赤芍 6 克，蒲黄 9 克，五灵脂 6 克，没药 6 克。

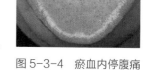

图 5-3-4　瘀血内停腹痛舌象

方解： 方中五灵脂、蒲黄活血祛瘀，散结止痛。其中五灵脂止痛而不损胃气；蒲黄生用，活血祛瘀，共为君药。川芎、当归乃阴中之阳药，血中之气药，配合赤芍补血行气活血，散滞调经，为臣药。延胡索（玄胡）、没药利气散瘀，消肿定痛，小茴香、干姜、肉桂温经散寒，通达下焦，共为佐药。全方有活血祛瘀、温经散寒、散结止痛之功效。

加减： 腹部术后作痛，可加泽兰 6 克、红花 6 克、桃仁 6 克；若跌仆损伤作痛，可加丹参 6 克、王不留行 3 克或服三七粉 3 克、云南白药 3 克、血竭 3 克；若下焦蓄血，大便色黑，可用桃核承气汤；若胁下积块，疼痛拒按，可用膈下逐瘀汤。

中成药： 血府逐瘀丸，口服，每次 1～2 丸，每日 2 次，空腹用红糖水送服。（注：①忌食辛冷。②孕妇忌服）

（五）中虚脏寒

舌象特征： 舌质淡，苔白。见图 5-3-5。

舌象分析： 舌淡不胖而有齿痕多属脾虚或气虚，舌胖大而多齿痕多属脾虚或湿困，脾胃虚寒，气血不足，所以舌淡无华，胃气不足不能上荣于舌，所以舌苔薄白。

症状： 腹痛绵绵，时作时止，得温可缓解，按压可减轻症状，畏寒怯冷，神疲乏力，气短懒言，大便溏薄，脉弱或沉缓。

治法： 温中补虚，缓急止痛。

方药： 大建中汤。

川椒 6 克，干姜 12 克，人参 6 克，饴糖 30 克。

方解： 方中川椒味辛性热，温脾胃，助命火，散寒止痛，为君药。张秉成曰："蜀椒之大辛大热，上至肺而下至肾，逐寒暖胃。"以辛热之干姜温脾暖胃，助川椒散寒之力；以甘温

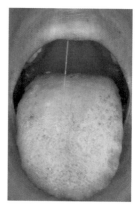

图 5-3-5　中虚脏寒腹痛舌象

之饴糖温补中虚，缓急止痛，助川椒止痛之功，共为臣药。佐以人参补脾益气，补虚助阳，合饴糖重建中脏，缓急止痛，又使中气旺则邪不可干。四药配伍，共奏补虚缓急、散寒止痛之效。

加减：脾肾阳虚者，可加用附子 6 克。

中成药：附子理中丸，见"胃痞"之"脾胃虚弱"。

【转归预后】

腹痛的转归及预后决定于其所属疾病的性质和患者的体质。一般来说体质好，病程短，正气尚足者预后良好；体质较差，病程较长，正气不足者预后较差；身体日渐消瘦，正气日衰者难治。若腹痛急暴，伴大汗淋漓，四肢厥冷，脉微欲绝者为虚脱之象，如不及时抢救则危殆立至。

【预防与调摄】

平素要注意起居有常，饮食有节（洁），勿食生冷、肥甘厚味及不洁食物，戒烟忌酒。避风寒，畅情志。

腹痛剧烈应禁食，缓解后宜饮食清淡，忌食生冷辛辣、肥甘厚腻食品。虚寒证或寒实证可予热敷疗法。若患者出现腹痛甚、腹痛拒按、冷汗淋漓、四肢不温、呕吐不止、暴泻不止或大便数日不通等症状，应警惕出现脱证，立即中西医结合急诊治疗处理，以免贻误病情。

第四节　呕吐

【定义】

由于胃失和降、气逆于上，迫使胃内容物从口而出的病证。呕吐可以单独出现，亦可伴见于多种急慢性疾病中。

【病因病机】

胃居中焦，为仓廪之官，主受纳和腐熟水谷，其气下行，以和降为顺。外邪犯胃、饮食不节、情志失调、素体脾胃虚弱等病因，扰动胃腑或胃虚失和，气逆于上则出现呕吐。

呕吐病性之虚实可相互转化与兼夹。如实证呕吐剧烈，津气耗伤，或呕吐不止，饮食水谷不能化生精微，易转为虚证。虚证呕吐复因饮食、外感时邪犯胃，可呈急性发作，表现为标实之证。临床上须详加辨别。

【临床表现】

（1）临床以饮食、痰涎、水液等胃内容物从胃中上涌，自口而出为主症，也有干呕无物者。

（2）常兼有脘腹疼痛或胀满不适、恶心纳呆、泛酸嘈杂、腹泻等症。

（3）体格检查依据疾病不同，可出现上腹部或中上腹压痛阳性，胃肠型、蠕动波及震水音，肠鸣音亢进或减弱等体征。

（4）起病或缓或急，常先有恶心欲吐之感，多由饮食、情志、寒温不适，闻及不良气味等因素而诱发，也有由服用化学药物、误食毒物所致者。

【辨证要点】

本病的辨证当以虚实为纲。

如病程短，来势急，呕出物较多，多偏于邪实，治疗较易，治疗及时则预后良好。属实者应进一步辨别外感、食滞、痰饮及气火的不同。

若发病较急，伴有表证者，属于外邪犯胃；呕吐酸腐量多，气味难闻者，为宿食留胃；呕吐清水痰涎，胃脘如囊裹水者，属痰饮内停；呕吐泛酸，抑郁善怒者，则多属肝气郁结；呕吐苦水者，多因胆热犯胃。惟痰饮与肝气犯胃之呕吐，易于复发。

若病程较长，来势徐缓，吐出物较少，伴有倦怠乏力等症者，多属虚证。属于虚证者当辨别脾胃气虚、脾胃虚寒和胃阴不足之区别。若反复发作，纳多即吐者，属脾胃虚弱，失于受纳；干呕嘈杂，或伴有口干、似饥不欲饮食者，为胃阴不足。

呕吐日久，病情可由实转虚，或虚实夹杂，病程较长，且易反复发作，较为难治。如久病、大病之中出现呕吐不止，食不能入，面色白，肢厥不回，或为滑泄，脉细微欲绝，此为阴损及阳，脾胃之气衰败，真元欲脱之危证，易变生他证，或致阴竭阳亡。

【治疗原则】

呕吐是由胃气上逆所致，故治以和胃降逆为原则，结合具体症状辨证论治。偏于邪实者，治宜祛邪为主，邪去则呕吐自止。分别采用解表、消食、化痰、解郁等法。偏于正虚者，治宜扶正为主，正复则呕吐自愈。分别采用健运脾胃、益气养阴等法。虚实兼夹者当审其标本缓急主次而治之。

【分证论治】

（一）外邪犯胃

舌象特征：舌质淡，舌苔白腻。见图5-4-1。

舌象分析：偶感外邪，脾胃不和，气机不畅，舌面不荣，故苔薄白，脾胃运化失常所以舌白腻。

症状：突然呕吐，胃胀且有恶心感，或心中懊恼，伴有恶寒发热，头身疼痛，脉濡。

治法：疏邪解表，化浊和中，降逆止呕。

方药：藿香正气散。

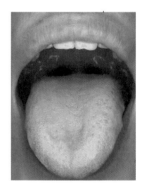

图5-4-1　外邪犯胃呕吐舌象

藿香9克，厚朴6克，紫苏叶3克，陈皮6克，大腹皮3克，白芷3克，茯苓3克，白术6克，半夏曲6克，桔梗6克，甘草6克，生姜6克，大枣6克。

方解：方中藿香芳香化温，和中止呕，并能发散风寒；紫苏叶、白芷辛香发散，助藿香外散风寒，兼可芳香化浊；厚朴、陈皮、半夏曲行气燥湿，和中消滞；白术、茯苓健脾去湿；大腹皮行气利湿；桔梗宣肺利膈；生姜、大枣、甘草调和脾胃，且和药性。诸药合用，共成解表化湿，理气和中之功。

加减：暑湿犯胃者，可用新加香薷饮。秽浊犯胃者，可用玉枢丹吞服。若见壮热口渴，便秘尿赤者，可加黄芩6克、黄连6克、栀子3克。

中成药：藿香正气液，口服，一日2次，用时摇匀。（注：①不宜在服药期间同时服用滋补性中药。②高血压病、心脏病、肝病、糖尿病、肾病等慢性病严重者应在医师指导下服用。③吐泻严重者应及时调整治疗方案。④严格按用法用量服用，本品不宜长期服用。⑤服药3天症状无缓解，应及时调整治疗方案。）

（二）饮食停滞

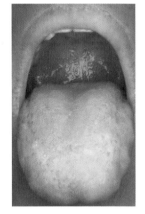

舌象特征：舌苔厚腻。见图5-4-2。

舌象分析：宿食积滞，湿热浊邪蕴阻胃肠，上泛舌面而致舌苔厚腻。腻苔形成主要原因为舌面丝状乳头增加，代谢产物使舌苔呈油腻状，紧贴于舌面。

症状：呕吐出大量未消化的食物，嗳气，厌食，脘腹胀满，吐后缓解，大便秘结或溏泄，气味臭秽，脉滑实有力。

治法：消食化滞，和胃降逆。

方药：保和丸。

山楂15克，神曲15克，半夏6克，茯苓12克，陈皮6克，连翘9克，莱菔子15克。

图5-4-2　饮食停滞呕吐舌象

方解：见"胃痛"之"宿食积滞"。

加减：因米食而吐者，加谷芽15克；因面食而吐者，加麦芽15克；因酒食而吐者，加豆蔻9克，葛花9克；因食鱼、蟹而吐者，加紫苏叶15克，生姜6克；因豆制品而吐者，加生萝卜汁。

中成药：枳实导滞丸，见"胃痛"之"宿食积滞"。

（三）痰饮内阻

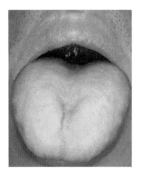

舌象特征：舌苔白滑而腻。见图5-4-3。

舌象分析：痰浊中阻，胃失和降，气机不畅，舌面失于濡养，所以舌苔白，阻碍脾胃运化，阳虚水湿内停，致苔白厚腻。水饮内停，代谢失常，所以舌滑。

症状：呕吐物多为清水痰涎，胸脘痞闷，纳食不佳，头眩，心悸，或逐渐消瘦，或呕而肠鸣，脉沉弦滑。

治法：温化痰饮，和胃降逆。

方药：小半夏汤合苓桂术甘汤。

半夏9克，生姜6克，茯苓12克，白术15克，桂枝6克，

图5-4-3　痰饮内阻呕吐舌象

炙甘草 6 克。

方解：

小半夏汤：方中半夏燥湿化饮，和胃降逆，为止呕要药；配合生姜，既可制约半夏的毒性，又能加强温胃散寒，化饮止呕的作用。

苓桂术甘汤：见"心悸"之"水饮凌心"。

加减：脘腹胀满，舌苔厚腻者，可加苍术 6 克、厚朴 6 克；脘闷不食者，加豆蔻 9 克、砂仁 6 克；胸膈烦闷、口苦、失眠、恶心、呕吐者，可去桂枝 6 克，加黄连 6 克、陈皮 6 克。

中成药：三九胃泰颗粒，用开水冲服，一次 1 袋，一日 2 次。（注：①忌情绪激动或生闷气。②浅表性、糜烂性、萎缩性等慢性胃炎应在医师指导下服用。③孕妇应在医师指导下服用。④慢性胃炎患者服药两周症状无改善，应立即停药并及时调整治疗方案。）

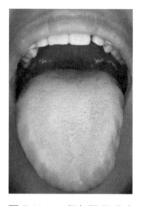

图 5-4-4　肝气犯胃呕吐舌象

（四）肝气犯胃

舌象特征：苔薄腻或微黄，舌边红。见图 5-4-4。

舌象分析：肝气犯胃，脾胃气机失常，舌不荣，则苔薄，脾胃运化失常则腻，肝郁化火蒸灼津液则微黄。

症状：呕吐吞酸，或干呕泛恶，胃胀，两胁胀痛，烦闷不舒，嗳气频频，情志不遂而发作或加重；脉弦。

治法：疏肝和胃，降逆止呕。

方药：四七汤。

半夏 15 克，厚朴 9 克，茯苓 12 克，紫苏叶 4 克，生姜 6 克，大枣 6 克。

方解：半夏降逆化痰，散结开郁；厚朴下气除满；茯苓健脾渗湿，紫苏叶质轻辛温，芳香疏散，可宽中散邪解郁；生姜可助半夏降逆和胃止呕，辛散化痰结；大枣可助茯苓健脾。

加减：胸胁胀满疼痛较甚，加川楝子 9 克、郁金 6 克、香附 6 克、柴胡 9 克；若呕吐酸水，心烦口渴，可加栀子 6 克、黄连 6 克等；若兼见胸胁刺痛，或呕吐不止，诸药无效，舌有瘀斑者，可酌加桃仁 6 克、红花 6 克。

中成药：逍遥丸，具体见"喘证"之"肝气乘肺"。

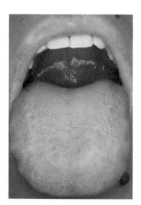

图 5-4-5　脾胃虚寒呕吐舌象

（五）脾胃虚寒

舌象特征：舌质淡，苔薄白。见图 5-4-5。

舌象分析：舌淡不胖而有齿痕多属脾虚或气虚，舌胖大而多齿痕多属脾虚或湿困，脾胃虚寒，气血不足，所以舌淡无华，胃气不足不能上荣于舌，所以舌苔薄白。

症状：饮食稍多即欲呕吐，时发时止，食入难化，胸脘痞闷，不思饮食，四肢不温，口干不欲饮或喜热饮，大便稀溏，脉濡弱或沉。

治法：温中健脾，和胃降逆。

方药：理中丸。

人参9克，白术12克，干姜6克，炙甘草6克。

方解：方中干姜大辛大热；人参甘苦微温，补气健脾；脾虚寒湿不化，故以白术为佐补脾气而燥脾湿；炙甘草补土温中，调和诸药。

加减：呕吐较甚，加砂仁6克、半夏6克；若呕吐清水不止，可加吴茱萸3克、生姜6克；若久呕不止，呕吐之物完谷不化，汗出肢冷，腰膝酸软，舌质淡胖，可加制附子6克、肉桂6克。

中成药：具体见"胃病"之"脾胃虚寒"。

（六）胃阴亏虚

舌象特征：舌红少津，苔少。见图5-4-6。

舌象分析：胃阴不足，虚热内生，胃失濡润，气失和降，阴虚火旺，则舌红，胃中津液不能上承于舌，故少津。

症状：呕吐反复发作，或时作干呕，恶心，胃中嘈杂，似饥而不欲食，口燥咽干；脉细数。

治法：滋养胃阴，和胃降逆。

方药：麦门冬汤。

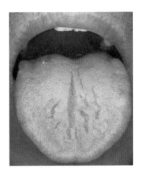

图5-4-6　胃阴亏虚呕吐舌象

人参6克，麦冬60克，半夏9克，粳米6克，大枣3克，甘草6克。

方解：方中麦冬甘寒清润，滋液润燥，以清虚热，为主药；辅以人参、甘草、粳米、大枣益胃气，养胃阴，中气充盛；半夏降逆下气；其中甘草并能润肺利咽，调和诸药，以为使。

加减：呕吐较剧者，可加竹茹6克、枇杷叶15克；若口干、舌红，热甚者，可加黄连6克；大便干结者，加瓜蒌子6克、郁李仁6克、火麻仁6克；伴倦怠乏力，纳差舌淡，加太子参12克、山药9克、薏苡仁6克。

中成药：胃乐宁片，口服，一次4片，一日3次。（注：①孕妇禁用。②忌情绪激动及生闷气。③不宜在服药期间同时服用滋补性中药。④胃寒痛者不适用，主要表现为遇寒凉则胃痛发作或加重，得温暖则胃痛减轻，喜热饮食。⑤高血压病、心脏病、糖尿病、肝病、肾病等慢性病严重者应在医师指导下服用。⑥服药3天症状无缓解，应及时调整治疗方案。）

【转归预后】

一般暴病呕吐多属邪实，治宜祛邪为主；久病呕吐多属正虚，治宜扶正为主。一般实证易治，虚证及虚实夹杂者，病程长，且易反复发作，较为难治。

【预防与调摄】

　　饮食失调是导致呕吐最常见的原因，因此要养成良好的饮食习惯，不暴饮暴食，不食变质腐秽食物；脾胃素虚者勿过食生冷、肥甘厚腻等食品；胃中有热者忌食辛辣、香燥之品。保持心情舒畅，避免精神刺激，肝气犯胃者尤当注意。嘱患者适当体育锻炼以增强体质。

　　呕吐患者应少食多餐，以清淡流质或半流质饮食为主，并注意营养的均衡。忌食肥甘厚腻、生冷粗硬、腥膻异味及辛辣刺激之品，必要时禁食。对呕吐不止的患者，应卧床休息，加强护理，密切观察患者病情变化。重症、昏迷或体力差的患者要侧卧，防止呕吐物进入气道。吐后用温水漱口，清洁口腔。在选药方面，凡是具有腥恶气味者，均非治呕所宜，否则随服随吐，重伤胃气，加重病情。服药应以少量频服为佳，以减少胃之负担，使之逐渐得到药力，并可根据患者之喜恶，或热饮或冷饮，以免格拒难下，逆而复出。应注意做好情志调护，对情志抑郁或易怒患者可予以必要的心理疏导。

第五节　呃逆

【定义】

　　指以喉间频发短促呃呃声响、不能自制为主要表现的病证。

【病因病机】

　　呃逆的发生多由外邪犯胃、饮食不当、情志不遂、正气亏虚等，导致胃失和降、胃气上逆、动膈冲喉而发病。

　　（1）外邪犯胃　外感寒凉之邪，内客脾胃，寒遏中阳，胃气失和，寒气上逆动膈可导致呃逆之证。

　　（2）饮食不当　过食生冷，或过用寒凉药物，寒气客于胃，循手太阴肺经犯膈，膈间不利，胃气不降，肺失宣肃，气逆上冲咽喉而呃；过食辛热厚味，滥用温补之剂，燥热内盛，或进食太快太饱，致气不顺行，气逆动膈，发生呃逆。

　　（3）情志不遂　恼怒伤肝，肝失疏泄，横逆犯胃；忧思伤脾或肝郁克脾，脾失健运，聚生痰湿，或素有痰湿，或肝火炼津化痰等，均可形成痰湿夹肝逆之气或肝郁之火致胃失和降，动膈而呃逆。

　　（4）正气亏虚　因大病久病、失治误治，或素体衰弱、产后体虚，而有胃阴耗伤，脾胃俱虚，若复加各种内伤外感因素触动，可使胃失和降；亦或病深及肾，肾元耗损，胃气衰败，肾不固摄，浊气上乘动膈则呃。呃逆病位以胃、膈为主，与肝、脾、肺、肾密切相关。其病性有虚有实，且虚实寒热之间可相互兼夹或转化。一般偶然发作或属单纯性的呃逆，预后良好；若伴发于久病、重病之时，常属胃气衰败之候。

【临床表现】

　　（1）呃逆以气逆上冲，喉间呃呃连声，声短而频，不能自止为主症。

其呃声或高或低，或疏或密，间歇不定。

（2）常伴有胸膈痞闷、胃脘不适，或情绪不定。

（3）多有饮食不当、情志不遂、感受冷凉等诱发因素，或有正虚体衰病史。

【辨证要点】

（1）辨生理或病理性呃逆　呃逆应首先分清是生理现象还是疾病状态。普通人因情绪影响或快速吞咽食物，或吸入冷凉空气，可发生一时性气逆而作呃，经饮水，或闭气，或分散注意力而消失，无持续或反复发作者，为生理现象。若呃逆时常反复发作，或持续且难以自制，同时伴有其他症状者，为病理表现。

（2）辨虚实、寒热　呃逆有虚实之分。实证多为寒凝、火郁、气滞、痰阻等致胃失和降而产生，其呃声响亮有力，连续发作；虚证每由胃阴耗损，或脾肾亏虚等使正虚气逆引起，其呃声时断时续，气怯乏力。寒证因寒邪内侵，胃失和降，上逆动膈，呃声沉缓有力，遇寒凉更甚；热证属燥热伤胃，阳明腑气不顺，胃气上逆，呃声高响且短，气涌而出。

【治疗原则】

（1）呃逆的发病是以气逆动膈为要点。胃居膈下，以降为顺，"动膈"即是指膈间气机不利，又为胃气之逆所触动。故而本病重要病变部位在胃和膈。二者又与肺、脾、肝、肾相关致病。如肺处膈上，主肃降，手太阴肺之经脉还循胃口，上膈属肺，肺之宣肃影响胃气和降，膈居肺胃之间，肺胃受影响时，膈间气机不利，气逆上冲于喉间；胃之和降有赖于脾气健运和肝之条达，若脾失健运或肝失条达，则胃失和降，气逆动膈，遂成呃逆；肺之肃降与胃之和降，亦有赖肾之摄纳，若肾气不足，肾失摄纳，肺胃之气，失于和降，浊气上冲，夹胃气上逆动膈，亦可形成呃逆之病。故在临证之时必须辨清共病脏腑，协同治疗方能取得佳效。

（2）诊断呃逆，先要详细询问发作史，了解诱因，以辨别是否为一过性气逆而作，亦或因外感、内伤及脏腑功能失调而致。若属一时性气逆而呃，无持续或反复发作，且无明显兼证，可采用一些简便措施处理，无须药物治疗。若呃逆持续或反复发作，兼证明显，或出现在其他急、慢性病证过程中，应给服药物或他法治之。

（3）对于久病、重病、大病或年老正虚患者发生呃逆，表现出断续不继，呃声低微，饮食难进且脉沉细伏者，俗称"败呃"，是胃气衰败之危笃证候，提示病情严重，预后不良。正如严用和在《严氏济生方·咳逆论治》云："大抵老人、虚人、久病人及妇人产后，有此症者，皆是病深之候，非佳兆也。"务须悉心观察病情变化，慎重处置。

【分证论治】

（一）胃中寒冷

舌象特征：舌淡苔薄而润。见图 5-5-1。

舌象分析：胃中寒冷，气机不畅，会导致脾胃运化失常。

症状：呃声有力，胃脘胀闷不舒，得热可缓解，遇寒则甚，进食减少，喜食热饮，口淡不渴，脉迟缓。

治法：温中散寒，降逆止呃。

方药：丁香散。

丁香 3 克，柿蒂 3 克，炙甘草 6 克，高良姜 6 克。

方解：丁香辛温芳香，温中散寒、降逆止呃；柿蒂温中降逆止呕；高良姜散寒止痛；炙甘草调和药性。

加减：寒气较重者，加吴茱萸 3 克、肉桂 6 克；若寒凝气滞，脘腹痞满者，加枳壳 6 克、厚朴 6 克、香附 6 克、陈皮 6 克；若寒凝食滞，脘闷嗳腐者，加莱菔子 12 克、制半夏 6 克、槟榔 3 克；若有表寒之邪者，可加紫苏 15 克、荆芥 9 克、防风 6 克、生姜 6 克。

中成药：附子理中丸，具体参见"胃痞"之"脾胃虚弱"。

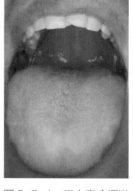

图 5-5-1　胃中寒冷呃逆
舌象

（二）胃火上逆

舌象特征：舌红苔黄或燥。见图 5-5-2。

舌象分析：胃火上逆蒸灼津液，津液亏虚，故舌红，舌苔黄或燥。

症状：呃声洪亮，有力，冲逆，口臭烦渴，喜冷饮，腹胀，大便秘结，小便短黄，脉滑数。

治法：清火降逆，和胃止呃。

方药：竹叶石膏汤。

竹叶 15 克，石膏 30 克，人参 9 克，麦冬 15 克，半夏 6 克，甘草 6 克，粳米 6 克。

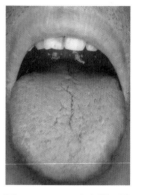

图 5-5-2　胃火上逆呃逆
舌象

方解：方中竹叶、石膏清热除烦，故为主药；辅以人参、麦冬益气养阴；佐以半夏和胃降逆止呕，配合大量麦冬清热养阴；甘草、粳米益胃和中。

加减：呃逆甚，加柿蒂 12 克；腑气不通，脘腹痞满者，可加生大黄 6 克、厚朴 6 克。

中成药：牛黄上清丸，口服，一次 1 丸，一日 2 次。（注：①不宜在服药期间同时服用滋补性中药。②高血压病、心脏病、肝病、糖尿病、肾病等慢性病严重者应在医师指导下服用。③服药后大便次数增多且不成形者，应酌情减量。④孕妇慎用，儿童、哺乳期妇女、年老体弱及脾虚便溏者应在医师指导下服用。⑤服药 3 天症状无缓解，应及时调整治疗方案。）

（三）气机郁滞

舌象特征：苔薄，舌淡。见图 5-5-3。

舌象分析：脾胃气机失常，舌不荣，则苔薄，脾胃运化失常则腻。

症状：呃逆连续不断，常因情志不畅而诱发或加重，两胁胀满，有嗳气纳呆，肠鸣矢气，脉弦。

治法：理气解郁，降逆止呃。

方药：五磨饮子。

木香6克，沉香6克，槟榔6克，枳实6克，乌药6克。

方解：具体参见"喘证"之"肝气乘脾"。

加减：若肝郁明显者，加川楝子3克、郁金6克；若心烦口苦，气郁化火者，加栀子6克、牡丹皮6克；若气逆痰阻，昏眩恶心者，可用旋覆代赭汤加陈皮6克、茯苓12克；若痰蕴化热者，加黄连6克、竹茹6克、瓜蒌6克。

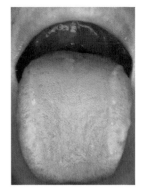

图5-5-3　气机郁滞呃逆舌象

中成药：四磨汤口服液，口服，成人一次20毫升，一日3次，疗程一周；新生儿一次3～5毫升，一日3次，疗程2天；幼儿一次10毫升，一日3次，疗程3～5天。（注：①孕妇、肠梗阻、肠道肿瘤、消化道术后禁用。②一般手术患者在手术后12小时第一次服药，再隔6小时第二次服药，以后常法服药或遵医嘱。③冬天服用时，可将药瓶放置温水中加温5～8分钟后服用。）

（四）脾胃阳虚

舌象特征：舌质淡，苔薄白。见图5-5-4。

舌象分析：舌淡不胖而有齿痕多属脾虚或气虚，舌胖大而多齿痕多属脾虚或湿困，脾胃虚寒，气血不足，所以舌淡无华，胃气不足不能上荣于舌，所以舌苔薄白。

症状：呃声无力，气不得续，泛吐清水，脘腹不舒，喜暖喜按，手足不温，食少乏力，大便溏薄，脉沉细。

治法：温补脾胃，和中止呃。

方药：理中丸。

人参9克，白术12克，干姜6克，炙甘草6克。

方解：具体参见"呕吐"之"脾胃虚寒"。

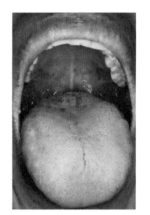

图5-5-4　脾胃阳虚呃逆舌象

加减：食滞，嗳腐吞酸者，加神曲6克、麦芽15克、莱菔子15克；若脘腹胀满，脾虚气滞者，加半夏6克、陈皮6克；若呃声难续，气短乏力，中气大亏者，加黄芪9克，并增加人参用量；若病久及肾，肾阳亏虚，形寒肢冷，腰膝酸软，呃声难续者，可加肉桂6克、紫石英15克、补骨脂15克、山茱萸15克、刀豆子6克。

中成药：理中丸，口服，一次8丸，一日3次。（注：①孕妇禁用。②有慢性结肠炎、溃疡性结肠炎便脓血等慢性病史者，患泄泻后应及时调整治疗方案。③高血压病、心脏病、糖尿病、肝病、肾病等慢性病严重者应在医师指导下服用。④服药3天症状无缓解，应及时调整治疗方案。）

（五）胃阴不足

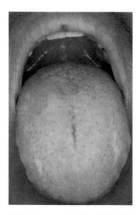

图 5-5-5　胃阴不足呃逆舌象

舌象特征： 舌红苔少。见图 5-5-5。

舌象分析： 胃阴不足，虚热内生，胃失濡润，气失和降，阴虚火旺，则舌红，胃中津液不能上承于舌，故苔少。

症状： 呃声短促，不连续，不思饮食，口舌干燥，或有烦渴，或食后即饱胀，大便干结，脉细数。

治法： 养胃生津，降逆止呃。

方药： 益胃汤。

生地黄 15 克，麦冬 15 克，沙参 9 克，玉竹 9 克，冰糖 3 克，橘皮 6 克，竹茹 6 克，枇杷叶 15 克，柿蒂 6 克。

方解： 具体见"胃痞"之"胃阴不足"。

加减： 阴虚火旺，胃火上炎者，可加知母 15 克、石斛 15 克；若神疲乏力，气阴两虚者，可加党参 9 克或西洋参 12 克、生山药 6 克；大便干结者，加当归 6 克、蜂蜜 12 克。

中成药： 养胃舒胶囊，口服，一次 3 粒，一日 2 次。（注：①湿热胃痛证及重度胃痛应在医师指导下服用。②服本药 3 天症状未改善，应停止服用，并及时调整治疗方案。）

【转归预后】

呃逆一证，病情轻重差别很大，轻者可自发自止，预后良好，而重者常缠绵难愈。特别是并发在一些严重疾病中，常为元气衰败，胃气将绝的征象，应予特别重视。

【预防与调摄】

预防本病，平时要注意寒温适宜，避免外邪犯胃。注意饮食调节，不应过食生冷及辛热之物。患热证时不要过服寒凉，罹患寒证时不要妄投温燥。须保持情绪愉悦，避免精神刺激。对频发者要解除恐惧心理。若呃逆并发于急慢性疾病过程中，应积极治疗原发病证，此为重要的预防措施。

呃逆轻症，多能逐渐自愈，无须特别的护理。若呃逆频频发作，则饮食要进易消化食物，粥面中可加姜汁少许，以和胃降逆。一些虚弱患者，如服食补气药过多而频频呃逆者，可用橘皮、竹茹煎水温服。

第六节　泄泻

【定义】

以排便次数增多、粪便稀溏，甚至泻出如水样为主要表现的病证。古代将大便溏薄而势缓者称为泄，大便清稀如水而势急者称为泻，现统称为"泄泻"。

【病因病机】

泄泻的病因主要为感受外邪，饮食所伤，情志不调，禀赋不足及年老体弱、大病久病之后脏腑虚弱。

（1）感受外邪　外感寒湿暑热之邪伤及脾胃，使脾胃升降失司，脾不升清；或直接损伤脾胃，导致脾失健运，水湿不化，引起泄泻。因湿邪易困脾土，以湿邪最为多见，故有"湿多成五泄""无湿不成泻"之说。

（2）饮食所伤　饮食不洁，使脾胃受伤，或饮食不节，暴饮暴食或恣食生冷辛辣肥甘，使脾失健运，脾不升清，小肠清浊不分，大肠传导失司，发生泄泻。

（3）情志失调　抑郁恼怒，易致肝失调达，肝气郁结，横逆克脾，或忧思伤脾，均可致脾失健运，水湿不化，发生泄泻。

（4）禀赋不足，病后体虚　年老体弱，脏腑虚弱，脾肾亏虚；或大病久病之后，脾胃受损，肾气亏虚；或先天禀赋不足，脾胃虚弱，肾阳不足，均可导致脾胃虚弱或命门火衰。脾胃虚弱，不能腐熟水谷、运化水湿，积谷为滞，湿滞内生，清浊不分，混杂而下，遂成泄泻。

泄泻病性有虚实之分，实证多因湿盛伤脾，或饮食伤脾，暴泻以实证为主。虚证见于劳倦内伤、大病久病之后，或他脏及脾，如肝木克脾，或肾阳亏虚，不能温煦脾脏，久泻以虚证为主。急性泄泻，经及时治疗，可在短期内痊愈。一些急性泄泻因失治或误治，迁延日久，可由实转虚，转为久泻。

【临床表现】

（1）大便稀溏或如水样，次数增多，每日 3 次以上。

（2）常伴有腹胀腹痛、肠鸣纳呆。多由寒热、饮食、情志等因素诱发。

（3）急性泄泻起病急，病程短，有感寒受凉、暴饮暴食或误食不洁之物的病史，多伴有恶寒、发热等症状。久泄起病缓，病程长，时发时止，多为禀赋不足，或由急性泄泻失治误治，迁延日久而成，常因受凉、饮食生冷或情志不畅而诱发。

【辨证要点】

（1）辨轻重　泄泻而饮食如常，说明脾胃未败，多为轻症，预后良好；泻而不能食，形体消瘦，或暴泻无度，或久泄滑脱不禁，转为厥脱，津液耗伤，阴阳衰竭，均属重症。

（2）辨缓急　暴泻者起病较急，病程较短，一般在数小时至 2 周以内，泄泻次数每日 3 次以上；久泻者起病较缓，病程较长，持续时间多在 2 个月以上甚至数年，泄泻呈间歇性发作。

（3）辨寒热　大便色黄褐而臭，泻下急迫，肛门灼热者，多属热证；大便清稀甚至水样，气味腥秽者，多属寒证；大便溏垢，臭如败卵，完谷不化，多为伤食之证。

（4）辨虚实　急性暴泻，病势急骤，脘腹胀满，腹痛拒按，泻后痛减，小便不利者，多属实证；慢性久泻，病势较缓，病程较长，反复发作，腹痛不甚，喜暖喜按，神疲肢冷，多属虚证。

【治疗原则】

（1）注意风药的临床运用　脾气不升是慢性泄泻的主要病机之一。风药轻扬升散，同气相召，脾气上升，运化乃健，泄泻可止。湿是形成泄泻的病理因素之一，湿见风则干，风药具有燥湿之性。湿邪已去，脾运得复，清气上升，泄泻自止。风药尚具有促进肝之阳气升发的作用，肝气升发条达，疏泄乃治。临床常用药有藿香、葛根、荆芥、防风、桔梗、白芷、藁本、升麻、柴胡、蝉蜕、羌活等。方剂可选藿香正气散、荆防败毒散、羌活胜湿汤等，如运用得当，效果明显。

（2）虚实夹杂者，寒热并用　　慢性泄泻纯虚纯实者少，虚实夹杂者多。脾虚与湿盛是本病的两个主要方面。脾气虚弱，清阳不升，运化失常则生飧泄，治疗可用参苓白术散、理中汤等；若脾虚生湿，或外邪内侵，引动内湿，则虚中夹实，治当辨其湿邪夹热与夹寒之不同，临床一般以肠腑湿热最为常见，治疗当理中清肠，寒热并用，加用败酱草、红藤、黄柏、猪苓、茯苓等；寒湿偏重者则用苍术、厚朴、肉桂、陈皮、白术等。

（3）掌握通法在慢性泄泻中的运用时机　　泄泻一证，其病位在肠腑。

大肠为"传导之官"，小肠为"受盛之官"，前者司"变化"，后者主"化物"，一旦肠腑发生病变，必然"变化"无权，"化物"不能，于是肠曲盘旋之处易形成积滞痰饮浊毒。久则中焦脾胃渐亏，难以运化，积饮痰浊愈甚，或陈积未去，新积又生。故此，治疗诸多方法无效者，必有痰饮浊毒积滞肠腑。倡导攻邪已病的张从正提倡以攻为补，"损有余即是补不足"，而且"下中自有补""不补之中有真补存焉"。当代名家韦献贵认为："久泻亦肠间病，肠为腑属阳，腑病多滞多实，故久泻多有滞，滞不除则泻不止。"因此，攻除积滞痰饮浊毒，攻补兼施，掌握好攻补的孰多孰少，乃为治疗难治性泄泻的出奇制胜之法。

（4）久泻使用化瘀之法，值得重视。辨证上应注意血瘀征象的有无。王清任的诸逐瘀汤，结合临床，变通使用得当，往往可以获效。

【分证论治】

（一）暴泻

1. 寒湿内盛

舌象特征：舌质白，舌苔白或白腻。见图 5-6-1。

舌象分析：痰气交阻，郁而化热，故舌质红；阻碍脾胃运化，阳虚水湿内停，致苔薄腻。

症状：泄泻清稀如水样，腹胀食少，腹痛肠鸣，或兼恶寒、发热、头痛等外感症状，伴肢体酸痛，脉濡缓。

治法：芳香化湿，解表散寒。

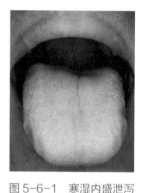

图 5-6-1　寒湿内盛泄泻舌象

方药：藿香正气散。

藿香 9 克，厚朴 6 克，紫苏叶 3 克，陈皮 6 克，大腹皮 3 克，白芷 3 克，茯苓 3 克，白术 6 克，半夏曲 6 克，桔梗 6 克，甘草 6 克，生姜 6 克，大枣 3 克。

方解：具体参见"呕吐"之"外邪犯胃"。

加减：表邪偏重，寒热身痛，可加荆芥 6 克，防风 6 克，或用荆防败毒散；若湿邪偏重，腹满肠鸣，小便不利，可用胃苓汤；若寒重于湿，腹胀冷痛者，可用理中丸。

中成药：藿香正气，参见"呕吐"之"外邪犯胃"。

2. 湿热中阻

舌象特征：舌质红，苔黄腻。见图5-6-2。

舌象分析：湿热蕴结脾胃，气机阻滞，升降失常，湿热熏蒸，上泛舌面而致舌苔黄腻。

症状：泄泻腹痛，便感急迫，或泻而不爽，大便色黄褐臭秽，肛门有灼热感，烦热口渴，小便短黄，脉滑数或濡数。

治法：清热燥湿，分消止泻。

方药：葛根芩连汤。

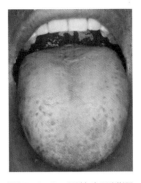

图5-6-2　湿热中阻泄泻
舌象

葛根15克，炙甘草9克，黄芩9克，黄连6克。

方解：方中葛根辛甘而凉，入脾、胃、肺经，既能解表退热，又能升脾胃清阳之气而治下利，故为君药。黄连、黄芩清热燥湿、厚肠止利，故为臣药；炙甘草甘缓和中，调和诸药，为佐使药。

加减：偏湿重宜加薏苡仁、厚朴；夹食滞者加神曲、山楂、麦芽；如有发热、头痛、脉浮等风热表证，可加金银花、连翘、薄荷；如在夏暑期间，症见发热头重、烦渴自汗、小便短赤、脉濡数等，是暑湿入侵，表里同病，可用新加香薷饮合六一散。

中成药：葛根芩连片，口服，一次3～4克，一日3次。（注：①泄泻腹部凉痛者忌服。②高血压病、心脏病、肾病、浮肿的患者，孕妇、哺乳期妇女或正在接受其他治疗的患者，应在医师指导下服用。③本品治疗因滥用抗生素造成的菌群紊乱患者疗效欠佳。④服药3天后症状未改善，或出现其他严重症状时，应及时调整治疗方案。）

3. 食滞肠胃

舌象特征：舌淡舌苔垢浊或厚腻。见图5-6-3。

舌象分析：宿食积滞，湿热邪浊蕴阻胃肠，上泛舌面而致舌苔厚腻。腻苔形成主要原因为舌面丝状乳头增加，代谢产物使舌苔呈油腻状，紧贴于舌面为腻苔。

症状：腹痛，肠鸣音剧烈，大便臭如败卵，泻后可缓解疼痛，不思饮食，脉滑。

治法：消食导滞，和中止泻。

方药：保和丸。

山楂15克，神曲15克，半夏6克，茯苓12克，陈皮6克，连翘9克，莱菔子15克。

方解：具体参见"胃痛"之"宿食积滞"。

加减：食滞较重，脘腹胀满，可因势利导，据"通因通用"的原则，用枳实导滞丸，以大黄、枳实为主。

中成药：保和丸，口服，每次1～2丸，一日2次。（注：①不宜在服药期间同时服用滋补性中药。②忌生冷油腻不易消化食物。③高血压病、心脏病、肝病、糖尿病、肾病等慢性病

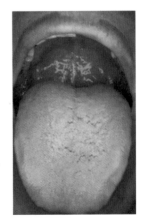

图5-6-3　食滞肠胃泄泻
舌象

严重者应在医师指导下服用。④儿童、孕妇、哺乳期妇女、年老体弱者应在医师指导下服用。⑤服药 3 天症状无缓解，应及时调整治疗方案。）

（二）久泻

1.肝气乘脾

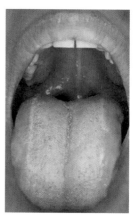

舌象特征： 舌淡红，肝郁线。见图 5-6-4。

舌象分析： 肝气乘脾，故表现为肝郁线，肝郁化火，邪热熏灼于舌，故苔呈黄色。一般情况下，苔色愈黄，说明热邪愈甚，浅黄苔为热轻，深黄苔为热重，焦黄苔为热结。

症状： 平素心情抑郁易怒，每因情绪波动而发泄泻，伴有胸胁胀闷，嗳气食少，腹痛攻窜，肠鸣矢气，脉弦。

治法： 抑肝扶脾。

方药： 痛泻要方。

图 5-6-4　肝气乘脾泄泻舌象

白术 15 克，白芍 12 克，防风 9 克，陈皮 6 克。

方解： 方中白术苦甘温，补脾燥湿，为君药。白芍苦酸寒，柔肝缓急止痛，与白术配伍，为臣药。陈皮辛苦而温，理气燥湿，醒脾和胃，为佐药。防风燥湿以助止泻，为脾经引经药，故为佐使药。

加减： 肝郁气滞，胸胁脘腹胀痛者，可加枳壳 6 克、香附 6 克、延胡索（元胡）15 克、川楝子 15 克；若脾虚明显，神疲食少者，加黄芪 6 克、党参 9 克、扁豆 6 克；若久泻不止，可加酸收之品，如乌梅 9 克、诃子 6 克、石榴皮 9 克等。

中成药： 逍遥丸，具体参见"喘证"之"肝气乘肺"。

2.脾胃虚弱

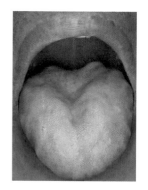

舌象特征： 舌质淡，苔薄白。见图 5-6-5。

舌象分析： 舌淡不胖而有齿痕多属脾虚或气虚，舌胖大而多齿痕多属脾虚或湿困，脾胃虚寒，气血不足，所以舌淡无华，胃气不足不能上荣于舌，所以舌苔薄白。

症状： 大便时溏时泻，反复发作，油腻食物可以导致大便次数增加，或完谷不化，伴食少纳呆，脘闷不舒，面色萎黄，倦怠乏力，脉细弱。

治法： 健脾益气，化湿止泻。

方药： 参苓白术散。

图 5-6-5　脾胃虚弱泄泻舌象

人参 15 克，白术 15 克，茯苓 12 克，炒甘草 6 克，山药 6 克，莲子 9 克，白扁豆 6 克，砂仁 6 克，薏苡仁 6 克，桔梗 6 克，大枣 6 克。

方解： 方中人参大补脾胃之气，白术、茯苓健脾渗湿，共为君药。山药、莲子健脾，二药可助人参、白术健脾益气，兼以厚肠止泻；白扁豆健脾化湿，薏苡仁健脾渗湿，二药助术、苓健脾助运，渗湿止泻，四药共为臣药。佐以砂仁芳香醒脾，行气和胃，既助除湿之力，又畅达气机；桔梗开宣肺气，通利水道，并能载药上行，以益肺气而成培土生金之功。炒甘草健脾和中，调和药性，大枣益脾，共为使药。诸药相合，益气健脾，渗湿止泻。

加减：脾阳虚衰，阴寒内盛，亦可用附子理中汤；若久泻不愈，中气下陷，而兼有脱肛者，可用补中益气汤，并加用党参 9 克；还可以辨证选用升阳益胃汤、黄芪建中汤等。

中成药：保济丸，口服，一次 1.85～3.7 克，一日 3 次。（注：①不宜在服药期间同时服用滋补性中药。②外感燥热者不宜服用。③高血压病、心脏病、肝病、糖尿病、肾病等慢性病严重者应在医师指导下服用。④发热体温超过 38.5℃的患者，应及时调整治疗方案。⑤吐泻严重者应及时调整治疗方案。⑥服药 3 天症状无缓解，应及时调整治疗方案。）

3. 肾阳虚衰

舌象特征：舌淡苔白。见图 5-6-6。

舌象分析：肾阳不足则气血运行无力，影响脾胃的正常生理功能，使水谷精微不能上承于舌，失于濡养，故舌淡苔白。

症状：黎明前腹部作痛，肠鸣即泻，泻后痛减，完谷不化，腹部喜暖喜按，形寒肢冷，腰膝酸软；脉沉细。

治法：温肾健脾，固涩止泻。

方药：附子理中丸合四神丸。

炮附子 6 克，人参 9 克，白术 12 克，炮姜 6 克，炙甘草 6 克，补骨脂 12 克，肉豆蔻 9 克，吴茱萸 3 克，五味子 6 克，生姜 6 克，大枣 6 克。

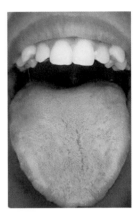

图 5-6-6　肾阳虚衰泄泻舌象

方解：

附子理中丸：方中炮附子温阳散寒，伍以炮姜温运中焦；人参、白术、炙甘草益气健脾燥湿，促进脾阳健运。诸药合用，中阳重振，脾胃健运，恢复升清降浊功能。

四神丸：方中主药补骨脂温补肾阳，暖脾止泻，以壮火益土；辅以肉豆蔻温脾暖肾，涩肠止泻；佐以吴茱萸温暖肝脾肾，以散阴寒，五味子固肾益气，涩精止泻；使以生姜温胃散寒，大枣补脾养胃。诸药合用，使火旺土强，肾泻自愈。其配伍特点，温补与收敛并行，辛散与涩肠兼顾，补而不滞。

加减：若年老体弱，久泻不止，中气下陷，加黄芪 9 克、升麻 6 克、柴胡 12 克，亦可合桃花汤。

中成药：附子理中丸，参见"胃痞"之"脾胃虚弱"。

【转归预后】

急性泄泻经过恰当治疗，绝大多数患者能够治愈；只有少数患者失治误治，或反复发作者，导致病程迁延，日久不愈，由实转虚，变为慢性泄泻；亦有极少数患者因暴泻无度，耗气伤津，会造成亡阴亡阳之变。慢性泄泻一般经正确治疗，亦能获愈；部分病例反复发作，可由脾虚而致中气下陷；脾虚可以及肾，或脾肾相互影响，以致脾肾同病，则病情趋向加重；若久泻者，突见泄泻无度，水浆不入，呼吸微弱，形体消瘦，身寒肢冷，脉微细欲绝，是脾气下陷，肾失固摄离绝之危候，预后多不良。

【预防与调摄】

避风寒，慎起居，调饮食，调情志。忌生冷油腻、肥甘厚味。注意保暖。调节情志，勿悲恐忧伤，暴泻者要减少饮食，可给予米粥以养护胃气。若虚寒腹泻，可予姜汤饮之，以振奋脾阳，调和胃气。如有严重泄泻者，甚至一日十余次者，应及时就医，防止发生厥脱重症。暴泻停止后也要注意清淡饮食，调养脾胃至少一周时间。久泻者尤应注意平素避风寒，勿食生冷食物。脾胃素虚患者可食用药食同源的食疗方以健脾补气，如将山药、薏苡仁、莲子、扁豆、芡实、大枣等熬粥，日常服用以调理脾胃，亦可艾灸或隔姜灸足三里、神阙等穴位，以温中健脾。

第七节　便秘

【定义】

以大便排出困难，排便周期延长，或周期不长，但粪质干结，排出艰难，或粪质不硬，虽频有便意，但排便不畅为主要表现的病证。

【病因病机】

便秘主要是由外感寒热之邪、内伤饮食情志、病后体虚、阴阳气血不足等，热结、气滞、寒凝、气血阴阳亏虚，致使邪滞胃肠、壅塞不通；肠失温润，推动无力，糟粕内停，大便排出困难，发为便秘。

（1）素体阳盛　素体阳盛，或热病之后，余热留恋，或肺热肺燥，下移大肠，或过食醇酒厚味，或过食辛辣，或过服热药，均可致肠胃积热，耗伤津液，肠道干涩失润，粪质干燥，难于排出，形成所谓"热秘"。

（2）情志失调　忧愁思虑，脾伤气结，或抑郁恼怒，肝郁气滞，或久坐少动，气机不利，均可导致腑气郁滞，通降失常，传导失职，糟粕内停，不得下行，或欲便不出，或出而不畅，或大便干结而成气秘。

（3）感受外邪　恣食生冷，凝滞胃肠，或外感寒邪，直中肠胃，或过服寒凉，阴寒内结，均可导致阴寒内盛，凝滞胃肠，传导失常，糟粕不行，而成冷秘。

（4）年老体虚　素体虚弱，或病后、产后及年老体虚之人，阴阳气血亏虚，阳气虚则温煦传送无力，阴血虚则润泽荣养不足，皆可导致大便不畅。

便秘病位主要在大肠，涉及脾、胃、肺、肝、肾等多个脏腑，基本病机为大肠传导失常。胃与肠相连，胃热炽盛，下传大肠，燔灼津液，大肠热盛，燥屎内结，可成便秘；肺与大肠相表里，肺之燥热下移大肠，则大肠传导功能失常，而成便秘；肝主疏泄气机，若肝气郁滞，则气滞不行，腑气不能畅通；肾主五液而司二便，若肾阴不足，则肠道失润，若肾阳不足则大肠失于温煦而传送无力，大便不通。以上原因均可发为本病。

便秘的病性可概括为虚、实两个方面。热秘、气秘、冷秘属实，气血阴阳亏虚所致者属虚。虚实之间常常相互兼夹或相互转化。如肠胃积热与气机郁滞可以并见，阴寒积滞与阳气虚衰可以相兼，气秘日久，久而化火，可转化成热秘。阳虚秘者，如温燥太过，津液耗伤，可转化为阴虚秘，或久病阳损及阴，则可见阴阳俱虚之证。

【临床表现】

（1）排便次数每周少于3次，或周期不长，但粪质干结，排出艰难，或粪质不硬，虽频有便意，但排便不畅。

（2）粪便的望诊及腹部触诊、粪常规、潜血试验、直肠指诊、钡灌肠或气钡造影、纤维结肠镜检查等有助于便秘的诊断。

【辨证要点】

依据患者的排便周期、粪质、舌象分清寒热虚实。大便干燥坚硬，肛门灼热，舌苔黄厚，多属肠胃积热；素体阳虚，排便艰难，舌体胖而苔白滑者，多为阴寒内结；大便不干结，排便不畅，或欲便不出，舌质淡而苔少者，多为气虚；若粪便干燥，排出艰难，舌质红而少津无苔者，多属血虚津亏。

【治疗原则】

（1）便秘多为慢性久病，表现为大便干结难行，故润肠通便是治疗便秘的基本法则，在此基础之上，结合其气血阴阳之表现进行辨证论治。因气虚而秘者，宜益气润肠；因血虚而秘者，宜养血润燥；因阴虚而秘者，宜滋阴增液；因阳虚而秘者，宜温通开秘。在选择润肠通便相关药物时，火麻仁、杏仁、桃仁、瓜蒌子等可酌情使用，并依据患者不同临床表现进行选择。阴血不足可选择麦冬、桑椹、当归、生地黄等；舌苔腻者，生白术较大剂量应用；伴见湿热表现者，加虎杖等。

（2）六腑者泻而不藏，以通为常。邪与食结，留滞胃肠，当通下以除邪滞，但不可单用通下，必须审证求因，审因论治，才能从根本上治愈。大承气汤是通下法的代表方剂，本方泻下药与行气药并用，具有峻下热结的功效，适用于以痞、满、燥、实四证及脉实为辨证依据的阳明腑实证、热结旁流证等。尤适于辨证论治效果欠佳的肠道热结者。本方使用时注意芒硝冲服，生大黄后下，方能起到峻下作用。因本方作用峻猛，气虚阴亏，或表证未解者均不宜使用，且应中病即止，过则伤正。

（3）便秘日久，气机阻滞，腹胀而痛，呕吐者，应辨寒热，或温下，或寒下，年老体弱者，还需配合扶正。便秘有时往往引起头晕、头胀痛、失眠、烦躁易怒等，又宜清肝通便，草决明、芦荟为常用之品。大便干燥，除引起肛裂出血外，还因过度用力努挣，诱发疝气，又需随证施治。

（4）对于年老体虚，服药不应的便秘患者，目前临床多采用中药灌肠的方法，将相应的口服方剂煎成150～200毫升，去渣，温度控制在37℃左右，把导管插入肛门内约15厘米，缓慢推注或滴注药液，保留20分钟后，排出大便。

【分证论治】

（一）实秘

1. 热秘

舌象特征： 舌质红，苔黄燥。见图5-7-1。

舌象分析： 胃火上逆蒸灼津液，津液亏虚，故舌红，舌苔黄燥。

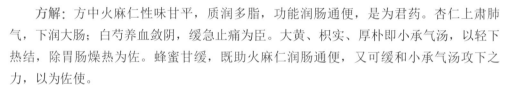

症状： 大便干结，腹部有痛感，面红心烦，口干口臭，或有身热，小便短赤；脉滑数。

治法： 泄热导滞，润肠通便。

方药： 麻子仁丸。

图5-7-1 热秘舌象

火麻仁20克，白芍9克，枳实9克，大黄12克，厚朴9克，杏仁10克。

现代用法： 上药为末，炼蜜为丸，温开水送服。

方解： 方中火麻仁性味甘平，质润多脂，功能润肠通便，是为君药。杏仁上肃肺气，下润大肠；白芍养血敛阴，缓急止痛为臣。大黄、枳实、厚朴即小承气汤，以轻下热结，除胃肠燥热为佐。蜂蜜甘缓，既助火麻仁润肠通便，又可缓和小承气汤攻下之力，以为佐使。

加减： 津液已伤，可加生地黄12克、玄参6克、麦冬6克；若肺热气逆，咳喘便秘者，可加瓜蒌子6克、紫苏子15克、黄芩6克；若兼郁怒伤肝，易怒目赤者，加服更衣丸；若燥热不甚，或药后大便不爽者，可用青麟丸；若兼痔疮、便血，可加槐花15克、地榆15克；若热势较盛，痞满燥实坚者，可用大承气汤。

中成药： 黄连上清片，口服，一次6片，一日2次。（注：①禁食辛辣物。②孕妇忌服。③不宜在服药期间同时服用温补性中成药。④心脏病、肝病、糖尿病、肾病等慢性病严重者，或正在接受其他治疗的患者，应在医师指导下服用。⑤服药3天后症状未改善，应及时调整治疗方案。）

2. 气秘

舌象特征： 舌苔薄腻，舌质淡。见图5-7-2。

舌象分析： 气机不畅，阻碍脾胃运化，脾胃功能失常，则胃气不足，致使舌苔薄腻。

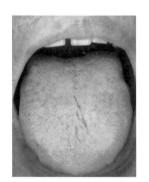

症状： 大便干结，欲便不得出，或便后不爽，肠鸣矢气，嗳气频作，或有胁腹痞满胀痛，脉弦。

治法： 顺气导滞，降逆通便。

方药： 六磨汤。

沉香6克，木香6克，槟榔9克，乌药9克，枳实6克，大黄6克。

图5-7-2 气秘舌象

方解： 沉香下气降逆以平喘；槟榔辛温降泄，破积下气；乌药辛温香窜，善理气机，能行气疏肝解郁；木香行气止痛；枳实破气除满；大黄泄热通便。

加减：腹部胀痛甚，可加厚朴 6 克、柴胡 6 克、莱菔子 9 克；若便秘腹痛，舌红苔黄，气郁化火，可加黄芩 6 克、栀子 6 克、龙胆 15 克；若气逆呕吐者，可加半夏 6 克、陈皮 6 克、赭石 15 克；若七情郁结，忧郁寡言者，加白芍 12 克、柴胡 3 克、合欢皮 15 克；若跌仆损伤，腹部术后，便秘不通，属气滞血瘀者，可加红花 6 克、赤芍 6 克、桃仁 6 克。

中成药：枳实导滞丸，参见"胃痛"之"宿食积滞"。

3. 冷秘

舌象特征： 苔白腻舌淡白。见图 5-7-3。

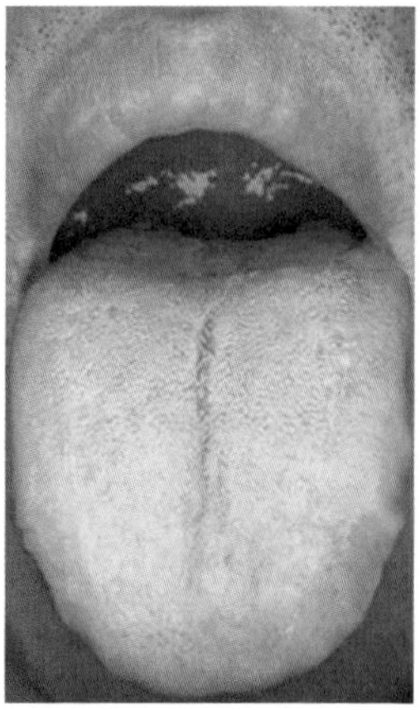

舌象分析： 胃中寒冷，气机不畅，胃气不能上荣于舌所以舌苔薄白，气机停滞，会导致脾胃运化失常，表现在舌象上舌苔厚腻。

症状： 大便艰涩，腹痛拘急，胀满拒按，胁下偏痛，手足不温，呃逆呕吐，或面色苍白，脉弦紧。

治法： 温里散寒，通便止痛。

方药： 温脾汤合用半硫丸。

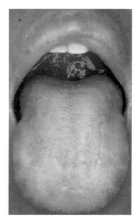

图 5-7-3 冷秘舌象

附子 6 克，人参 9 克，大黄 6 克，甘草 6 克，干姜 6 克，半夏 6 克，硫黄 6 克。

方解：

温脾汤：以附子补温脾阳，大黄攻逐积滞；干姜助附子温阳祛寒，人参和甘草益气补脾。

半硫丸：半硫丸具有温肾逐寒，通阳泄浊之功。硫黄补命门真火，热壮肾阳，温通寒凝，鼓动阳气以疏利大肠；配以半夏和降中焦之气，则水谷精微随肾气温壮、填补真阳，又助硫黄祛寒。

加减：若便秘腹痛，可加枳实 6 克、厚朴 6 克、木香 6 克；若腹部冷痛，手足不温，加高良姜 6 克、小茴香 3 克。

中成药：温脾丸，口服，每服 7 丸，一日 3 次。

（二）虚秘

1. 气虚秘

舌象特征： 舌淡苔薄白。见图 5-7-4。

舌象分析： 舌淡不胖而有齿痕多属脾虚或气虚，舌胖大而多齿痕多属脾虚或湿困，脾胃虚寒，气血不足，所以舌淡无华，胃气不足不能上荣于舌，所以舌苔薄白。

症状： 有便意，但排除困难，用力易汗出短气，便后乏力，面白神疲，肢倦懒言，脉弱。

治法： 补脾益肺，润肠通便。

图 5-7-4 气虚秘舌象

方药：黄芪汤。

黄芪 9 克，陈皮 6 克，火麻仁 6 克，白蜜 20 克。

方解：方中黄芪大补脾肺之气，为方中主药，火麻仁、白蜜润肠通便，陈皮理气。

加减：若乏力出汗者，可加白术 12 克、党参 6 克；若脘腹痞满，舌苔白腻者，可加白扁豆 12 克、生薏苡仁 6 克；若脘胀纳少者，可加炒麦芽 15 克、砂仁 6 克。

中成药：可用参苓白术散和麻子仁丸。

参苓白术散，口服，一次 6 克，一日 3 次。（注：泄泻兼有大便不通畅、肛门有下坠感者忌服；服本药时不宜同时服用藜芦、五灵脂、皂荚或其制剂；不宜喝茶和吃萝卜，以免影响药效；不宜同时服用感冒类药物；高血压病、心脏病、肾脏病、糖尿病严重患者及孕妇应在医师指导下服用；本品宜饭前服用，或进食时服用；服药 2 周后症状未改善，应及时调整诊疗方案。）

麻子仁丸：温开水送服，每次 9 克，12 次。

2. 血虚秘

舌象特征：舌淡苔少。见图 5-7-5。

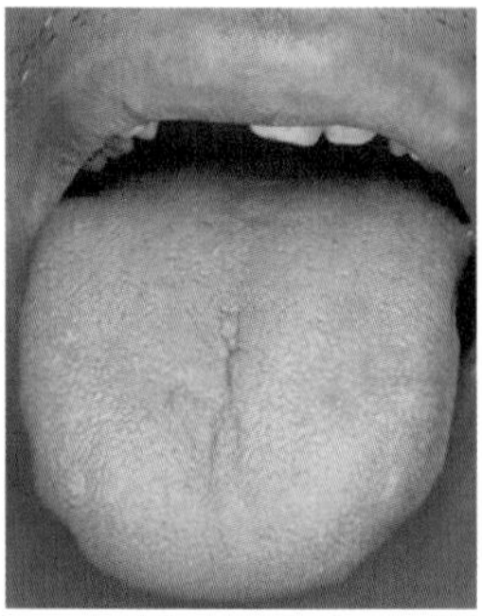

舌象分析：气血亏虚不能上承于舌，气血不足脾胃运化无力，胃气无根，则舌淡苔少。

症状：大便干结，面色淡白或萎黄，唇舌爪甲色淡，头晕眼花，皮肤干燥，头晕目眩，心悸气短，口唇色淡，脉细。

治法：养血滋阴，润燥通便。

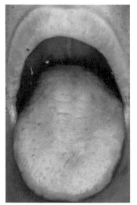

图 5-7-5　血虚秘舌象

方药：润肠丸。

当归 12 克，生地黄 12 克，火麻仁 30 克，桃仁 30 克，枳壳 9 克。

方解：方中当归、生地黄滋阴养血，火麻仁、桃仁润肠通便，枳壳引气下行。

加减：若面白，眩晕甚，加玄参 6 克、何首乌 6 克、枸杞子 12 克；若手足心热，午后潮热者，可加知母 12 克、胡黄连 6 克等；若阴血已复，便仍干燥，可用五仁丸。

中成药：麻仁润肠丸，口服，一次 1 ～ 2 丸，一日 2 次。（注：①孕妇忌用。②不宜在服药期间同时服用滋补性中药。③高血压病、心脏病、肝病、糖尿病、肾病等慢性病严重者应在医师指导下服用。④胸腹胀满严重者应及时调整治疗方案。⑤严格按用法用量服用，本品不宜长期服用。）

3. 阴虚秘

舌象特征：舌红少津。见图 5-7-6。

舌象分析：胃阴不足，虚热内生，胃失濡润，气失和降，阴虚火旺，则舌红，胃中津液不能上承于舌，故少津。

症状：大便干结，形体消瘦，头晕耳鸣，失眠多梦，健忘；脉细数。

治法：滋阴增液，润肠通便。

图 5-7-6　阴虚秘舌象

63223242

方药：增液汤。

玄参 30 克，生地黄 34 克，麦冬 24 克。

方解：方中玄参为君药，其性咸寒润下，善滋阴降火，润燥生津。麦冬甘寒滋润，大有滋阴润燥之功；生地黄滋阴壮水，清热润燥。二药共为臣佐。三药合而用之，大补阴津，即以增水，水满则舟自行。

加减：心烦盗汗者，可加芍药 12 克、玉竹 12 克；便秘干结如羊矢状，加火麻仁 6 克、柏子仁 6 克、瓜蒌子 6 克；若胃阴不足，口干口渴者，可用益胃汤；若肾阴不足，腰膝酸软者，可用六味地黄丸；若阴亏燥结，热盛伤津者，可用增液承气汤。

中成药：润肠丸，空腹口服，一次 6～9 克，一日 1～2 次。（注：①服药期间忌食生冷、辛辣油腻之物。②服药后症状无改善，或症状加重，或出现新的症状者，应立即停药并到医院就诊。）

4. 阳虚秘

舌象特征：舌淡苔白。见图 5-7-7。

舌象分析：阳虚，气血不能上荣舌面，所以舌淡苔白。

症状：大便排出困难，小便清长，畏寒怕冷，四肢不温，腰膝酸冷，脉沉迟。

治法：补肾温阳，润肠通便。

方药：济川煎。

肉苁蓉 9 克，当归 9 克，牛膝 6 克，枳壳 3 克，泽泻 6 克，升麻 3 克。

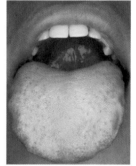

图 5-7-7　阳虚秘舌象

方解：方中肉苁蓉味甘咸性温，功能温肾益精，暖腰润肠，为君药。当归补血润燥，润肠通便；牛膝补益肝肾，壮腰膝，性善下行，共为臣药。枳壳下气宽肠而助通便；泽泻渗利小便而泄肾浊；妙用升麻以升清阳，清阳升则浊阴自降，相反相成，以助通便之效，以上共为佐药。诸药合用，既可温肾益精治其本，又能润肠通便以治标。

加减：若寒凝气滞、腹痛较甚，加肉桂 6 克、木香 9 克；胃气不和，恶心呕吐，可加半夏 6 克、砂仁 6 克。

中成药：便秘通口服液，口服，每次 20 毫升。（注：①服药期间忌食生冷、辛辣油腻之物。②服药后症状无改善，或症状加重，或出现新的症状者，应立即停药并及时调整治疗方案。）

【转归预后】

由于腑气不通，浊气不降，便秘常可引起腹胀、腹痛、头晕头胀、食欲减退、睡眠不安等症，便秘日久，可引起肛裂、痔疮。便秘一病，若积极治疗，并结合饮食、情志、运动等调护，多能在短期内治愈，年老体弱及产后、病后等体虚便秘，多为气血不足，阴寒凝聚，治疗宜缓缓图之，难求速效。

【预防与调摄】

首先，注意饮食调理，合理膳食，以清淡为主，避免过食辛辣厚味或饮酒无度，勿过食寒凉生冷，多吃粗粮果蔬，多饮水。避免久坐少动，宜多活动，以疏通气血。养成定时排便习惯。避免过度精神刺激，保持心情舒畅。

其次，便秘不可滥用泻药，使用不当，反而加重便秘。热病之后，由于进食甚少而不大便者，不必急以通便，只需扶养胃气，待饮食渐增，大便自然正常。对于年老体弱及便秘日久的患者，为防止过度用力努挣，而诱发痔疮、便血，甚至真心痛等病证，可配合灌肠等外治法治疗。饮食方面，可采用食饵疗法，如黑芝麻、胡桃肉、松子仁等份，研细，稍加白蜜冲服，对阴血不足之便秘，颇有功效。

第六章

肝胆系病证舌象与处方

　　肝为刚脏，刚强躁急。肝气升发，调畅气机。肝主疏泄，喜条达而恶抑郁，凡精神情志之调节功能，与肝密切相关；肝主藏血，有贮藏和调节血量的作用；肝主筋，司全身筋骨关节之屈伸；肝开窍于目，目受肝血滋养而视明。胆附于肝，与肝互为表里，其内藏"精汁"，主要功能为贮存和排泄胆汁，主决断。

　　肝胆的病理主要表现为调畅气机、贮藏血液、胆汁疏泄功能的异常。肝主疏泄，肝气升发，若肝气郁结，气滞血瘀，或血不养肝，常使肝脉阻滞，而导致胸胁苦满、胁痛等病证；湿邪壅滞，肝胆失泄，胆汁泛溢，则发生黄疸病证；气血壅结，肝体失和，腹内结块，形成积聚病证；肝脾肾失调，气血水互结，则酿生鼓胀病证；肝郁气滞，痰瘀互结，颈前喉结两旁结块肿大，发为瘿病；疟邪伏于少阳，出入营卫，邪正相争，发为疟疾。肝与其他脏腑密切相关：肝气郁结，肝木乘土，可致肝胃不和、肝脾不和；肾藏精，肝藏血，精血互生，若肾精不足，肝失滋养，可致肝肾不足、肝阳上亢；脾生血，心主血，若心脾不足，肝血亦可亏虚，可导致血不养筋、血虚生风等。肝胆与气血、经络、情志方面的病证亦多相关。如肝气失调所致郁证、厥证，肝气逆肺可致喘证，肝火内扰可致不寐，肝气郁滞影响三焦水液运行、气化功能失常，可致淋证（气淋）、癃闭等病证。因此，肝胆系病证可涉及脾、胃、心、肾、三焦、肺等多个脏腑，临证时需谨慎辨证。

第一节　黄疸

【定义】

　　黄疸是以目黄、身黄、小便黄为主症的一种病证，其中尤以目睛黄染为主要特征。

【病因病机】

　　黄疸病因分为外感、内伤两个方面，外感多属湿热疫毒所致，内伤常与饮食、劳倦、病后有关，内外病因又互有关联。其病理因素有湿邪、热邪、寒邪、疫毒、气滞、瘀血六种，但其病机关键是湿。如《金匮要略·黄疸病脉证并治》指出："黄家所得，从湿得之。"由于湿邪壅阻中焦，脾胃失健，肝气郁滞，疏泄不利，致胆汁输泄失常，外溢肌肤，下注膀胱，而发为目黄、肤黄、小便黄之病证。

（1）感受外邪　夏秋季节，暑湿当令，或因湿热偏盛，由表入里，内蕴中焦，湿郁热蒸，不得泄越，而致发病。若湿热夹时邪疫毒伤人，则病势尤为暴急，具有传染性，表现为热毒炽盛，内及营血的危重现象，称为急黄。如《诸病源候论·急黄候》指出："脾胃有热，谷气郁蒸，因为热毒所加，故卒然发黄，心满气喘，命在顷刻，故云急黄也。"

（2）饮食所伤　长期嗜酒无度，或过食肥甘厚腻，或饮食污染不洁，脾胃损伤，运化失职，湿浊内生，郁而化热，湿热熏蒸，胆汁泛溢而发为黄疸。如《金匮要略·黄疸病脉证并治》云："谷气不消，胃中苦浊，浊气下流，小便不通……身体尽黄，名曰谷疸。"《圣济总录·黄疸统论》云："大率多因酒食过度，水谷相并，积于脾胃，复为风湿所搏，热气郁蒸，所以发为黄疸。"

（3）脾胃虚寒　长期饥饱失常，或恣食生冷，或劳倦太过，或病后脾阳受损，都可导致脾虚寒湿内生，困遏中焦，壅塞肝胆，致使胆液不循常道，外溢肌肤而为黄疸。如清·林珮琴《类证治裁·黄疸论治》云："阴黄系脾脏寒湿不运，与胆液浸淫，外渍肌肤，则发而为黄。"《医学心悟·黄疸》云："复有久病之人，及老年人，脾胃亏损，面目发黄，其色黑暗而不明。"

（4）病后续发　胁痛、癥积或其他疾病之后，瘀血阻滞，湿热残留，日久损肝伤脾，湿遏瘀阻，胆汁泛溢肌肤，也可产生黄疸。如清·张璐《张氏医通》指出："以诸黄虽多湿热，然经脉久病，不无瘀血阻滞也。"并云："有瘀血发黄，大便必黑，腹胁有块或胀，脉沉或弦。"

（5）其他　亦有因砂石、虫体阻滞胆道而导致胆汁外溢而发黄者。

【临床表现】

目黄、肤黄、小便黄，其中目睛黄染为本病的重要特征。常伴食欲减退、恶心呕吐、胁痛腹胀等症状。

【辨证要点】

在黄疸的治疗过程中，应区别急黄、阳黄与阴黄，以及病证虚实、湿热偏重等，及时掌握其病机转化，以进行相应的处理。

（1）辨急黄、阳黄、阴黄　急黄因湿热疫毒而致，起病急骤，变化迅速，身黄如金，伴热毒炽盛，或神志异常，或动血，或正虚邪实、错综复杂等危重症，需紧急救治。阳黄乃湿热为患，起病速，病程短，黄色鲜明如橘色，常伴口干、发热、小便短赤、大便秘结、舌苔黄腻、脉弦数等热证、实证的表现，若治疗及时，一般预后良好。阴黄多以寒湿为主，起病缓，病程长，黄色晦暗或黧黑，常伴纳少、脘腹胀满、大便不实、神疲形寒、口淡不渴、舌淡苔白腻、脉濡滑或沉迟等虚证、寒证以及血瘀证的表现，病情多缠绵，不易速愈。

（2）辨阳黄湿热偏胜　由于感受湿与热邪的程度、素体阴阳偏胜之不同，临床中阳黄有湿与热孰轻孰重之分：阳黄热重于湿者，见身目俱黄，黄色鲜明，伴发热口渴、小便短少黄赤、便秘、苔黄腻、脉滑数等象；湿重于热者，黄色不及前者鲜明，常伴身热不扬，头身困重，胸脘痞闷，恶心呕吐，口黏，便溏，苔白腻，脉滑偏缓之象。

（3）辨阴黄虚实不同 阴黄寒湿阻遏、肝郁血瘀多为实证，或虚实夹杂；脾虚血亏为虚证。具体而言：黄色晦暗，伴脘腹痞闷、畏寒神疲、苔白腻多属阴黄寒湿证；色黄晦暗，面色黧黑，舌质紫暗有瘀斑，多属阴黄血瘀证；目黄、身黄而色淡，伴心悸气短、纳呆便溏、舌淡苔薄等为阴黄虚证。

【治疗原则】

黄疸的治疗大法，主要为化湿邪，利小便，再根据疫毒、湿热、寒湿及气血的具体情况灵活施治。

（1）利湿退黄 黄疸病机关键在于湿，利湿可以退黄。通利二便是利湿的重要途径，若二便通利，湿能下行，寒热之邪也易得泄。如《金匮要略·黄疸病脉证并治》云："诸病黄家，但利其小便。"利小便，即通过淡渗利湿，以达退黄的目的。

临证黄疸的治疗，常以利湿为主，参合他法。黄疸初起见表证者，则可发热解表，湿从汗解；属湿热者，当清热化湿，必要时通利腑气，使湿热下泄，从二便而解；属寒湿者，应予健脾温化。

（2）活血退黄 黄疸日久可见胁下癥结刺痛、面颈部赤丝红纹等瘀血阻滞之阴黄表现者，亦可见于阳黄属瘀血阻滞者，不可不察。然而黄疸病理过程均可伤及血分，在黄疸不同阶段均可适当佐以活血化瘀，贯穿全程。除鳖甲煎丸、硝石矾石散外，亦可选用膈下逐瘀汤、下瘀血汤等灵活加减运用，亦可在茵陈蒿汤、茵陈术附汤等基础上加用活血之品。若瘀血轻浅，可以郁金、姜黄、当归或川芎、丹参、红花、桃仁、三七活血祛瘀；黄疸日久，瘀血入络，则酌情选用三棱、莪术、水蛭破血消癥退黄。选用活血药物时，应密切观察是否有出血之象，以调整配伍。

（3）茵陈为治疗黄疸之要药 茵陈苦泄下降，善清利湿热而退黄疸，为退黄之要药。不论湿热熏蒸之阳黄，亦或寒湿阻遏之阴黄，均可以茵陈为主药，配伍其他药物使用，且多用茵陈，以更好地发挥其退黄之功。

（4）重视大黄的退黄作用 黄疸常用方剂如茵陈蒿汤、栀子大黄汤、大黄硝石汤、下瘀血汤等，均含大黄。吴又可谓"退黄以大黄为专功"。实践证明，茵陈与大黄协同使用，退黄效果更好。若大便干结者，还可加玄明粉、枳实；若大便溏，可用制大黄并控制剂量。大黄除有清热解毒、通下退黄作用外，亦有止血、消瘀之功。

【分证论治】

（一）急黄

疫毒炽盛

舌象特征：舌质红，苔黄而燥。见图6-1-1。

舌象分析：热入营血，耗伤营阴，故舌质红绛。热伤津液故苔黄而燥。

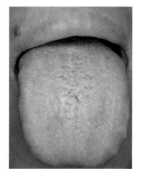

图6-1-1 疫毒炽盛黄疸舌象

症状：发病急骤，黄疸迅速加深，其色如金，皮肤瘙痒，高热口渴，胁痛腹满，神昏谵语，烦躁抽搐，或见衄血、便血，或肌肤瘀斑；脉弦滑或数。

治法：清热解毒，凉血开窍。

方药：犀角散。

犀角（用水牛角代）15 克，黄连 6 克，升麻 9 克，栀子 9 克，茵陈 15 克。

方解：方中犀角用于清热凉营解毒，黄连、升麻、栀子用于清热泻火解毒，茵陈用于清热退黄。诸药合用，具有清热凉营，解毒退黄之功。

加减：若神昏谵语，可配服安宫牛黄丸、至宝丹；若动风抽搐者，加用钩藤 9 克、石决明 9 克，另服羚羊角粉或紫雪丹；若衄血、便血、肌肤瘀斑重者，可加地榆炭 9 克、侧柏叶炭 9 克、紫草 3 克、茜根炭 6 克；若腹大有水，小便短少不利，可加马鞭草 6 克、木通 6 克、白茅根 6 克、车前草 6 克、大腹皮 6 克、猪苓 9 克、泽泻 15 克；大便不通、腹满烦痛者，乃热毒炽盛所致，可加大黄 6 克、芒硝 3 克、枳实 9 克、木香 9 克、槟榔 9 克。

中成药：安宫牛黄丸、至宝丹、紫雪丹。

安宫牛黄丸，参见"中风"之"阳闭"。

至宝丹，口服，每次 1 丸，每日 1 次，小儿减量。（注：神昏谵语由阳盛阴虚所致者忌用；孕妇慎用）

紫雪丹，口服，冷开水调下，每次 1.5～3 克，每日 2 次。周岁小儿每次 0.3 克，每增 1 岁，递增 0.3 克，1 日 1 次，5 岁以上小儿遵医嘱，酌情服用。（注：①中病即止，不宜过用。②孕妇忌服。③运动员慎服。）

（二）阳黄

1. 热重于湿

舌象特征：舌红苔黄腻。见图 6-1-2。

舌象分析：湿热内蕴，热重于湿，腑气不畅停聚舌面故见舌红苔黄腻。

症状：身目俱黄，黄色鲜明，发热口渴，或见心中懊恼，腹部胀闷，口干而苦，恶心呕吐，小便短少黄赤，大便秘结；脉象弦数。

治法：清热通腑，利湿退黄。

方药：茵陈蒿汤。

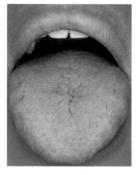

图 6-1-2　热重于湿黄疸舌象

茵陈 18 克，栀子 12 克，大黄 6 克。

方解：方中茵陈为君药，以其苦寒降泄，长于清利脾胃肝胆湿热，为治黄疸要药。栀子泄热降火，清利三焦湿热，合茵陈可使湿热从小便而去，为臣药。大黄泄热逐瘀，通利大便，伍茵陈则令湿热瘀滞由大便而去，为佐药。诸药相合，使二便通利，湿热瘀滞前后分消，则腹满自减，黄疸渐消。

加减：若胁痛较甚，可加柴胡 9 克、郁金 6 克、川楝子 6 克、延胡索 6 克；若热毒内盛，心烦懊恼，可加黄连 6 克、龙胆 6 克；若恶心呕吐，可加橘皮 9 克、竹茹 9 克、半夏 6 克。

中成药：黄疸茵陈颗粒，开水冲服，一次 10～20 克，一日 2 次。

2. 湿重于热

舌象特征：舌苔厚腻微黄。见图 6-1-3。

舌象分析：湿热内蕴，湿重于热，腑气不畅停聚舌面故见舌苔厚腻微黄。

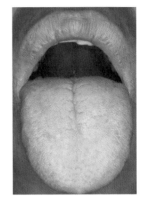

图 6-1-3　湿重于热黄疸舌象

症状：身目俱黄，黄色不及前者鲜明，头重身困，胸脘痞满，食欲减退，恶心呕吐，腹胀或大便溏垢，脉象濡数或濡缓。

治法：利湿化浊运脾，佐以清热。

方药：茵陈五苓散合甘露消毒丹。

组成：茵陈 6 克，桂枝 6 克，茯苓 9 克，白术 9 克，泽泻 15 克，猪苓 9 克，飞滑石 15 克，淡黄芩 9 克，石菖蒲 9 克，川贝母 6 克，木通 6 克，藿香 3 克，连翘 3 克，豆蔻 3 克，薄荷 3 克，射干 3 克。

方解：茵陈五苓散方中以茵陈为君清热利湿退黄，配合泽泻，利水渗湿。臣以茯苓、猪苓助君药利水渗湿。佐以白术补气健脾以运化水湿，合茯苓既可彰健脾制水之效，又可奏输津四布之功。膀胱之气化有赖于阳气之蒸腾，故又佐以桂枝温阳化气以助利水，且可辛温发散以祛表邪，一药而表里兼治。配合甘露消毒丹，淡黄芩清热燥湿，泻火解毒，豆蔻、石菖蒲、藿香行气化湿，悦脾和中，令气畅湿行，连翘、薄荷、射干、川贝母清热解毒，透邪散结，消肿利咽，加强解毒之功；木通清热通淋，助湿热从小便而去。

加减：若湿阻气机，胸腹痞胀、呕恶纳差等症较著，可加入苍术 9 克、厚朴 9 克、半夏 6 克；纳呆或食欲明显较差者，可加炒谷芽 9 克、炒麦芽 9 克、鸡内金 9 克。

中成药：茵陈五苓丸，口服，一次 6 克，一日 2 次。（注：①黄疸属寒湿阴黄者忌用。②方中含有温通、利水渗湿之品，有碍胎气，孕妇慎用。③服药期间饮食宜用清淡易消化之品，忌酒，忌食辛辣油腻之品。④忌恚怒忧郁劳碌，保持心情舒畅。）

3. 胆腑郁热

舌象特征：舌红苔黄。见图 6-1-4。

舌象分析：血得热则循行加速，脉络充盈故舌红，邪热熏蒸于舌，故苔黄。

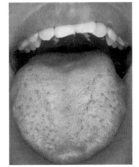

图 6-1-4　胆腑郁热黄疸舌象

症状：身目发黄，黄色鲜明，上腹、右胁胀闷疼痛，牵引肩背，身热不退，或寒热往来，口苦咽干，呕吐呃逆，尿黄赤，大便秘，脉弦滑数。

治法： 疏肝泄热，利胆退黄。

方药： 大柴胡汤。

组成： 柴胡 24 克，黄芩 9 克，芍药 9 克，半夏 9 克，枳实 9 克，大黄 6 克，大枣 4 枚，生姜 15 克。

方解： 本方以和解少阳的小柴胡汤与轻下阳明热结的小承气汤合方加减而成。方中柴胡为君，疏解少阳之邪。臣以黄芩清泄少阳郁热，与柴胡相伍，和解清热，以解少阳之邪。轻用大黄、枳实泄热通腑，行气破结，内泻阳明热结，亦为臣药。芍药缓急止痛，与大黄相配可治腹中实痛，合枳实能调和气血，以除心下满痛；半夏和胃降逆，辛开散结；配伍大量生姜，既增止呕之功，又解半夏之毒，共为佐药。大枣和中益气，与生姜相配，调脾胃、和营卫，并调和诸药，为佐使药。诸药合用，既不悖少阳禁下原则，又可和解少阳、内泄热结，使少阳与阳明之邪得以分解。

加减： 若砂石阻滞，可加金钱草 6 克、海金沙 6 克、鸡内金 9 克、郁金 9 克、玄明粉 6 克；若因蛔虫阻滞胆道而见黄疸者，可选用乌梅丸加茵陈 6 克、栀子 6 克等；恶心呕逆明显，加厚朴 9 克、竹茹 9 克、陈皮 9 克；发热甚者，加金银花 6 克、黄芩 6 克。

中成药： 大柴胡颗粒，开水冲服，一次 1 袋，一日 3 次。[注：①发热＞38.5℃（口温）或血 WBC＞10×10^9/升者不适宜单用本品治疗。②正常用药后可见大便次数增多，个别患者出现腹泻，若患者不能耐受或出现腹痛加剧、恶心、呕吐等症，可予以减量或停止使用本品。]

（三）阴黄

1. 寒湿阻遏

舌象特征： 舌淡苔腻。见图 6-1-5。

舌象分析： 寒湿内阻，阳气被遏，气机阻滞，故见舌淡苔腻。

症状： 身目俱黄，黄色晦暗，或如烟熏，脘腹痞胀，纳谷减少，大便不实，神疲畏寒，口淡不渴，脉濡缓或沉迟。

治法： 温中化湿，健脾和胃。

方药： 茵陈术附汤。

组成： 茵陈 6 克，白术 12 克，附子 9 克，干姜 9 克，甘草（炙）6 克，肉桂 9 克。

方解： 方中茵陈为治黄疸之专药，与温中回阳之四逆汤并用，则可温化寒湿退黄；肉桂暖肝温肾祛寒，白术益气温中燥湿。诸药合用，奏温中健脾、利湿退黄之功。

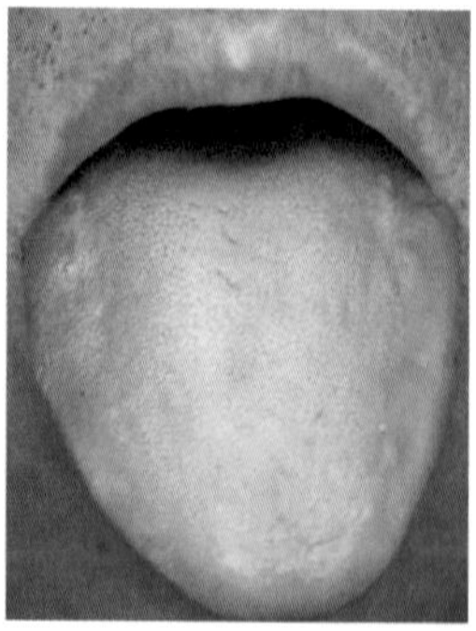

图 6-1-5 寒湿阻遏黄疸舌象

加减： 若湿邪较重而便溏明显者，可加车前子 9 克、茯苓 12 克、泽泻 12 克、猪苓 9 克；脘腹胀满，胸闷、呕恶显著，可加苍术 9 克、厚朴 15 克、半夏 6 克、陈皮 9 克；若胁腹疼痛作胀，肝脾同病者，当酌加柴胡 12 克、香附 9 克、川楝子 9 克、延胡索 6 克。

中成药：茵陈五苓丸，口服。一次 6 克（1 瓶），一日 2 次。

2. 瘀血阻滞

舌象特征： 舌有紫斑或紫点。见图 6-1-6。

舌象分析： 瘀血阻滞于局部，气血运行不畅故舌见紫斑或紫点。

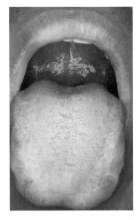

图 6-1-6　瘀血阻滞黄疸舌象

症状： 黄疸日久，肤色暗黄、苍黄，甚则黧黑，胁下癥结刺痛、拒按，面颈部见有赤丝红纹，脉涩。

治法： 活血化瘀消癥。

方药： 鳖甲煎丸。

组成： 鳖甲 90 克，射干（乌扇）、黄芩、鼠妇、干姜、大黄、桂枝、石韦、厚朴、紫葳、阿胶各 18 克，柴胡 45 克，蜣螂 45 克，白芍 30 克，牡丹皮 30 克，蜂窠（炙）30 克，赤硝 90 克，桃仁 15 克，瞿麦 15 克，人参 9 克，半夏 6 克，葶苈子 9 克。上药为末，取灶下灰 1.5 千克，清酒 5 升浸灰内，过滤取汁，煎鳖甲成胶状，绞取汁，纳诸药煎，为丸如梧桐子大。

方解： 方中鳖甲软坚散结，入肝络而搜邪，又能咸寒滋阴，灶下灰消癥祛积，清酒活血通经，三者共制成煎，混为一体，共奏活血化瘀，软坚消癥之效，是为君药。臣以赤硝破坚散结，大黄攻积祛瘀，蜣螂、鼠妇、蜂窠、桃仁、紫葳、牡丹皮破血逐瘀，助君药以加强软坚散结的作用；再以厚朴舒畅气机，瞿麦、石韦利水祛湿；半夏、乌扇（即射干）、葶苈子祛痰散结；柴胡、黄芩清热疏肝，干姜、桂枝温中通阳，以调畅郁滞之气机，消除凝聚之痰湿，平调互结之寒热，亦为臣药。佐以人参、阿胶、白芍补气养血，使全方攻邪而不伤正。综观全方，寒热并用，攻补兼施，升降结合，气血津液同治，集诸法于一方，且以丸剂缓图，俾攻不伤正，祛邪于渐消缓散之中。

加减： 若胁下癥积胀痛，腹部胀满，属浊邪瘀阻者，可服硝石矾石散。

中成药： 复方鳖甲软肝片，口服，一次 4 片，一日 3 次，6 个月为 1 个疗程，或遵医嘱。（注：孕妇禁用。）

（四）黄疸消退后的调治

1. 湿热留恋

舌象特征： 苔腻。见图 6-1-7。

舌象分析： 湿热内蕴，停聚舌面，故见腻苔。

症状： 脘痞腹胀，胁肋隐痛，饮食减少，口中干苦，小便黄赤，脉濡数。

治法： 清热利湿。

方药： 茵陈四苓散。

茵陈、茯苓、白术、猪苓、栀子各 6 克，泽泻 9 克。

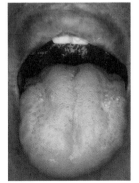

图 6-1-7　湿热留恋黄疸舌象

方解：茵陈四苓散方中茵陈、泽泻为君，清热利水、渗湿退黄。臣以茯苓、猪苓助君药利水渗湿。佐以白术补气健脾以运化水湿，栀子清三焦火热，诸药合用共奏清热利湿之功。

加减：若热较盛，可加黄芩 6 克、黄柏 6 克；若湿邪较重，可加萆薢 6 克、车前草 6 克。

中成药：茵栀黄胶囊，口服，一次 3 粒，一日 3 次。（注：孕妇忌服）

2. 肝脾不调

舌象特征：舌苔薄白。见图 6-1-8。

舌象分析：病势轻浅，正气未伤，故舌苔薄白。

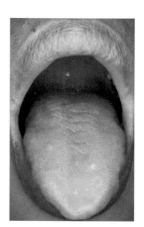

症状：脘腹痞闷，肢倦乏力，胁肋隐痛不适，饮食欠香，大便不调，脉来细弦。

治法：调和肝脾，理气助运。

方药：柴胡疏肝散或归芍六君子汤。

当归 9 克，白芍 9 克，人参 9 克，白术 9 克，茯苓 9 克，炙甘草 6 克，陈皮 9 克，半夏 6 克。

方解：

柴胡疏肝散：见"胸痹心痛"之"气滞心胸"。

归芍六君子汤以六君子为君，加当归和其血，使瘀者去而新者得有所归；白芍通补奇经，护营敛液，有安脾御木之能，且可济半夏、陈皮之燥性耳。

图 6-1-8　肝脾不调黄疸舌象

加减：若脾虚胃弱明显者，可配服香砂六君子汤以健脾和胃。

中成药：柴胡舒肝丸，逍遥丸。

柴胡舒肝丸，口服，一次 1 丸，一日 2 次，温开水送下。（注：①不适用于由肝胆湿热、食滞胃肠、脾胃虚寒等原因所引起的上述病证。②孕妇慎用。③忌食辛辣油腻，以免助湿伤脾，有碍气机。④服药期间切忌郁闷、恼怒，应保持心情舒畅。）

逍遥丸，参见"喘证"之"肝气乘肺"。

【转归预后】

黄疸以速退为顺，如《金匮要略·黄疸病脉证并治》指出："黄疸之病，当以十八日为期，治之十日以上瘥，反剧为难治。"从色泽而言，黄疸色泽鲜明，神清气爽，为顺证，病轻；颜色晦滞，烦躁不宁，为逆证，病重。若色泽逐渐加深，提示病势加重；色泽逐渐变浅淡，表明病情好转。一般来说，阳黄病程较短，消退较易；阴黄病程缠绵，收效较慢。阳黄、急黄、阴黄在一定条件下可以相互转化。若阳黄治疗不当，病状急剧加重，侵犯营血，内蒙心窍，发为急黄。急黄若救治得当，可转危为安。若阳黄误治失治，迁延日久，脾阳损伤，湿从寒化，则可转为阴黄。阴黄复感外邪，湿郁化热，又可呈阳黄表现。倘若湿浊瘀阻肝胆脉络，黄疸可能数月或经年不退，可伤及肝脾，有酿成癥积、鼓胀之可能。

【预防与调摄】

针对黄疸的不同病因予以预防。注意饮食节制，勿过嗜辛热甘肥食物，戒酒，起居有常，不妄作劳，以免正气损伤。对于具有传染性的患者，要注意防止传染。关于本病的调摄，发病初期应卧床，恢复期或慢性久病患者可适当参加体育活动，如散步、打太极拳等。本病易迁延、反复，多虑善怒等可致肝失疏泄，故应保持心情舒畅，以助病情康复。黄疸后常见食欲减退、恶心欲吐、腹胀等症，饮食宜清淡，不可饮食过多或过食生冷、膏粱厚味以加重脾胃负担，甚则损伤脾胃导致食复。应密切观察脉症变化，若黄疸加深或见斑疹吐衄，神昏痉厥，属病情恶化之兆；若脉象微弱欲绝或散乱无根，神志恍惚，烦躁不安，为正气欲脱之象，均须及时救治。

第二节　胁痛

【定义】

胁痛是指以一侧或两侧胁肋部疼痛为主要表现的病证，属临床较常见自觉症状。

【病因病机】

胁痛的发生主要由情志不遂、饮食不节、跌仆损伤、久病体虚等因素所致。上述因素引起肝气郁结、肝失条达，或瘀血停着、痹阻胁络，或湿热蕴结、肝失疏泄，或肝阴不足、络脉失养等诸多病理变化，最终发为胁痛。

（1）情志不遂　各类情志所伤，如暴怒伤肝，抑郁忧思，可致肝失条达，疏泄不利，气阻络痹，发为肝郁胁痛。如清·尤怡《金匮翼·胁痛总论》云："肝郁胁痛者，悲哀恼怒，郁伤肝气。"气郁日久，又可致血行不畅，瘀血渐生，阻于胁络，出现瘀血胁痛。《临证指南医案·胁痛》云："久病在络，气血皆窒。"

（2）跌仆损伤　跌仆外伤或因强力负重，使胁络受伤，瘀血阻塞，可发为胁痛。如《金匮翼·胁痛总论》谓："污血胁痛者，凡跌仆损伤，污血必归胁下故也。"

（3）饮食失宜　饮食不节，过食肥甘，脾失健运，湿热内生，进而致肝胆失于疏泄，可发为胁痛。如《景岳全书·胁痛》："以饮食劳倦而致胁痛者，此脾胃之所传也。"清·张璐《张氏医通·胁痛》："饮食劳动之伤，皆足以致痰凝气聚……然必因脾气衰而致。"

（4）外邪内侵　湿热之邪外袭，郁结少阳，枢机不利，肝胆经气失于疏泄，可致胁痛。《素问·缪刺论》言："邪客于足少阳之络，令人胁痛，不得息。"

（5）劳欲久病　久病耗伤或劳欲过度，使精血亏虚，肝阴不足，血虚不能养肝，故脉络失养，拘急而痛。《景岳全书·胁痛》指出："凡房劳过度，肾虚羸弱之人，多有胸胁间隐隐作痛，此肝肾精虚。"《金匮翼·胁痛总论》谓："肝虚者，肝阴虚也。阴虚则脉绌急，肝之脉贯膈布胁肋，阴虚血燥，则经脉失养而痛。"

综上，胁痛病位主要责之于肝胆，亦与脾胃及肾有关。病因涉及情志不遂或饮食不节、外邪入侵等，病理因素包括气滞、血瘀、湿热，基本病机属肝络失和，可概括为"不通则痛"与"不荣则痛"两类。其中，因肝郁气滞、瘀血停着、湿热蕴结所致的胁痛多属实证，为"不通则痛"，较多见；因阴血不足、肝络失养所致的胁痛则为虚证，属"不荣则痛"。胁痛病机有其演变特点。一般来说，胁痛初病在气，由气滞为先，气机不畅致胁痛。气滞日久，则血行不畅，由气滞转为血瘀，或气滞血瘀并见。实证日久，因肝郁化火、耗伤肝阴，或肝胆湿热、耗伤阴津，或瘀血不去、新血不生，致精血虚少，即可由实转虚。同时，阴血不足、肝络失养之虚证，又可在情志、饮食等因素的影响下产生虚中夹实的变化，最终出现虚实夹杂之证。同时，注意胁痛一证与其他病证间的兼见、转化情况。如湿热瘀阻肝胆之胁痛，若湿热交蒸，胆汁外溢，则可并见黄疸；肝郁气滞或瘀血停着之胁痛，可转化为积聚；肝失疏泄、脾失健运，病久及肾，致气血水停于腹中，则可转化为鼓胀等。

【临床表现】

以一侧或两侧胁肋部疼痛为主要表现，胁痛的性质可以表现为刺痛、胀痛、灼痛、隐痛、钝痛等不同特点。部分患者可伴见胸闷、腹胀、嗳气、呃逆、急躁易怒、口苦纳呆、厌食恶心等症。

【辨证要点】

（1）辨气血　大抵胀痛多属气郁，且疼痛游走不定，时轻时重，症状轻重与情绪变化有关；刺痛多属血瘀，且痛处固定不移，疼痛持续不已，局部拒按，入夜尤甚。《景岳全书·胁痛》云："但察其有形无形，可知之矣。盖血积有形而不移，或坚硬而拒按，气痛流行而无迹，或倏聚而倏散。"此明言从痛的不同情况来分辨属气、属血。

（2）辨虚实　胁痛实证之中以气滞、血瘀、湿热为主，多病程短，来势急，症见疼痛较重而拒按，脉实有力。虚证多为阴血不足，脉络失养，症见其痛隐隐，绵绵不休，且病程长，来势缓，并伴见全身阴血亏耗之证。

【治疗原则】

胁痛之治疗原则根据"通则不痛""荣则不痛"的理论，以疏肝和络止痛为基本治则，结合肝胆的生理特点，灵活运用。

（1）实证以祛邪疏通为主　实证之胁痛，根据其肝郁气滞、瘀血停着或湿热蕴结等病因，采用理气、活血、清热、利湿之法，亦可多法并用，以达祛邪、疏通肝胆气机之效。需要注意的是，清热、利湿、通腑药味的应用宜视患者体质强弱、病情轻重及所处阶段等灵活裁定，不可一味祛邪疏通而过用伤阳。

（2）虚证以扶正柔肝为要　虚证之胁痛，宜补中寓通，采用滋阴、养血、柔肝之法，亦可适当加入疏肝理气之品，以疏通、调畅肝气，提高临床疗效。同样，疏肝理气药大多辛温香燥，若久用或配伍不当，易于耗伤肝阴，甚至助热化火。可选用辛平调气、轻灵平和之品，如香附、紫苏梗、佛手片、绿萼梅之类，并注意配伍柔肝养阴药物，以固护肝阴，以利肝体。对于病程较长，正气渐虚之虚实夹杂胁痛者，除重视补虚扶正外，活血化瘀等祛邪类药物用量亦不宜过大，以免伤正。

（3）灵活应用止痛方药　如疏肝泄热、活血止痛之金铃子散，滋阴柔肝、缓急止痛之芍药甘草汤，对于缓解胁肋疼痛效果较佳。临证可灵活加减运用。

【分证论治】

（一）肝郁气滞

舌象特征：舌苔薄白。见图6-2-1。

舌象分析：病势轻浅，正气未伤，故舌苔薄白。

症状：胁肋胀痛，走窜不定，甚则引及胸背肩臂，疼痛每因情志变化而增减，胸闷腹胀，嗳气频作，得嗳气而胀痛稍舒，纳少口苦，脉弦。

治法：疏肝理气。

方药：逍遥散或柴胡疏肝散。

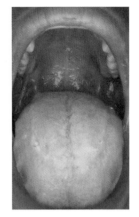

图6-2-1　肝郁气滞胁痛舌象

逍遥散：甘草6克，当归、茯苓、白芍、白术、柴胡各9克。上为粗末，每服6克，水一大盏，烧生姜一块切破，薄荷少许，同煎至七分，去滓热服，不拘时候。

柴胡疏肝散：陈皮6克，柴胡6克，川芎6克，枳壳6克，芍药6克，炙甘草3克，香附6克。

方解：具体参见"胸痹心痛"之"气滞心胸"。

逍遥散：方中以柴胡疏肝解郁，使肝郁得以条达，为君药。当归甘辛温，养血和血，且其味辛散，乃血中气药；白芍酸苦微寒，养血敛阴，柔肝缓急；归、芍与柴胡同用，补肝体而助肝用，使血和则肝和，血充则肝柔，共为臣药。木郁则土衰，肝病易传脾，故以白术、茯苓、甘草健脾益气，非但实土以御木乘，且使营血生化有源，共为佐药。用法中加薄荷少许，疏散郁遏之气，透达肝经郁热；烧生姜降逆和中，且能辛散达郁，亦为佐药。柴胡引药入肝，甘草调和药性，二者兼使药之用。

加减：若胁痛甚，可加青皮、郁金、木香、延胡索、川楝子各9克；若气郁化火，症见胁肋掣痛，口干口苦，烦躁易怒，溲黄便秘，舌红苔黄，脉弦数者，可加金铃子散，或选用加味逍遥散、龙胆泻肝汤；若兼见胃失和降，恶心呕吐者，可加半夏6克、陈皮9克、旋覆花6克等；若气滞兼见血瘀者，可加郁金、牡丹皮、赤芍各9克及当归尾、延胡索、青皮各6克等。

中成药：逍遥丸或柴胡舒肝丸。

逍遥丸，具体参见"喘证"之"肝气乘肺"。

柴胡舒肝丸，具体参见"黄疸消退后的调治"之"肝脾不调"。

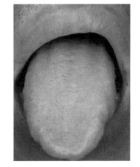

图6-2-2　邪郁少阳胁痛舌象

（二）邪郁少阳

舌象特征：舌苔薄白或微黄。见图6-2-2。

舌象分析：邪郁少阳，病位在半表半里之间，正邪相争，故可见舌苔薄白或微黄。

症状： 胸胁苦满疼痛，兼寒热往来，口苦咽干，头痛目眩，心烦喜呕，脉弦。

治法： 和解少阳。

代表方： 小柴胡汤。

柴胡24克，黄芩9克，人参9克，炙甘草9克，半夏9克，生姜9克，大枣4枚。

方解： 方中柴胡辛苦，微寒，入肝、胆经，透泄少阳之邪，并能疏泄气机之郁滞，使少阳之邪得以疏散，为君药。黄芩苦寒，清泄少阳之热，为臣药。柴胡、黄芩相配伍，一散一清，恰入少阳，以解少阳之邪。胆气犯胃，胃失和降，佐以半夏、生姜和胃降逆止呕。邪从太阳传入少阳，缘于正气本虚，故又佐以人参、大枣益气补脾，一者取其扶正以祛邪，二者取其益气以御邪内传，俾正气旺盛，则邪无内向之机；参、枣与夏、姜相伍，以利中州气机之升降。炙甘草助参、枣扶正，且能调和诸药，用为佐使药。诸药合用，以和解少阳为主，兼和胃气，使邪气得解，枢机得利，则诸证自除。

加减： 若见肝郁气滞表现者，可去人参，加郁金9克、枳壳9克、香附9克；若心烦明显，可加栀子9克、淡豆豉6克；若呕吐甚，可加陈皮9克、竹茹9克。若见右胁肋部绞痛难忍，伴往来寒热，身目发黄，恶心呕吐，口苦纳呆，便秘溲赤，苔黄腻，脉弦数者，治以和解少阳、内泄热结，可选用大柴胡汤，酌加通腑泻下之芒硝3克等。

中成药： 小柴胡颗粒，开水冲服，一次1～2袋，一日3次。（注：①不宜在服药期间同时服用滋补性中药。②风寒感冒者不适用。③糖尿病患者及高血压病、心脏病、肝病、肾病等慢性病严重者应在医师指导下服用。④发热体温超过38.5℃的患者，应及时调整治疗方案。⑤服药3天症状无缓解，应及时调整治疗方案。）

（三）肝胆湿热

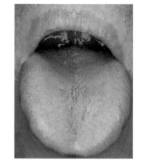

舌象特征： 舌红苔黄腻。见图6-2-3。

舌象分析： 色红、色黄均为热邪之征，湿热互结，故见舌红苔黄腻。

症状： 胁肋胀痛或灼热疼痛、剧痛，口苦口黏，胸闷纳呆，恶心呕吐，小便黄赤，大便不爽，或兼有身热恶寒，身目发黄，脉弦滑数。

治法： 清热利湿。

图6-2-3　肝胆湿热胁痛
舌象

代表方： 龙胆泻肝汤。

龙胆6克，黄芩9克，栀子9克，泽泻12克，木通6克，车前子9克，当归3克，生地黄9克，柴胡6克，生甘草6克。

方解： 具体参见"不寐"之"肝火扰心"。

加减： 若兼见发热、黄疸者，加茵陈6克、黄柏6克；若热重于湿，大便不通，腹胀腹满者，加大黄6克、芒硝3克；若湿重于热，脘腹痞胀，纳呆乏力者，可加白术9克、茯苓9克、薏苡仁6克；若湿热煎熬，结成砂石，阻滞胆道，症见胁肋剧痛，连及肩背者，可加金钱草 6 克、海金沙 6 克、鸡内金 9 克、郁金 9 克、川楝子 9 克等，或选用硝石矾石散；若胁肋剧痛，呕吐蛔虫者，先以乌梅丸安蛔，再予驱蛔。

中成药：龙胆泻肝丸，口服，一次 3～6 克，一日 2 次。（注：①不宜在服药期间同时服用滋补性中药。②服药后大便次数增多且不成形者，应酌情减量。③孕妇慎用。儿童、哺乳期妇女、年老体弱及脾虚便溏者应在医师指导下服用。④服药 3 天症状无缓解，应及时调整治疗方案。）

（四）瘀血阻络

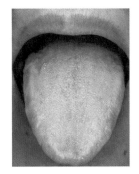

图 6-2-4 瘀血阻络胁痛舌象

舌象特征：舌质紫暗。见图 6-2-4。

舌象分析：瘀血阻络，气血运行不畅，故见舌质紫暗。

症状：胁肋刺痛，痛有定处，痛处拒按，入夜痛甚，胁肋下或见有癥块，脉象沉涩。

治法：祛瘀通络。

方药：膈下逐瘀汤。

五灵脂 6 克，当归 9 克，川芎 6 克，桃仁 9 克，牡丹皮 6 克，赤芍 6 克，乌药 6 克，延胡索（元胡）3 克，甘草 9 克，香附 6 克，红花 6 克，枳壳 6 克。

方解：方用红花、桃仁、五灵脂、赤芍、牡丹皮、延胡索、川芎、当归活血通经，行瘀止痛；香附、乌药、枳壳调气疏肝。与血府逐瘀汤相比，本方活血祛瘀之品较多，因而逐瘀之力较强，止痛之功更好。至于本方中之甘草所以用量较重，一则是取其调和诸药，使攻中有制；二则是协助主药以缓急止痛，更好发挥其活血止痛之能。

加减：若瘀血较轻，亦可选用旋覆花汤。若瘀血较重，或有明显外伤史者，以逐瘀为主，选用复元活血汤，亦可加三七粉或云南白药另服。若胁肋下有癥块，而正气未衰者，可加三棱 9 克、莪术 6 克、土鳖虫 6 克，或配合服用鳖甲煎丸。

中成药：丹鳖胶囊，口服，一次 5 粒，一日 3 次。（注：①服药期间忌吃生冷。②经期停药。）

（五）肝络失养

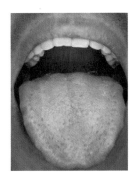

图 6-2-5 肝络失养胁痛舌象

舌象特征：舌红少苔。见图 6-2-5。

舌象分析：阴液亏乏，虚火上炎，舌失津液滋润，故舌红而少苔。

症状：胁肋隐痛，悠悠不休，遇劳加重，口干咽燥，心中烦热，头晕目眩，脉细弦而数。

治法：养阴柔肝。

方药：一贯煎。

北沙参 9 克，麦冬 9 克，当归身 9 克，生地黄 18 克，枸杞子9克，川楝子6克。

方解：具体参见"胃痛"之"胃阴不足"。

加减：如大便秘结，加瓜蒌子6克，肃肺而润肠通便；有虚热或汗，加地骨皮9克以清虚热；痰多，加贝母6克止咳化痰；舌红而干，阴亏过甚者，加石斛9克以滋养阴津；胁胀，加芍药9克、甘草6克以缓急止痛；脚弱，加牛膝9克、薏苡仁15克补肾活血并祛湿；不寐，加酸枣仁9克养心安神；口苦燥，加黄连三至五分，以清热泻火。

中成药：大补阴丸，口服。水蜜丸一次6克，一日2～3次。

【转归预后】

胁痛的转归预后：需注意胁痛一证与其他病证间的兼见、转化情况。如湿热瘀阻肝胆之胁痛，若湿热交蒸，胆汁外溢，则可并见黄疸；肝郁气滞或瘀血停着之胁痛，可转化为积聚；肝失疏泄、脾失健运，病久及肾，致气血水停于腹中，则可转化为鼓胀等。

【预防与调摄】

应针对胁痛的不同病因予以预防。在情绪方面，注意保持情绪稳定及心情的愉快，减少不良的精神刺激，如过怒、过悲及过度紧张等；在饮食方面，注意饮食清淡，切忌过度饮酒或嗜食辛辣肥甘，以防止湿热内生、脾失健运，从而影响肝胆疏泄功能。关于本病的调护，精神调护亦是非常重要的部分。通过安慰、鼓励等方式振奋患者精神、稳定情绪，有助于缓解和消除躯体疼痛感，减少因疼痛所带来的情绪波动，并注意劳逸结合，起居有常，顺应四时变化。注意饮食卫生，忌食肥甘辛辣、生冷不洁的食物，勿嗜酒过度，脾虚湿热内蕴的胁痛患者，饮食调护更为关键。可适当参加体育活动，如散步、打太极拳等，有利于气血运行，恢复正气。

第三节　瘿病

【定义】

瘿病，又名瘿气、瘿瘤，是以颈前喉结两旁结块肿大为主要临床特征的一类疾病。

【病因病机】

瘿病的发生主要是因为情志内伤、饮食及水土失宜、体质因素等，肝郁则气滞，脾伤则气结，气滞则津停，脾虚则酿生痰湿，痰气交阻，血行不畅，则气、血、痰壅结而成瘿病。

（1）情志内伤　忿郁恼怒或忧愁思虑日久，肝气失于条达，气机郁滞，则津液不得正常输布，易于凝聚成痰，气滞痰凝，壅结颈前，则形成瘿病。正如《诸病源候论·瘿候》说："瘿者，由忧恚气结所生""动气增患"。《严氏济生方·瘿瘤论治》说："夫瘿瘤者，多由喜怒不节，忧思过度，而成斯疾焉。大抵人之气血，循环一身，常欲无滞留之患，调摄失宜，气凝血滞，为瘿为瘤。"

（2）饮食及水土失宜　饮食失调，或居住在高山地区，水土失宜，一是影响脾胃的功能，使脾失健运，不能运化水湿，聚而生痰；二是影响气血的正常运行，致气滞、痰凝、血瘀壅结颈前则发为瘿病。《圣济总录》所谓的"泥瘿"即由此所致。《诸病源候论·瘿候》谓"饮沙水""诸山水黑土中出泉流"容易发生瘿病。《杂病源流犀烛·颈项病源流》也说："西北方依山聚涧之民，食溪谷之水，受冷毒之气，其间妇女，往往生结囊如瘿。"这些均说明瘿病的发生与水土因素有着密切关系。

（3）体质因素　妇女以肝为先天，妇女的经、孕、产、乳等生理特点与肝经气血有密切关系，遇有情志、饮食等致病因素，常引起气郁痰结、气滞血瘀及肝郁化火等病理变化，故女性易患瘿病。另外，素体阴虚之人，痰气郁滞之后易于化火，更加伤阴，常使病机复杂，病程缠绵难愈。

瘿病的基本病机是气滞、痰凝、血瘀壅结颈前。本病初期多为气机郁滞，津凝痰聚，痰气搏结颈前，日久则可引起血脉瘀阻，进而气、痰、瘀三者合而为患。

【临床表现】

以颈前喉结两旁结块肿大为临床特征。初作可如樱桃或指头大小，一般生长缓慢，大小不一，大者可如囊如袋，触之多柔软、光滑，病程日久则质地较硬，或可扪及结节。多发于女性，常有饮食不节、情志不舒的病史，或发病有一定的地域性。

【辨证要点】

（1）辨痰与瘀　本病初期，多为气机郁滞，津凝痰聚，痰气搏结颈前，临床表现为颈前喉结两旁结块肿大，质软不痛，颈部觉胀，当从痰论治，重在理气化痰；本病日久，深入血分，血液运行不畅，血脉瘀阻于颈前，临床表现为颈前喉结两旁结块肿大，按之较硬或有结节，肿块经久未消，当从瘀论治，重在活血化瘀。

（2）辨火旺与阴伤　本病常表现为肝火旺盛及阴虚火旺之证。如兼见烦热，易汗，性情急躁易怒，眼球突出，手指颤抖，面部烘热，口苦，舌红苔黄，脉数者，为火旺；如见心悸不宁，心烦少寐，易出汗，手指颤动，两目干涩，头晕目眩，耳鸣，腰膝酸软，倦怠乏力，舌红，苔少或无苔，脉弦细数者，为阴虚。

【治疗原则】

瘿病以气滞、痰凝、血瘀壅结颈前为基本病机，其治疗应以理气化痰、消瘿散结为基本治则。瘿肿质地较硬及有结节者，配合活血化瘀；火郁阴伤而表现阴虚火旺者，以滋阴降火为主。

【分证论治】

（一）气郁痰阻

舌象特征：苔薄白。见图 6-3-1。

舌象分析：疾病初起，胃气未伤，故见薄白苔。

症状：颈前喉结两旁结块肿大，质软不痛，颈部觉胀，胸闷，喜太息，或兼胸胁窜痛，病情常随情志波动，脉弦。

治法：理气舒郁，化痰消瘿。

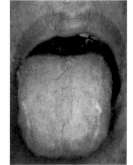

图 6-3-1　气郁痰阻瘿病舌象

方药：四海舒郁丸。

昆布 60 克，海带 60 克，海藻 60 克，海螵蛸 60 克，海蛤壳 9 克，木香 9 克，陈皮 15 克。

方解：方用海带、海藻、海螵蛸、昆布、海蛤粉化痰软坚散结，助以陈皮、木香行气和中；既有行散之力，又具健脾和中之功。

加减：若肝气不疏明显而见胸闷、胁痛者，加柴胡 9 克、枳壳 9 克、香附 9 克、延胡索 9 克、川楝子 9 克；咽部不适，声音嘶哑者，加牛蒡子 9 克、木蝴蝶 6 克、射干 12 克。

中成药：消瘿顺气散，每服 6 克，日服两次，温开水冲服。

（二）痰结血瘀

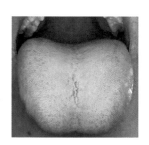

图 6-3-2　痰结血瘀瘿病舌象

舌象特征：舌质暗或紫，苔薄白或白腻。见图 6-3-2。

舌象分析：痰结血瘀，血行不畅故舌质暗或紫，邪气不盛故见薄白或白腻苔。

症状：颈前喉结两旁结块肿大，按之较硬或有结节，肿块经久未消，胸闷，纳差，脉弦或涩。

治法：理气活血，化痰消瘿。

方药：海藻玉壶汤。

海藻 3 克，昆布 3 克，浙贝母 3 克，陈皮 3 克，青皮 3 克，川芎 3 克，当归 3 克，半夏 3 克，连翘 3 克，独活 3 克，甘草 3 克，海带 3 克。

方解：方中主药海藻、昆布、海带化痰软坚消瘿；辅以青皮、陈皮疏肝理气，川芎、当归活血养血，半夏、浙贝母化痰散结；佐以独活宣通经络，连翘清热解毒，消肿散结。甘草调和诸药。全方具消瘿散结之功，有散瘿消瘤不伤正的特点。

加减：若胸闷不舒加郁金 9 克、香附 9 克、枳壳 9 克；纳差、便溏者，加白术 9 克、茯苓 12 克、山药 12 克；结块较硬或有结节者，可酌加黄药子 6 克、三棱 6 克、莪术 9 克、露蜂房 6 克、僵蚕 9 克等；若结块坚硬且不可移者，可酌加土贝母 9 克、莪术 9 克、山慈菇 9 克、天葵子 6 克、半枝莲 6 克、犀黄丸等。

中成药：海藻玉壶汤，口服，每服 1 丸，食后嚼化。

（三）肝火旺盛

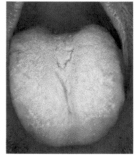

图 6-3-3　肝火旺盛瘿病舌象

舌象特征：舌质红，苔薄黄。见图 6-3-3。

舌象分析：肝火旺盛，血循行加速，故舌红；若肝气化热熏灼于舌，则苔黄。

症状：颈前喉结两旁轻度或中度肿大，一般柔软光滑，烦热，容易出汗，性情急躁易怒，眼球突出，手指颤抖，面部烘热，口苦，脉弦数。

治法：清肝泻火，消瘿散结。

方药：栀子清肝汤合消瘰丸。

柴胡 3 克，栀子 3 克，牡丹皮 3 克，当归 3 克，白芍 3 克，牛蒡子 3 克，川芎 3 克，茯苓 3 克，玄参 120 克，牡蛎 120 克，浙贝母 120 克。

方解：栀子清肝汤栀子、牡丹皮清肝泻火，凉血止血；柴胡疏肝解郁，白芍敛阴柔肝；当归、川芎养血和营；茯苓实脾助运；牛蒡子疏散肝经风热。诸药合用，共奏清肝泻火、凉血之效。消瘰丸方中玄参清热滋阴，凉血散结；牡蛎软坚散结；浙贝母清热化痰。三药合用，可使阴复热除，痰化结散，使瘰疬自消。亦可用于痰核，瘿瘤属痰火结聚者。

加减：若肝火旺盛，烦躁易怒，脉弦数者，可加龙胆 6 克、黄芩 6 克、青黛 3 克、夏枯草 6 克；手指颤抖者，加石决明 9 克、钩藤 9 克、白蒺藜 9 克、天麻 9 克；兼见胃热内盛而见多食易饥者，加生石膏 15 克、知母 9 克；火郁伤阴，阴虚火旺而见烦热、多汗、消瘦乏力、舌红少苔、脉细数等症者，可用二冬汤合消瘰丸。

中成药：茵栀黄胶囊，口服，一次 3 粒，一日 3 次。（注：孕妇忌服）

（四）心肝阴虚

舌象特征：舌质红，苔少或无苔，舌体颤动。图 6-3-4。

舌象分析：阴液亏虚，虚火上炎热，舌失津液滋润，故舌色鲜红而少苔，热极阴亏而动风，故舌体颤动。

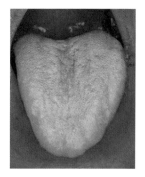

症状：颈前喉结两旁结块或大或小，质软，病起较缓，心悸不宁，心烦少寐，易出汗，手指颤动，眼干，目眩，倦怠乏力，脉弦细数。

治法：滋阴降火，宁心柔肝。

代表方：天王补心丹或一贯煎。

图 6-3-4　心肝阴虚瘿病舌象

天王补心丹：人参 6 克，茯苓 6 克，玄参 6 克，丹参 6 克，桔梗 6 克，远志 6 克，当归 9 克，五味子 9 克，麦冬 9 克，天冬 9 克，柏子仁 9 克，酸枣仁 9 克，生地黄 12 克。上为末，炼蜜为丸，如梧桐子大，用朱砂为衣，每服二三十丸（6～9 克），临卧，竹叶煎汤送下。现代用法：上药共为细末，炼蜜为小丸，用朱砂水飞 9～15 克为衣，每服 6～9 克，温开水送下，或用桂圆肉煎汤送服；亦可改为汤剂，用量按原方比例酌减。

一贯煎：北沙参 9 克，麦冬 9 克，当归 9 克，生地黄 18 克，枸杞子 9 克，川楝子 6 克。

方解：

天王补心丹：参见"心悸"之"阴虚火旺"。

一贯煎：参见"胃痛"之"胃阴不足"。

加减：若虚风内动，手指及舌体颤抖者，加钩藤 9 克、白蒺藜 9 克、鳖甲 9 克、白芍 9 克；脾胃运化失调致大便稀溏、便次增加者，加白术 9 克、薏苡仁 15 克、山药 12 克、麦芽 9 克；肾阴亏虚而见耳鸣、腰酸膝软者，酌加龟甲 12 克、桑寄生 12 克、牛膝 12 克、女贞子 12 克；病久正气耗伤，精血不足，而见消瘦乏力，妇女月经量少或经闭，男子阳痿者，可酌加黄芪 12 克、太子参 12 克、山茱萸 12 克、熟地黄 12 克、枸杞子 12 克、制何首乌 12 克等。

中成药：天王补心丹，口服，一次 8 丸，一日 3 次。（注：忌食辛辣腥物，虚寒病人不宜。）

【转归预后】

本病的病理性质以实证居多，久病由实致虚，可见气虚、阴虚等虚候或虚实夹杂之候。在本病的病变过程中，常发生病机转化。如痰气郁结日久可化火，形成肝火亢盛证；火热内盛，耗伤阴津，导致阴虚火旺之候，其中以心肝阴虚最为常见；气滞或痰气郁结日久，则深入血分，血液运行不畅，形成痰结血瘀之候。重症患者则阴虚火旺的各种症状常随病程的延长而加重，当出现烦躁不安、谵妄神昏、高热、大汗、脉疾等症状时，为病情危重的表现。若肿块在短期内迅速增大，质地坚硬，结节高低不平者，可能恶变，预后不佳。

【预防与调摄】

保持精神愉快，防止情志内伤，以及针对水土因素调节饮食，是预防瘿病的重要方面。在容易发生瘿病的地区，可经常食用海带，采用碘化食盐（食盐中加入一定量的碘化钠或碘化钾）预防。此外，应当实行"科学补碘、分类指导、因地制宜、不多不少"的补碘方针。实行有区别的在碘缺乏地区的补碘政策。在高碘和碘充足地区停止供应碘盐，在碘缺乏地区实行剂量有区别地补碘，做到缺多少补多少。在病程中，要密切观察瘿肿的形态、大小、质地软硬及活动度等方面的变化。如瘿肿经治不消，增大变硬，应高度重视，防止恶变。

第四节　鼓胀

【定义】

鼓胀是指以腹部胀大如鼓，皮色苍黄，脉络暴露为特征的一类病证。又名"单腹胀""臌""蜘蛛蛊"。

【病因病机】

鼓胀病因复杂，主要是由酒食不节、虫毒感染、他病继发转化、情志刺激等因素引发，致肝脾肾俱损或功能失调，气血搏结，水湿内停。

（1）酒食不节　如嗜酒过度，或恣食肥甘厚味，酿湿生热，蕴阻中焦，清浊相混，壅阻气机，水谷精微失于输布，湿浊内聚，脾土壅滞则肝之疏泄失常，气血郁滞，湿邪与气血交阻日久，便成鼓胀。

（2）虫毒感染　多因血吸虫感染，虫毒阻塞经隧，脉道不通，日久失治，肝脾两伤，形成癥积；气滞络瘀，清浊相混，水液停聚，乃成鼓胀。

（3）他病继发　凡他病损伤肝脾，致肝脾失调，水湿积聚，均有继发鼓胀的可能。常见如黄疸、积聚。黄疸日久，湿邪阻滞，肝脾受损，气滞血瘀，或癥积不愈，气滞血结，脉络壅塞，正气耗伤，痰瘀不化，水湿停聚，均可形成鼓胀。

（4）情志刺激　忧思郁怒，损伤肝脾。肝为藏血之脏，性喜条达，若情志不舒，肝失疏泄，气机不利，则血液运行不畅，致肝脉瘀阻；另一方面，肝气郁结不舒，气机不畅，气不行水，或横逆犯脾胃，脾胃受克，运化失司，以致水湿停留，水湿与血瘀蕴结，日久不化，痞塞中焦，便成鼓胀。

【临床表现】

初期脘腹作胀，食后尤甚，叩之如鼓。继而腹部胀大如鼓，重者腹壁青筋显露，脐孔突起。常伴有乏力、纳差、尿少及齿衄、鼻衄、皮肤紫斑等出血征象，可见面色萎黄、皮肤或巩膜黄染、手掌殷红、面颈胸部红丝赤缕、血痣及蟹爪纹。本病常有情志内伤、酒食不节、虫毒感染或黄疸、积聚久病不愈等病史。

【辨证要点】

鼓胀为本虚标实之证，初期以实为主，其标实又有气滞、血瘀、水停的侧重，同时又有肝、脾、肾脏腑之不同；晚期以虚为主，同时可兼见出血、昏迷等危重证候。

1. 鼓胀早期

（1）辨病性　腹部膨隆，腹皮绷急，按之空空然，叩之如鼓，喜太息、嗳气，嗳气或矢气后胀减，口苦脉弦，病性偏于气滞；腹部胀大，状如蛙状，按之如囊裹水，尿少肢肿，周身困乏无力，苔白腻者，病性偏寒湿；脘腹撑急，灼热口苦，小便短赤，大便秘结，苔黄腻者，病性偏湿热；腹大坚满或脐心外突，脉络怒张，面色黧黑，面、胸、臂红痣血缕，手掌赤痕，舌质暗或有瘀斑，病性偏血瘀。

（2）辨病位　鼓胀主要涉及肝、脾、肾三脏。腹大胀满，按之不坚，胁部或胀或痛，攻窜不定者，病变及肝；腹大胀满，食少脘痞，四肢困重，疲倦无力者病变及脾；腹大胀满，精神委顿，肢冷怯寒，下肢浮肿，尿少者，病变及肾。

2. 鼓胀晚期

（1）辨阴阳　腹胀满不舒，朝宽暮急，面色苍黄，神疲乏力，四肢不温，舌淡紫，脉沉细者，病性偏阳虚；腹大胀满，心烦失眠，口燥，衄血，形体消瘦，小便短赤，舌红绛少津，脉弦细数者，病性偏阴虚。

（2）辨危候　鼓胀后期，常并发危重证候，预后不佳。如骤然大量呕血，血色鲜红，大便下血，暗红或油黑，伴手足震颤、狂躁、神志昏迷及尿闭，脉数不静或脉大弦紧者，证属浊毒闭窍、生风动血；若神志昏迷，烦躁不安，甚则怒目狂叫，四肢抽搐颤动，口臭便秘，溲赤尿少，舌红苔黄，脉弦滑者，证属痰热扰神；若神志昏迷，汗出肢冷，气促，撮空，两手抖动，脉细弱者，证属正气衰败，真阳欲脱之危候。

【治疗原则】

由于本病总属本虚标实，故治疗当攻补兼施，祛邪不伤正，而扶正不留邪。初期，一般以实证居多，故治疗以祛邪为主。根据气滞、血瘀、水停之偏重，分别侧重于理气、活血、祛湿利水或暂用逐水之法，同时配合健脾疏肝之品。后期，一般以虚证为主，故治疗以补虚为要。根据阴阳的不同，分别采用温补脾肾或滋养肝肾之法，同时配合行气活血利水。后期伴有出血、昏迷、阳气虚脱等危重证候者，应以"急则治其标"，予以迅速止血、开窍醒神、回阳固脱等急救法，病情稳定后，再从根本治疗。

【分证论治】

（一）气滞湿阻

舌象特征：舌苔薄白腻。见图6-4-1。

舌象分析：气滞而阳气被遏在表，湿邪蕴阻，故舌苔薄白腻。

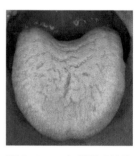

图6-4-1 气滞湿阻鼓胀舌象

症状：腹胀按之不坚，胁下胀满或疼痛，饮食减少，食后胀甚，得嗳气、矢气稍减，小便短少，脉弦。

治法：疏肝理气，运脾利湿。

代表方：胃苓汤合用柴胡疏肝散。

陈皮6克，柴胡6克，川芎6克，枳壳6克，白芍6克，炙甘草3克，香附6克，茯苓15克，苍术15克，白术12克，桂枝15克，泽泻21克，猪苓12克，厚朴12克，生姜6克，大枣4枚。

方解：

胃苓汤：由五苓散合平胃散组成，方以平胃散运脾燥湿，合五苓散利水渗湿，标本兼顾。

柴胡疏肝散：具体参见"胸痹心痛"之"气滞心胸"。

加减：若胸脘痞闷，腹胀，噫气为快，气滞偏甚者，可酌加佛手9克、木香9克、沉香3克；如尿少，腹胀，苔腻者，可加砂仁9克、大腹皮9克、泽泻12克、车前子9克；若神倦，便溏，舌质淡者，宜加党参15克、黄芪15克、附片3克、干姜6克、川椒3克；若兼胁下刺痛，舌紫，脉涩者，可加延胡索9克、莪术6克、丹参12克、鳖甲12克等。

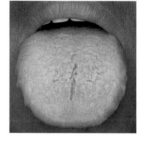

中成药：口服茵陈五苓丸合逍遥丸。

茵陈五苓丸，一次6克（1瓶），一日2次。

逍遥丸，具体参见"喘证"之"肝气乘肺"。

（二）水湿困脾

舌象特征：舌苔白腻。见图6-4-2。

图6-4-2 水湿困脾鼓胀舌象

舌象分析：水湿之邪遏阻，故见苔白腻。

症状：腹大胀满，按之如囊裹水，甚则颜面微浮，下肢浮肿，脘腹痞胀，得热则舒，精神困倦，怯寒懒动，小便少，大便溏，脉缓。

治法：温中健脾，行气利水。

代表方：实脾饮。

白术 12 克，厚朴 6 克，木瓜 6 克，木香 3 克，草果 3 克，大腹子 6 克，茯苓 15 克，干姜 6 克，制附子 6 克，炙甘草 3 克，生姜 3 片，大枣 3 枚。

方解：脾湿，故以大腹子、茯苓利之；脾虚，故以白术、茯苓、草果补之；脾寒，故以生姜、干姜、制附子温之；脾满，故以木香、厚朴导之；然土之不足，由于木之有余，木瓜酸温，能于土中泻木，兼能行水，与木香同为平肝之品，使木不克土而肝和，则土能制水而脾实矣；炙甘草调和诸药。

加减：若浮肿较甚，小便短少，可加肉桂 9 克、猪苓 9 克、车前子 9 克；若兼胸闷咳喘，可加葶苈子 9 克、紫苏子 9 克、半夏 6 克；若胁腹胀痛，可加郁金 9 克、香附 9 克、青皮 9 克、砂仁 6 克；若脘闷纳呆，神疲，便溏，下肢浮肿，可加党参 9 克、黄芪 15 克、山药 15 克、泽泻 15 克等。

中成药：实脾饮丸，每次 5 克，每日 2 次，饭前半小时或饭后一小时温水送服。

（三）湿热蕴结

舌象特征：舌边尖红，苔黄腻或兼灰黑，见图 6-4-3。

舌象分析：舌苔色黄为热邪之征，舌苔腻则为有痰有湿气内蕴，若热邪较重或可见灰黑苔。

症状：腹大坚满，脘腹胀急，烦热口苦，渴不欲饮，小便赤涩，大便秘结或溏垢，脉象弦数。

治法：清热利湿，攻下逐水。

代表方：中满分消丸。

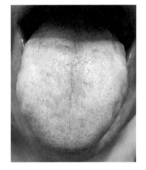

图 6-4-3　湿热蕴结鼓胀舌象

白术 9 克，人参 3 克，炙甘草 3 克，猪苓 3 克，姜黄 3 克，白茯苓 6 克，干姜 6 克，砂仁 6 克，泽泻 9 克，橘皮 9 克，知母 12 克，黄芩 36 克，黄连 15 克，半夏 15 克，枳实 15 克，厚朴 30 克。

方解：方由半夏泻心汤、六君子汤、枳术丸、四苓散等方综合加减而成，其中黄连、黄芩、茯苓、猪苓、泽泻等清热利湿，佐以半夏、干姜辛开散结，橘皮、砂仁化湿行气，枳实、厚朴消除胀满，知母滋阴清热，姜黄破血行气，更以人参、白术、甘草培补中气。

加减：若热势较重，加连翘 6 克、龙胆 6 克、半边莲 6 克、半枝莲 6 克；小便赤涩不利者，加陈葫芦 6 克；若胁痛明显者，可加柴胡 9 克、川楝子 9 克；若见面、目、皮肤发黄，可合用茵陈蒿汤。

中成药：中满分消丸，口服，一次 6 克，一日 2 次。

（四）肝脾血瘀

舌象特征：舌质紫暗或有紫斑。见图 6-4-4。

舌象分析：血瘀血液运行不畅，故见舌质紫暗或有紫斑。

症状：脘腹坚满，青筋显露，胁下癥结痛如针刺，面色晦暗黧黑，或见赤丝血缕，面、颈、胸、臂出现血痣或蟹爪纹，口干不欲饮水，或见大便色黑；脉细涩。

治法：活血化瘀，行气利水。

代表方：调营饮。

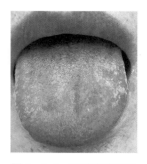

图 6-4-4　肝脾血瘀鼓胀舌象

赤芍 18 克，川芎 6 克，当归 12 克，莪术 15 克，延胡索 12 克，槟榔 12 克，瞿麦 12 克，葶苈子 12 克，桑白皮 12 克，丹参 18 克，大黄 9 克。

方解：方中丹参、当归、川芎、赤芍活血化瘀；莪术、延胡索、大黄行气活血；槟榔、瞿麦、葶苈子、桑白皮行气利尿；全方共奏活血化瘀、行气利水的功效。

加减：若胁下癥积肿大明显，可加土鳖虫 9 克、牡蛎 9 克；如病久体虚，气血不足，或攻逐之后，正气受损，可加黄芪 9 克、党参 9 克；如大便色黑，可加三七 6 克、茜草 6 克、侧柏叶 6 克；如病势恶化，大量吐血、下血，或出现神志昏迷等危象，当辨阴阳之衰脱予以生脉注射液或参附注射液滴注。

中成药：逐瘀通脉胶囊，口服。一次 2 粒，每日 3 次，4 周为 1 个疗程。

（五）脾肾阳虚

舌象特征：舌体胖，质紫，苔淡白。见图 6-4-5。

舌象分析：脾肾阳虚，津液输布障碍故舌体胖，气血运行不畅，故质紫，阳气虚衰，不能温运血液上荣于舌，故苔淡白。

症状：腹大胀满，形似蛙腹，朝宽暮急，面色苍黄，或呈苍白，脘闷纳呆，神倦怯寒，肢冷浮肿，小便短少不利，脉沉细无力。

治法：温补脾肾，化气利水。

代表方：附子理苓汤。

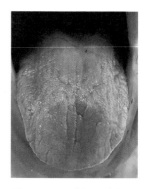

图 6-4-5　脾肾阳虚鼓胀舌象

附子 12 克，人参 9 克，白术 9 克，甘草 9 克，猪苓 9 克，茯苓 12 克，干姜 12 克，泽泻 21 克，肉桂 9 克。

方解：本方是一个方中有方的复方方剂。其中人参、白术、干姜、甘草，取理中汤、人参汤之意，以温中祛寒、补益中气；肉桂、白术、猪苓、茯苓、泽泻，取五苓散之意，以温阳化气、利水渗湿；附子、干姜、甘草，取四逆汤之意，以回阳破阴；人参、附子、干姜、甘草，取人参四逆汤之意，以益气救逆、回阳复阴。复佐以热药冷服之法，取甚者从之之意，以免药物格拒。方中诸药共奏温中健脾、祛寒破阴、化饮利水之效。

加减：若神疲乏力，少气懒言，纳少，便溏者，可加黄芪 15 克、山药 15 克、薏苡仁 15 克、扁豆 15 克；若面色苍白，怯寒肢冷，腰膝酸冷疼痛者，酌加肉桂 12 克、仙茅9克、淫羊藿（仙灵脾）9克。

中成药：金匮肾气丸，口服，一次20（4克）～25粒（5克），一日2次。（注：①忌房欲、气恼。忌食生冷物。②孕妇忌服。）

（六）肝肾阴虚

舌象特征：舌质红绛少津，苔少或光剥。见图6-4-6。

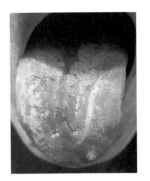

舌象分析：虚火旺盛，上炎于舌络，血络充盈，故舌红绛，热盛伤阴，阴液不足，故舌质少津，苔少，阴虚重者可见光剥。

症状：腹大胀满，或见青筋暴露，面色晦滞，唇紫，口干而燥，心烦失眠，时或鼻衄，牙龈出血，小便短少，脉弦细数。

治法：滋肾柔肝，养阴利水。

代表方：一贯煎合六味地黄丸。

图6-4-6 肝肾阴虚鼓胀舌象

熟地黄24克，山茱萸12克，山药12克，泽泻9克，牡丹皮9克，茯苓9克，北沙参9克，麦冬9克，当归9克，生地黄18克，枸杞子9克，川楝子6克。

方解：

六味地黄丸：参见"不寐"之"心肾不交"。

一贯煎：参见"胃痛"之"胃阴不足"。

加减：若津伤口干明显者，可加石斛9克、玄参9克、芦根9克；如青筋显露，唇舌紫暗，小便短少，可加丹参12克、益母草6克、泽兰6克、马鞭草6克；如腹胀甚，加枳壳12克、大腹皮12克、槟榔12克；兼有潮热、烦躁，酌加地骨皮9克、白薇9克、栀子6克；齿鼻衄血，加鲜白茅根6克、藕节6克、仙鹤草6克；如阴虚阳浮，症见耳鸣、面赤、颧红，宜加龟甲30克、鳖甲30克、牡蛎30克；湿热留恋不清，溲赤涩少，酌加知母12克、黄柏6克、金钱草6克、茵陈6克。若兼腹内积聚痞块，痛不移处，卧则腹坠，肾虚久泻者，可加用膈下逐瘀汤。

中成药：六味地黄丸，口服，大蜜丸一次1丸，一日2次。（注：①感冒发热患者不宜服用。②高血压病、心脏病、肝病、糖尿病、肾病等慢性病严重者应在医师指导下服用。③服药4周症状无缓解，应及时调整治疗方案。）

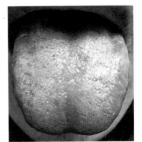

（七）变证

1. 黄疸

舌象特征：舌暗红，苔黄腻。见图6-4-7。

舌象分析：湿热内蕴，腑气不畅，故见舌暗红苔黄腻。

症状：身目黄染如金，倦怠乏力，烦躁不宁，纳食欠佳或

图6-4-7 鼓胀之黄疸舌象（湿热内蕴）

不欲食，恶心厌油，肝区胀痛，腹部膨隆，双下肢水肿，尿少如浓茶，大便溏，脉弦滑。

治法：清热解毒，利湿退黄。

代表方：甘露消毒丹。

滑石15克，黄芩9克，茵陈12克，石菖蒲6克，川贝母6克，木通6克，藿香3克，连翘3克，豆蔻3克，薄荷3克，射干3克。

方解：参见"黄疸"之"湿重干热"。

加减：若兼有神志不清，目不识人者，可加犀角（用水牛角代）30克、菖蒲12克、郁金9克；若气虚乏力，少气懒言者，可加黄芪30克、党参15克、山药15克、白术15克；腹部胀大、小便不出者，可酌情加车前子12克、通草12克、猪苓9克、泽泻9克。

中成药：甘露消毒丸，口服，一次6～9克，一日2次。（注：孕妇及过敏体质者慎用）

2. 出血

舌象特征：舌红苔黄。见图6-4-8。

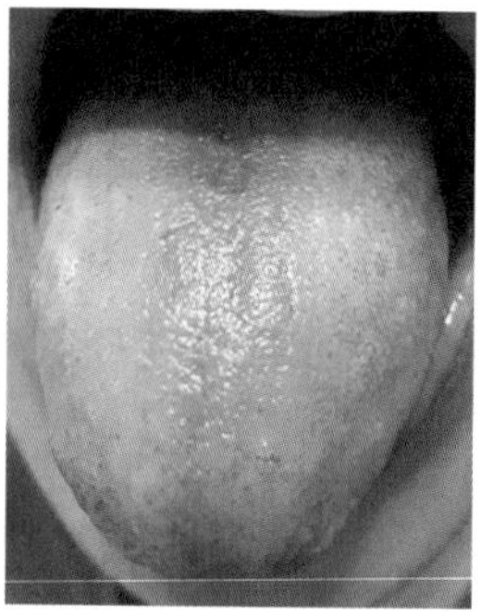

舌象分析：血得热则循行加速，舌体脉络充盈，故舌红，邪热熏蒸于舌，故苔黄。

症状：轻者可见牙龈出血、鼻衄或肤下瘀斑，重者病势突变，大量呕吐鲜血或大便下血，脉弦数。

治法：泻火解毒，凉血止血。

代表方：犀角地黄汤。

犀角（用水牛角代）30克，生地黄24克，芍药9克，牡丹皮12克。

图6-4-8　鼓胀之出血舌象

方解：方用苦咸寒之犀角（现用水牛角代）为君，直入血分，凉血清心而解热毒，使热清毒解血宁。臣以甘苦寒之生地黄，清热凉血养阴，既助君药清热凉血，又复已失之阴血。君臣相伍，以清为主，兼以补固。芍药、牡丹皮为佐，清热凉血，活血散瘀，可收化斑之功。四药相配，共成清热解毒、凉血散瘀之剂。

加减：若实热较甚者，可加黄连9克、黄芩9克、黄柏9克、栀子9克；出血不止，血色鲜红者，可加白茅根9克、侧柏叶9克、茜草6克；若疾病后期，气阴两虚者，可加沙参12克、西洋参6克、太子参12克、山药15克。

中成药：槐角丸，口服。水蜜丸一次6克，小蜜丸一次9克，大蜜丸一次1丸，一日2次。

3. 神昏

舌象特征：舌质红绛，苔黄燥。见图6-4-9。

舌象分析：热入营血，气血沸涌，耗伤营阴，故舌质红绛，邪热伤津液，故苔黄燥。

症状：神昏谵语，昏不识人，发热，黄疸，烦躁不宁，口

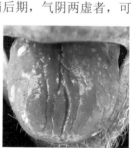

图6-4-9　鼓胀之神昏舌象（热入营血）

臭便秘，溲赤尿少，脉细数。

治法：清热解毒，醒脑开窍。

代表方：清营汤合安宫牛黄丸。

犀角（水牛角代）30克，生地黄15克，玄参9克，竹叶3克，麦冬9克，丹参6克，金银花9克，连翘6克，牛黄30克，郁金30克，黄连30克，朱砂30克，冰片8克，麝香8克，珍珠15克，栀子30克，雄黄30克，黄芩30克。

方解：清营汤方用苦咸寒之犀角（现用水牛角代）清解营分之热毒，为君药。热伤营阴，又以生地黄清热凉血养阴，麦冬清热养阴生津，玄参滋阴降火解毒，三药既可甘寒养阴保津，又可助君药清营凉血解毒，共为臣药。君臣相配，苦咸寒与甘寒并用，清营热而养营阴，祛邪扶正兼顾。温邪初入营分，尚有外泄之机，故用金银花、连翘清热解毒，轻清透泄，促使营分热邪向外从气分透泄而解，此即叶桂所云"入营犹可透热转气"；竹叶清心除烦，黄连清心解毒；丹参清热凉血，并能活血散瘀，可防热与血结，深陷血分，共为佐药。诸药相伍，共成清营养阴透热之功。

安宫牛黄丸方：参见"中风"之"阳闭"。

加减：若神志昏迷较甚者，可加郁金12克、石菖蒲12克；出血严重者，加大蓟9克、栀子炭9克、血余炭9克；若痰涎壅盛，可加竹沥12克、瓜蒌12克、胆南星12克。若邪热偏盛而身热较重者，选用安宫牛黄丸；若热动肝风而痉厥抽搐者，可改用紫雪丹；若痰浊偏盛而昏迷较重者，可改用至宝丹。

中成药：安宫牛黄丸、至宝丹、紫雪丹等。

安宫牛黄丸，参见"中风"之"阳闭"。

至宝丹、紫雪丹，参见"黄疸"之"疫毒炽盛"。

【转归预后】

由于鼓胀病情易于反复，预后一般较差，故属于风、痨、臌、膈四大难症之一，因气、血、水互结，邪盛而正衰，治疗较为棘手。若病在早期，正虚不著，经适当调治，腹水可以消失，病情可趋缓解。如延至晚期，邪实正虚，则预后较差，腹水反复发生，病情不易稳定。若饮食不节，或服药不当，或劳倦过度，或正虚感邪，病情可致恶化。如阴虚发热，络脉瘀损，可致鼻衄、齿衄，甚或大量呕血、便血；或肝肾阴虚，邪从热化，蒸液生痰，内蒙心窍，引动肝风，则见神昏谵语、痉厥等严重征象；如脾肾阳虚，湿浊内蒙，蒙蔽心窍，亦可导致神糊昏厥之变，终至邪陷正虚，气阴耗竭，由闭转脱，病情极为险恶。

【预防与调摄】

平时应增强体质，使机体足以抵抗邪气入侵，同时避免与血吸虫、疫水接触，免受邪毒侵袭。注重保护胃气，避免饮酒、食用生冷寒凉伤胃之品。舒缓情志，保持身心愉悦，免受精神刺激，使气机调畅，百脉和调。此外，起居上，做到起居有常，不妄劳作，顺应四时，以养身心。饮食上，宜进清淡、低盐、富含营养且易于消化的食物。生冷寒凉、不洁食物损伤脾阳，辛辣油腻助生湿热，粗硬食物易损络动血，故应少食甚至禁食。此外，要低盐饮食，食盐有凝涩水湿之弊，使水液潴留，胀满更甚。情志上，保持心情舒畅、情志和调，避免抑郁忿怒。忧思抑郁损伤肝脾，致肝气郁结、脾失健运。忿怒易使肝阳上亢，气火伤络，甚则引起呕血、便血等危候。鼓胀后期兼见发热、大出血，甚至昏迷者，应采取相应护理措施。

第五节　积证

【定义】

积证是以腹内结块，或胀或痛，结块固定不移，痛有定处为主要临床特征的一类病证。

【病因病机】

积证主要是由情志失调、饮食伤脾、感受外邪、病后体虚，或黄疸、疟疾等经久不愈，肝脾受损，脏腑失和，以致气滞、血瘀、痰凝于腹内，日久结为积块，而为积证。

（1）情志失调　情志不畅，肝郁气滞，气滞不能帅血畅行，以致瘀血内停，脉络受阻，结而成块者，则成积证。金·张子和《儒门事亲·五积六聚治同郁断》云："积之成也，或因暴怒、喜、悲、思、恐之气。"

（2）饮食内伤　饮食不节，损伤脾胃，津液不布，湿浊内停，凝结成痰，痰阻气滞，血脉壅塞，痰浊与气血相搏，气滞血瘀，脉络阻滞，而成积证。如《太平圣惠方·治食癥诸方》言："夫人饮食不节，生冷过度，脾胃虚弱，不能消化，与脏气相搏，结聚成块，日渐生长，盘牢不移。"

（3）感受外邪　外邪侵袭人体，稽留不去，致脏腑失和，气血运行不畅，痰浊内生，气滞血瘀痰凝，日久结为积块，而为积证；或风寒痰食与气血相搏结，使瘀血留滞，脉络壅塞成块，而成积证。

（4）他病续发　黄疸、胁痛病久，余邪留恋，络脉不畅，瘀血内阻；或久疟不愈，气血凝滞，结为疟母；或感染虫毒，虫阻血络，气血运行不畅，血络瘀阻；或虚劳日久，气滞血瘀，结而成块，以致成积。

（5）正气亏虚　先天禀赋不足或久病体虚致脾胃功能虚弱，气机运化无力，气、血、津液失于输布，导致痰湿内生，气血运行涩滞，以致气滞、血瘀、痰凝而成积证。故《素问·经脉别论》云："勇者气行则已，怯者则着而为病也。"

本病的病机主要是气机阻滞，瘀血内结。病理因素主要有寒邪、湿浊、痰浊、食滞、虫积等，但主要是气滞血瘀，以血瘀为主。本病病位主要在于肝、脾、胃肠。因肝主疏泄，司藏血；脾主运化，司统血。如因情志、饮食、外邪、久病等原因，引起肝气不畅，脾运失职，肝脾不调，胃肠失和，气血涩滞，壅塞不通，形成腹内结块，导致积证。

积证日久，瘀阻伤正，脾失健运，生化乏源，可致气血亏虚，甚或阴阳并损；正气愈亏，气虚血涩，则积块愈加不易消散，甚则逐渐增大，病势进一步发展，还可以出现一些严重变证。如积久肝脾两伤，肝不藏血，脾不统血，或瘀热灼伤血络，血不循经，可导致出血；肝脾失调，气血瘀滞，日久及肾，肝、脾、肾三脏受损，气、血、水停积腹内，则可转为鼓胀；若肝胆疏泄失常，胆汁外溢，转为黄疸；气血瘀阻，水湿泛滥，亦可出现腹满肢肿等症。

【临床表现】

以腹内积块，触之有形，固定不移，以痛为主，痛有定处为临床特征。常有情志抑郁，饮食不节，外邪侵袭，或黄疸、胁痛、虫毒、久疟、久泻、久痢、虚劳等病史。

【辨证要点】

（1）辨部位　积块的部位不同，标志着所病的脏腑不同，临床症状、治疗方药也不尽相同，故有必要加以鉴别。从大量的临床观察来看，在内科范围的脘腹部积块主要见于胃和肝的病变。右胁腹内积块，伴见胁肋刺痛、黄疸、纳差、腹胀等症状者，病在肝；左胁腹内积块，伴见胁肋胀痛、疲乏无力、出血，病在肝脾；胃脘部积块伴见反胃、呕吐、呕血、便血等症状者，病在胃；右腹积块伴腹泻或便秘、消瘦乏力，以及左腹积块伴大便次数增多、便下脓血者，病在肠。

（2）辨积证初、中、末三期　积证可于临床上分为初、中、末三期。初期正气尚盛，邪气虽实而不盛，表现为积块形小，按之不坚；中期正气已虚，邪气渐甚，表现为积块增大，按之较硬；末期正气大伤，邪盛已极，表现为积块明显，按之坚硬。辨积证初、中、末三期，以知正邪之盛衰，从而选择攻补之法。

（3）辨标本缓急　在积证的病程中，由于病情的进展，可出现一些危急重症。如出现血热妄行、气不摄血或瘀血内积而吐血、便血；因胃失和降，胃气上逆而出现剧烈呕吐；因肝胆郁滞，胆汁外溢而出现黄疸等。这些证候对积证而言，属于标，应按照急则治其标或标本兼顾的原则及时处理。

【治疗原则】

积证病在血分，以活血化瘀、软坚散结为基本治则，常选用水蛭、虻虫、土鳖虫、牡蛎、鳖甲、昆布、海藻等软坚、破瘀、消结之品。然其辨治虽重在活血，但仍应依据其病机演变，适度调整攻补策略。谨记治实当顾其虚，补虚勿忘其实之法则，攻伐药物不宜过用，以防伤及气血。

【分证论治】

（一）气滞血阻

舌象特征：舌暗、苔薄白。见图6-5-1。

舌象分析：气滞血阻，故舌暗，正气尚足，未伤胃气，故苔薄白。

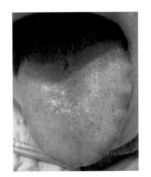

图6-5-1　气滞血阻积证舌象

症状：积块软而不坚，固定不移，胁肋疼痛，脘腹痞满，脉弦。

治法：理气活血，通络消积。

代表方：大七气汤。

莪术 3 克，三棱 3 克，青皮 6 克，陈皮 6 克，香附 6 克，藿香 9 克，益智 6 克，桔梗 3 克，桂枝 3 克，生姜 3 克，大枣 2 枚，甘草 3 克。

方解：方中以青皮、香附疏肝胆之气，陈皮、藿香理脾胃之气，桔梗开胸膈之气。此五味药共用，以行气散结；三棱、莪术活血祛瘀；桂枝、益智振奋脾胃之阳而温通经脉，助三棱、莪术以化瘀。佐以生姜，助桂枝温通经脉；佐以大枣，补益脾虚，甘草调和诸药。

加减：若兼烦热口干，舌红，脉细弦，加牡丹皮 12 克、栀子 12 克、赤芍 12 克、黄芩 6 克；如腹中冷痛，畏寒喜温，舌苔白，加肉桂 12 克、吴茱萸 12 克、当归 12 克。

中成药：八珍益母颗粒，口服，一次 6 克，一日 2 次。（注：①感冒发热患者不宜服用。②高血压病、心脏病、肝病、糖尿病、肾病等慢性病严重者应在医师指导下服用。③青春期少女及更年期妇女应在医师指导下服用。④平素月经正常，突然出现月经过少，或经期错后，或阴道不规则出血者应及时调整治疗方案。⑤服药 1 个月症状无缓解，应及时调整治疗方案。）

（二）瘀血内结

舌象特征：舌质紫暗或有瘀点。见图 6-5-2。

舌象分析：瘀血内结，血液运行不畅，故见舌质紫暗或有瘀点。

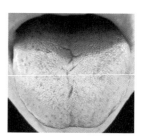

症状：腹部积块明显，硬痛不移，时有寒热，面色晦暗黧黑，面颈胸臂或有血痣赤缕，女子可见月事不下，脉细涩。

治法：祛瘀软坚。

方药：膈下逐瘀汤。

图 6-5-2 瘀血内结积证舌象

五灵脂 6 克，当归 9 克，川芎 6 克，桃仁 9 克，牡丹皮 6 克，赤芍 6 克，乌药 6 克，延胡索（元胡）3 克，甘草 18 克，香附 5 克，红花 9 克，枳壳 6 克。

方解：参见"胁痛"之"瘀血阻络"。

加减：积块疼痛甚者，加佛手 12 克；痰瘀互结，舌紫苔白腻者，可加芥子 12 克、半夏 6 克、苍术 6 克。

中成药：血府逐瘀胶囊，口服，一次 6 粒，一日 2 次，一个月为 1 个疗程。

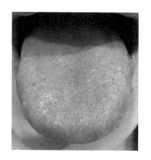

（三）正虚瘀阻

舌象特征：舌质淡紫，舌光无苔，见图 6-5-3。

舌象分析：正气不足故舌淡，血瘀故舌紫，营血大虚，阳

图 6-5-3 正虚瘀阻积证舌象

气虚衰故舌光无苔。

症状： 积块坚硬，疼痛逐渐加剧，面色萎黄或黧黑，形脱骨立，饮食大减，神疲乏力，或呕血、便血、衄血，脉细数或弦细。

治法： 补益气血，活血化瘀。

代表方： 八珍汤合化积丸。

当归15克，川芎15克，熟地黄15克，芍药15克，人参15克，炙甘草15克，茯苓15克，白术15克，三棱9克，莪术9克，阿魏9克，海浮石9克，香附9克，雄黄9克，槟榔9克，苏木9克，瓦楞子9克，五灵脂3克，生姜9克，大枣9克。

方解： 八珍汤为四君子汤与四物汤合方而成。方中人参与熟地黄为君药，人参甘温，大补五脏元气，补气生血，熟地黄补血滋阴。臣以白术补气健脾，当归补血和血。佐用茯苓健脾养心，芍药养血敛阴；川芎活血行气，以使补而不滞。炙甘草益气和中，煎加姜枣，调和脾胃，以助气血生化，共为佐使。诸药相合，共成益气补血之效。合化积丸方中三棱、莪术、香附、苏木、五灵脂、瓦楞子活血祛瘀；阿魏、雄黄消痞去积；海浮石化痰软坚散结；槟榔行气化滞。诸药合用，共奏化瘀消积之功。

加减： 若伤阴较甚，头晕目眩，舌光无苔，脉细数者，加生地黄9克、玄参9克、枸杞子9克、石斛6克；若牙龈出血、鼻衄者，加牡丹皮9克、白茅根9克、茜草9克、三七6克；畏寒肢肿，舌淡苔白，脉沉细者，加黄芪15克、附子9克、肉桂9克、泽泻9克。

中成药： 八珍益母颗粒、大补阴丸等。

八珍益母颗粒，见"积证"之"气滞血阻"。

大补阴丸，见"胁痛"之"肝络失养"。

【转归预后】

积证日久，瘀阻伤正，脾失健运，生化乏源，可致气血亏虚，甚或阴阳并损；正气愈亏，气虚血涩，则积块愈加不易消散，甚则逐渐增大，病势进一步发展，还可以出现一些严重变证。如积久肝脾两伤，肝不藏血，脾不统血，或瘀热灼伤血络，血不循经，可导致出血；肝脾失调，气血瘀滞，日久及肾，肝、脾、肾三脏受损，气、血、水停积腹内，则可转为鼓胀；若肝胆疏泄失常，胆汁外溢，转为黄疸；气血瘀阻，水湿泛溢，亦可出现腹满肢肿等症。

【预防与调摄】

饮食有节，起居有时，调畅情志，保持正气充足，气血流畅，是预防本病的重要措施。在血吸虫流行区域，要整治疫水，做好预防工作，防止虫毒感染。对黄疸、胁痛、胃脘痛、泄泻等病证经久不愈者，应及时检查，以期早期发现积证，早期治疗。积证患者饮食上要忌食肥甘厚味及辛辣刺激之品。注意保暖，以免寒湿损伤脾胃，凝滞气血。有湿热、郁热、阴伤、出血者，要忌食辛辣酒热，防止进一步积热伤阴动血。保持情志舒畅，有助于气血流通，积聚消散。

第六节　聚证

【定义】

聚证是以腹中结块，或痛或胀，聚散无常，痛无定处为主要临床特征的一类病证。

【病因病机】

聚证主要是由情志失调、食滞痰阻等因素，致肝脾受损、脏腑失和、气机阻滞、气聚成结而成。

（1）情志失调　情志抑郁，所愿不遂，肝气不畅，脏腑失和，使气机阻滞或逆乱，聚而不散，则致聚证。如清·尤在泾《金匮翼·积聚统论》所言："凡忧思郁怒，久不得解者，多成此疾。"

（2）食滞痰阻　酒食不节，或恣食肥厚生冷，损伤脾胃，脾失健运，不能输布水谷之精微，聚生痰湿，或食滞、虫积与痰气交阻，气机壅结，则成聚证，亦有饮食不调，因食遇气，食气交阻，气机不畅而成聚证。聚证主要病机以气机逆乱为主，大凡以肝郁气滞，痰气交阻，食滞痰阻等以气滞为主因者，多成聚证。病理因素有寒湿、食滞、虫积、痰浊等，病位主要在肝、脾。肝以血为体，以气为用，主疏泄，司藏血，若肝失疏泄，气机不畅，以致气滞而成聚证；脾为气机升降之枢纽，主运化，司统血，脾运失职，肝脾不调，气机升降失常，痰湿凝聚，壅塞不通，而成聚证。

少数聚证日久不愈，或因虚极，或因燥热，或因痰浊，或因瘀阻而加重病情，进而由气入血转化成伏梁、痞气、肥气等积证。病久伤及脉道，络瘀脉损，血脉不通，瘀血留滞心脉，心脉痹阻，出现胸痹、心痛、心悸等症；留滞脑窍，则见中风偏瘫、眩晕口癖，甚至昏迷不醒；肾络瘀阻，浊邪留积，壅塞三焦，开阖不利，则出现腰痛、水肿、关格等。

【临床表现】

腹内结块，聚散无常，或痛或胀，以胀为主，痛无定处，时作时止为临床特征。

【辨证要点】

辨气、食、痰、粪：聚证的形成多以气滞、食积、痰阻、燥屎等内结所致，若症状以腹部胀痛为主，嗳气得舒，症状随情绪变化而起伏，则以气滞为主症；若症状以脘腹胀痛为主，伴有嗳腐吞酸、厌食呕吐等症状，则以食积为主症；若症状以脘腹痞闷、呕恶、苔腻等为主，则以痰湿为主症；若出现大便秘结，或排便困难、腹痛拒按等症，则以燥屎内结为主症。

【治疗原则】

聚证病在气分，以疏肝理气、行气消聚为基本原则。《景岳全书·杂证谟》中提出对积聚的治疗宜"攻、消、散、补"，对于"聚"的治疗，在补的同时，则在攻、消、散三法中应侧重以"消聚"为主。根据不同的病理因素采用相应的治疗方法，包括行气散结、清热散结、化湿散结、导滞散结等。药物主要采用辛散之品，如柴胡、薄荷、香附、青皮、郁金、枳壳之属，疏肝理气，散结消聚。治疗除用调气之品，还应选入酸、甘之味，如白芍、当归、甘草之类，柔肝缓急，使疏散不致过极。聚证的治疗，重在处理好攻补的关系，对攻伐药物应用应当权衡，不宜过用，应当注意顾护卫气。正如《医宗必读·积聚》言："初者，病邪初起，正气尚强，邪气尚浅，则任受攻；中者，受病渐久，邪气较深，正气较弱，任受且攻且补；末者，病魔经久，邪气侵凌，正气消残，则任受补。"聚证以实证居多，但如反复发作，脾气易损，应适当予以培脾运中。可根据具体情况，或先攻后补，或先补后攻，或寓补于攻，或寓攻于补。可常服香砂六君子汤，健脾和中，以扶正气。

【分证论治】

（一）肝郁气滞

舌象特征： 舌淡红，苔薄。见图6-6-1。

舌象分析： 病情轻浅，邪尚未伤及气血、脏腑，故舌淡红，苔薄。

症状： 腹中气聚，攻窜胀痛，时聚时散，脘胁之间时或不适，常随情绪波动而起伏；脉弦。

治法： 疏肝解郁，行气散结。

代表方： 逍遥散。

炙甘草6克，当归9克，茯苓9克，白芍9克，白术9克，柴胡9克，薄荷3克，煨姜6克。

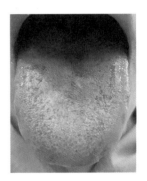

图6-6-1 肝郁气滞聚证舌象

方解： 见"胁痛"之"肝郁气滞"。

加减： 若兼瘀象者，加延胡索6克、莪术6克；若兼热象者，加左金丸；若寒湿中阻，腹胀、舌苔白腻者，可加木香顺气散。

中成药： 逍遥丸，见"喘证"之"肝气乘肺"。

（二）食滞痰阻

舌象特征： 舌苔腻。见图6-6-2。

舌象分析： 痰饮、食积停聚舌面故苔腻。

症状： 腹胀或痛，腹部时有条索状物聚起，重按则胀痛更甚，便秘，纳呆，脉弦滑。

治法： 导滞通便，理气化痰。

方药： 六磨汤。

沉香3克，木香3克，槟榔3克，乌药3克，枳实3克，大黄3克。

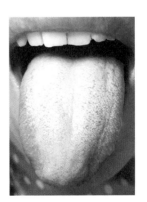

图6-6-2 食滞痰阻聚证舌象

方解： 见"便秘"之"气秘"。

加减：痰浊中阻，呕恶苔腻者，加半夏6克、陈皮9克、生姜6克。若伴有脘腹胀痛、下痢泄泻，或大便秘结、小便短赤等表现，可予枳实导滞丸；若脘腹痞满胀痛加剧，赤白痢疾，里急后重者，则可予木香槟榔丸。

中成药：四磨汤口服液，见"呃逆"之"气机郁滞"。

【转归预后】

少数聚证日久不愈，或因虚极，或因燥热，或因痰浊，或因瘀阻而加重病情，进而由气入血转化成伏梁、痞气、肥气等积证。病久伤及脉道，络瘀脉损，血脉不通，瘀血留滞心脉，心脉痹阻，出现胸痹、心痛、心悸等症；留滞脑窍，则见中风偏瘫、眩晕口癣，甚至昏迷不醒；肾络瘀阻，浊邪留积，壅塞三焦，开阖不利，则出现腰痛、水肿、关格等。

【预防与调摄】

本证的发生与情志因素有关，调畅情志，保持心情舒畅，保持正气充足，气血流畅，有利于预防聚证的发生。对于黄疸、胁痛、疟疾等应及时治疗，病情缓解后，要继续清理余邪，舒畅气血，调肝运脾，防止邪气残留，气血瘀结。对于聚证患者，心理调护尤为重要，应当经常进行心理疏导，嘱患者心胸开阔，避免精神刺激，消除顾虑，保持心情舒畅，有益于聚证的康复。在饮食上，要避免饮食不节，忌食酒和辛冷油腻之品。在起居上，要注意保暖，以免寒湿损伤脾胃，凝滞气血。劳逸适度，注意休息，避免劳累，可经常进行适当的体育活动，以增强体质，以配合治疗。

第七章

肾系病证舌象与处方

肾藏精，寓元阴元阳，为先天之本，是人体生长、发育、生殖的根源。肾的藏精功能减退，不仅可因精关不固而致遗精、早泄，还可由于精气不足，命门火衰而影响机体的生殖能力，导致阳痿、不育。

肾主水液，在调节人体水液平衡方面起着极为重要的作用。若肾中精气的蒸腾气化失司，水液运行障碍则可出现水肿；肾与膀胱相表里，若肾与膀胱的气化失司，水道不利，可出现淋证、癃闭、尿浊。此外，水肿、淋证、癃闭等病证日久不愈，可致脾肾衰惫，气化不利，浊毒壅塞，形成关格。

根据肾的生理功能和病机变化特点，可将水肿、癃闭、关格、淋证、尿浊、阳痿、遗精、早泄等归属于肾系疾病。

肾与其他脏腑的关系非常密切。肾阴亏虚，水不涵木，肝阳上亢，可致眩晕；肾水不足，阴不济阳，虚火上越，心肾不交，可致心悸、不寐；肾不纳气，气不归原，可致哮喘；肾阳虚衰，火不暖土，可致五更泄泻；肾精亏损，脑髓失充，可致健忘、痴呆。依据其病证整体相关性，分别隶属于各个脏腑系统。此处，其他脏腑病证迁延不愈，久必及肾，亦可导致肾系病证的出现。因此，临证时应注意脏腑之间的关联，随证处理。

第一节　水肿

【定义】

水肿是指因感受外邪，饮食失调，或劳倦过度等，使肺失宣降通调，脾失健运，肾失开合，膀胱气化失常导致体内水液滞留，泛滥肌肤，以头面、眼睑、四肢、腹背，甚至全身浮肿为特征表现的一类病证。

【病因病机】

风邪袭表、疮毒内犯、外感水湿、饮食不节及禀赋不足、久病劳倦等病理因素均可导致肺失通调、脾失转输、肾失开阖及三焦气化不利进而形成水肿。水肿病位在肺、脾、肾，而关键在肾。肺主一身之气，有主治节、通调水道、下输膀胱的作用。风邪犯肺，肺气失于宣畅，不能通调水道，风水相搏，发为水肿。脾主运化，有布散水精的功能。外感水湿，脾阳被困，或饮食劳倦等损及脾气，造成脾失转输，水湿内停，乃成水肿。肾主水，水液的输化有赖于肾阳的蒸化、开阖作用。久病劳欲，损及肾脏，则肾失蒸化，开阖不利，水液泛滥肌肤，则为水肿。水肿有阴水、阳水之分，并可相互转化或兼夹。阳水属实，多由外感风邪、疮毒、水湿而成，病位在肺、脾。阴水属虚或虚实夹杂，多由饮食劳倦、禀赋不足、久病体虚所致，病位在脾、肾。阳水迁延不愈，反复发作，正气渐衰，脾肾阳虚，或因失治、误治，损伤脾肾，阳水可转为阴水。反之，阴水复感外邪，或饮食不节，使肿势加剧，呈现阳水的证候，而成本虚标实之证。

【临床表现】

水肿初起多先从眼睑或下肢开始，继及头面、四肢、腹背，甚者肿遍全身。轻者仅眼睑或足胫浮肿；重者全身皆肿，甚则出现腹大胀满、胸闷心悸、气喘不能平卧、尿闭或尿少、恶心呕吐、抽搐、神昏谵语等危象。

【辨证要点】

辨阳水和阴水

阳水：多因感受风邪、水湿、疮毒等实邪导致肺失宣降通调，脾失健运而成。起病较急，病程较短。其肿多先起于头面，由上至下，延及全身，或上半身肿甚，肿处皮肤绷急光亮，按之凹陷即起，常兼见烦热口渴，小便赤涩，大便秘结，脉滑有力。

阴水：多因饮食劳倦、久病体虚或者阳水失治误治所致。起病缓慢，病程较长。其肿多先起于下肢，由下而上，渐及全身，或腰以下肿甚，肿处皮肤松弛，按之凹陷不易恢复，常兼见小便少但不赤涩，大便溏薄，神疲气怯，脉沉细无力。

【治疗原则】

水肿的治疗总体上以发汗、利尿、泻下逐水为基本原则，具体应用需分阴阳论治。阳水以祛邪为主，予发汗、利水或攻逐水饮，可配合清热解毒、理气化湿等法；阴水当以扶正为主，健脾温肾，同时配以利水、养阴、活血、祛瘀等法；对于虚实夹杂者，则当兼顾，或先攻后补，或攻补兼施。

【分证论治】

（一）阳水

1. 风水相搏

舌象特征：舌质红，苔薄白。见图 7-1-1。

舌象分析：外感风热之邪，血得热则循行加速，舌体脉络充盈，故可见舌质红。疾病初起，病邪在表，尚未侵及胃气，故可见薄白苔。

症状：眼睑浮肿，继则四肢及全身皆肿，来势迅速。可兼恶寒、发热、肢节酸楚、小便不利等症，脉浮滑或浮紧。

治法：疏风清热，宣肺行水。

方药：越婢加术汤。

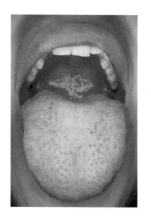

图 7-1-1 风水相搏水肿
舌象

麻黄 12 克，石膏 24 克，生姜 9 克，甘草 6 克，白术 12 克，大枣 15 枚。

方解：方中麻黄与生姜宣散肌表水气，麻黄配石膏且石膏用量大于麻黄，取其辛凉透表、外散水气，清解肺胃郁热。甘草、大枣补中益气。白术健运脾气，渗利皮间水湿。诸药合用，发汗佐以利小便，使水从表里分解。

加减：风热偏盛，可加连翘 9 克、桔梗 6 克、板蓝根 6 克、鲜芦根 12 克；风寒偏盛，去石膏，加紫苏叶 12 克、桂枝 6 克、防风 6 克；一身悉肿，小便不利，加茯苓 9 克、泽泻 6 克；若咳喘较甚，可加杏仁 3 克、前胡 6 克。

中成药：偏风寒者可用五苓丸和风寒感冒颗粒治疗；偏于风热者，可用五苓丸和羚翘解毒丸。

五苓丸，口服，水丸剂：每 12 粒重 1 克，每次 9 克，每日 2 次。散剂：10 克 / 包，每次 1 包，每日 3 次。

风寒感冒颗粒，口服，一次 1 袋，一日 3 次。（注：①不宜在服药期间同时服用滋补性中成药。②风热感冒者不适用，其表现为发热重，微恶风，有汗，口渴，鼻流浊涕，咽喉红肿热痛，咳吐黄痰。③糖尿病患者及高血压病、心脏病、肝病、肾病等慢性病严重者、孕妇或正在接受其他治疗的患者，均应在医师指导下服用。④服药 3 天后症状无改善，或出现发热咳嗽加重，并有其他严重症状如胸闷、心悸等时应及时调整治疗方案。）

羚翘解毒丸，口服，一次 1 丸，一日 2～3 次。（注：①不宜在服药期间同时服用滋补性中成药。②风寒感冒者不适用，其表现为恶寒重，发热轻，无汗，鼻塞流清涕，口不渴，咳吐稀白痰。③高血压病、心脏病、肝病、糖尿病、肾病等慢性病严重者、孕妇或正在接受其他治疗的患者，均应在医师指导下服用。④服药 3 天后，症状无改善，或出现发热咳嗽加重，并有其他症状如胸闷、心悸等时应及时调整治疗方案。）

2. 湿毒浸淫

舌象特征：舌质红，苔薄黄。见图 7-1-2。

舌象分析：湿毒浸淫入里化热，血得热而行，舌体脉络充盈，邪热熏灼于舌，故见舌质红，苔薄黄。

症状：眼睑浮肿，延及全身，皮肤光亮，尿少色赤，身发疮痍，甚则溃烂，恶风发热，脉浮数或滑数。

治法：宣肺解毒，利湿消肿。

方药：麻黄连翘赤小豆汤合五味消毒饮。

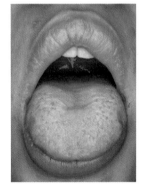

图 7-1-2 湿毒浸淫水肿舌象

麻黄 6 克，连翘 9 克，杏仁 9 克，赤小豆 30 克，大枣 12 枚，桑白皮 9 克，生姜 6 克，甘草 6 克，金银花 21 克，野菊花 15 克，蒲公英 15 克，紫花地丁 15 克，天葵子 15 克。

方解：麻黄、杏仁、生姜意在辛温宣发，解表散邪；连翘、桑白皮、赤小豆、蒲公英、紫花地丁旨在苦寒清热解毒；金银花入肺胃，可解中上焦之热毒，野菊花入肝经，专清肝胆之火，二药相配，善清气分热结；蒲公英兼能利水通淋，泻下焦之湿热，与紫花地丁相配，善清血分之热结；天葵子能入三焦，善除三焦之火。甘草、大枣甘平和中，诸药合用，辛温解表散邪，清热利水消肿。

加减：如脓肿毒甚者，当用蒲公英 24 克、紫花地丁 24 克；湿盛糜烂者，加苦参 6 克、茯苓 9 克；皮肤瘙痒者，加白鲜皮 12 克、地肤子 6 克、蝉蜕 3 克；疮疡色红肿痛者，加牡丹皮 6 克、赤芍 6 克；大便不通，加大黄 3 克、芒硝 3 克。

中成药：可用肾炎安胶囊口服或清开灵注射液肌注。

肾炎安胶囊，口服，一次 1～2 粒，一日 3～4 次。

清开灵注射液，肌内注射，一日 2～4 毫升。重症患者静脉滴注。一日 20～40 毫升，以 10% 葡萄糖注射液 200 毫升或氯化钠注射液 100 毫升稀释后使用。（注：①孕妇慎用。②有表证恶寒发热者慎用。③合并有心脑血管、肝、肾和造血系统等严重原发性疾病者慎用。）

3. 水湿浸渍

舌象特征： 舌质淡，体胖大，苔白腻。见图 7-1-3。

舌象分析： 湿浊内蕴，阳气被遏，气机不畅，水湿停聚于舌面故舌质淡，体胖大，苔白腻。

症状： 全身水肿，下肢明显，按之没指，小便短少，身体困重，胸闷，纳呆，泛恶，脉沉缓。

治法： 运脾化湿，通阳利水。

方药： 五皮饮合胃苓汤。

陈皮 15 克，茯苓皮 24 克，生姜皮 6 克，桑白皮 9 克，大腹皮 9 克，苍术 15 克，厚朴 15 克，猪苓 15 克，泽泻 15 克，肉桂 15 克，白术 15 克，甘草 15 克。

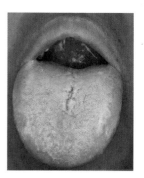

图 7-1-3　水湿浸渍水肿
舌象

方解：

五皮饮：茯苓皮甘淡渗湿，健脾而利水，大腹皮行气宽胀，利水退肿，陈皮理气调中，醒脾化湿；生姜皮辛散，宣胃阳而散水饮；桑白皮泻肺以清水源，使气降喘宁。五药合用，共成利湿消肿，理气健脾之功。

胃苓汤：见"鼓胀"之"气滞湿阻"。

加减：外感风邪，肿甚而喘者，可加麻黄 6 克、杏仁 3 克、葶苈子 3 克；面肿，胸满，不得卧，加紫苏子 9 克、葶苈子 3 克；若湿困中焦，脘腹胀满者，加川椒目 3 克、干姜 3 克。

中成药：可用肾炎消肿片、香砂六君子丸、参苓白术丸（散）等中成药。

肾炎消肿片，口服，一次 4～5 片，一日 3 次。

香砂六君子丸，见"肺胀"之"肺脾两虚"。

参苓白术丸（散），见"便秘"之"气虚秘"

4. 湿热壅盛

舌象特征： 舌质红，苔黄腻。见图 7-1-4。

舌象分析：湿热壅盛，血得热而行，舌体脉络充盈故舌质红，湿热熏蒸于舌，停聚于舌面故见苔黄腻。

症状：遍体浮肿，皮肤绷急光亮，胸脘痞闷，烦热口渴，小便短赤，大便干结。

治法：分利湿热。

方药：疏凿饮子。

泽泻 12 克，炒赤小豆 15 克，商陆 6 克，羌活 9 克，大腹皮 15 克，椒目 9 克，木通 12 克，去芦秦艽 9 克，槟榔 9 克，茯苓皮 30 克，生姜 5 片。

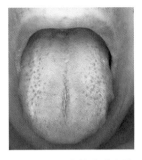

图 7-1-4 湿热壅盛水肿舌象

方解：方中泽泻、炒赤小豆、椒目、木通、茯苓皮利水泻湿，消退水肿；商陆泻下逐水，通利二便；槟榔、大腹皮行气导滞，使气畅水行；羌活、去芦秦艽、生姜疏风发表，开泄腠理，使表之水湿从肌肤而泄。诸药合用，分利湿热，利水消肿。

加减：若肿势严重，兼见喘促不得平卧者，加葶苈子 6 克、桑白皮 9 克；湿热化燥伤阴，口燥咽干，可加白茅根 12 克、芦根 9 克，不宜过用苦温燥湿、攻逐伤阴之品；腹满不减，大便不通者，可合己椒苈黄丸。

中成药：可选用肾炎四味片、肾炎康复片等中成药。

肾炎四味片，口服，一次 8 片，一日 3 次。

肾炎康复片，口服，每次 8 片，每日 3 次，小儿酌减或遵医嘱。（注：服药期间忌辛、辣、肥、甘等刺激性食物，禁房事。）

（二）阴水

1. 脾阳虚衰

舌象特征：舌质淡，苔白腻或白滑。见图 7-1-5。

舌象分析：脾阳虚气血化源不足，舌体失于濡养故可见舌质偏淡，阳虚水湿运行受阻，壅滞于舌面故可见苔白腻或白滑。

症状：身肿日久，腰以下为甚，按之凹陷不易恢复，脘腹胀闷，纳减便溏，面色不华，神疲乏力，四肢倦怠，小便短少。

治法：健脾温阳利水。

方药：实脾饮。

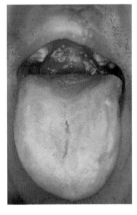

图 7-1-5 脾阳虚衰水肿舌象

白术 12 克，厚朴 6 克，木瓜 6 克，木香 3 克，草果 3 克，大腹子 6 克，茯苓 15 克，干姜 6 克，制附子 6 克，炙甘草 3 克，生姜 3 片，大枣 3 枚。

方解：见"鼓胀"之"水湿困脾"。

加减：气虚甚，症见气短声弱者，加人参 6 克、黄芪 15 克；若小便短少，加桂枝 9 克、泽泻 9 克。

中成药：可选用黄葵胶囊、人参健脾丸、五苓丸配合金匮肾气丸等治疗。

黄葵胶囊，口服，一次5粒，一日3次；8周为1个疗程。（注：①孕妇忌服。②本品宜饭后服用。）

人参健脾丸，口服，一次2丸，一日2次。（注：①感冒发热患者不宜服用。②高血压病、心脏病、肝病、糖尿病、肾病等慢性病严重者慎用。③服药4周症状无缓解，应及时调整治疗方案。）

五苓丸，见"水肿"之"风水相搏"。

金匮肾气丸，见"鼓胀"之"脾肾阳虚"。

2. 肾阳衰微

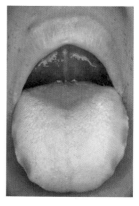

舌象特征：舌质淡胖，苔白。见图7-1-6。

舌象分析：肾阳衰微，运化失司，津液输布障碍，水湿之邪停滞于体内，表现于舌故见舌质淡胖，苔白。

症状：水肿反复消长不已，面浮身肿，腰以下甚，按之凹陷不起，尿量减少或反多，腰酸冷痛，四肢厥冷，怯寒神疲，面色苍白，心悸胸闷，喘促难卧，腹大胀满，脉细或沉迟无力。

治法：温肾助阳，化气行水。

图7-1-6 肾阳衰微水肿舌象

方药：真武汤。

炮附子9克，茯苓9克，白芍9克，白术6克，生姜9克。

方解：方中炮附子辛甘性大热，温肾暖脾。白术健脾祛湿。茯苓利水渗湿，使水邪从小便去；佐以生姜之温散，既助炮附子温阳散寒，又合苓、术宣散水湿。白芍利小便以行水气，又可防止附子燥热伤阴，以利于久服缓治。诸药合用温脾肾以助阳气，利小便以祛水邪。

加减：小便不利，水肿较甚者，合五苓散并用；神疲肢冷者，加巴戟天6克、肉桂3克；咳喘面浮，汗多，不能平卧，加党参9克、蛤蚧6克、五味子9克、山茱萸6克、煅牡蛎9克、黑锡丹；心悸，唇发绀，脉虚数，加肉桂6克、炙甘草9克，炮附子加至12克。

中成药：可选用金匮肾气丸、桂附地黄丸或济生肾气丸等治疗。

金匮肾气丸，口服，一次20粒（4克）～25粒（5克），一日2次。（注：①忌房事、气恼。忌食生冷物。②孕妇忌服。）

桂附地黄丸，口服，水蜜丸一次6克，小蜜丸一次9克，大蜜丸一次1丸，一日2次。（注：①感冒发热患者不宜服用。②治疗期间，宜节制房事。③阴虚内热者不适用。④高血压病、心脏病、肝病、糖尿病、肾病等慢性病严重者慎用。⑤本品宜饭前服或进食同时服。⑥服药2周内症状无缓解，应及时调整治疗方案。）

济生肾气丸，口服，大蜜丸一次1丸，一日2～3次。（注：饮食宜清淡，低盐饮食，忌烟酒。）

3. 瘀水互结

舌象特征：舌紫暗，苔白。见图7-1-7。

舌象分析：水饮停聚日久而成瘀，瘀水互结于体内而致气血运行不畅，水湿停聚于舌，故见舌紫暗，苔白。

症状：水肿延久不退，肿势轻重不一，四肢或全身浮肿，以下肢为主，或有皮肤瘀斑，腰部刺痛，或伴血尿，脉沉细涩。

治法：活血祛瘀，化气行水。

方药：桃红四物汤合五苓散。

熟地黄15克，当归15克，白芍9克，川芎9克，桃仁9克，红花6克，猪苓9克，茯苓9克，白术9克，泽泻15克，桂枝（去皮）6克。

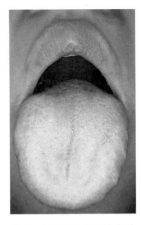

图 7-1-7 瘀水互结水肿舌象

方解：

桃红四物汤：方中以强劲的破血之品桃仁、红花为主，力主活血化瘀；以甘温之熟地黄、当归滋阴补肝、养血调经；白芍养血和营，以增补血之力；川芎活血行气、调畅气血，以助活血之功。

五苓散：见"肺胀"之"阳虚水泛"。

加减：若全身肿甚，气喘烦闷，小便不利，此为血瘀水盛，肺气上逆，可加葶苈子6克、椒目3克、泽兰6克；如见腰膝酸软，神疲乏力，可合用济生肾气丸；对阳气虚者，可配黄芪15克、附子6克。

中成药：血府逐瘀丸合五苓散口服。

血府逐瘀丸，见"腹痛"之"瘀血内停"。五苓散，见"肺胀"之"阳虚水泛"。

【转归预后】

若病程较短，或病情较轻的浮肿，只要及时治疗，合理调养，预后一般较好。若肿势较甚，病程较长，反复发作，正虚邪恋，则缠绵难愈，预后差。

【预防与调摄】

水肿常因感受外邪而发病或加重，故应注意适寒温、避风邪；注意调摄饮食，平素宜清淡；劳逸结合，调畅情志。体虚易于外感者，可服用玉屏风散以补气固表，适当参加体育锻炼，提高机体抗病能力。

水肿患者宜戒烟、戒酒，禁食辛辣；定期做尿常规、复查肾功能，泡沫尿者尤应注意；水肿而尿少者，每日记录液体出入量。

第二节 淋证

【定义】

淋证是以小便频数，淋沥刺痛，小腹拘急，或痛引腰腹为主症的病证。

【病因病机】

淋证的发生主要因外感湿热、饮食不节、情志失调、禀赋不足或劳伤久病引起；其病位在膀胱与肾，与肝、脾相关；主要病机为湿热蕴结下焦，肾与膀胱气化不利。病理性质有实、有虚，且多见虚实夹杂之证，以肾虚为本，膀胱湿热为标。

（1）外感湿热　因下阴不洁，秽浊之邪从下侵入机体，上犯膀胱，或由小肠邪热、心经火热、下肢丹毒等他脏外感之热邪传入膀胱，发为淋证。

（2）饮食不节　多食辛热肥甘之品，或嗜酒太过，脾胃运化失常，积湿生热，下注膀胱，乃成淋证。

（3）情志失调　情志不遂，肝气郁结，三焦通调失常，或气郁化火，气火郁于膀胱，导致淋证。《医宗必读·淋证》言："妇女多郁，常可发为气淋和石淋。"

（4）禀赋不足或劳伤久病　禀赋不足，肾与膀胱先天畸形；或久病缠身，劳伤过度，房事不节，多产多育；或久淋不愈，耗伤正气；或妊娠、产后脾肾气虚，膀胱易于感受外邪，而致本病。

根据病因和症状特点可分为热淋、血淋、石淋、气淋、膏淋、劳淋六证。若湿热客于下焦，膀胱气化不利，小便灼热刺痛，则为热淋；若膀胱湿热，灼伤血络，迫血妄行，血随尿出，或肾阴不足，虚火扰动阴血，乃成血淋；若湿热久蕴，熬尿成石，遂致石淋；若湿热蕴久，阻滞经脉，脂液不循常道，小便混浊，或肾虚下元不固，不能摄纳精微脂液而为膏淋；若肝气失于疏泄，气火郁于膀胱，或中气不足，气虚下陷，膀胱气化无权则为气淋；若久淋不愈，湿热留恋膀胱，由腑及脏，继则由肾及脾，脾肾受损，正虚邪弱，遂成劳淋。

【临床表现】

淋证以小便频急，滴沥不尽，尿道涩痛，小腹拘急，痛引腰腹为基本特征。其起病或急或缓，其病程或长或短，长者久淋不已，时作时止，遇劳即发。小便频急者每日小便可达数十次，而每次尿量较少，或伴有发热，小便热赤；或小便排出砂石，排尿时尿流中断，腰腹绞痛难忍；或尿中带血或夹有血块；或小便混浊如米泔或滑腻如脂膏，种种不一。病久或反复发作后，常伴有低热、腰痛、小腹坠胀、疲劳等症。多见于已婚女性，每因疲劳、情志变化、不洁房事而诱发。

【辨证要点】

辨淋证类别：六种淋证均有小便频急，滴沥刺痛，小腹拘急引痛。此外各种淋证又有不同的特殊表现。热淋起病多急骤，小便赤热，溲时灼痛，或伴有发热，腰痛拒按；石淋以小便排出砂石为主症，或排尿时突然中断，尿道窘迫疼痛，或腰腹绞痛难忍；气淋小腹胀满较明显，小便艰涩疼痛，尿后余沥不尽；血淋为溺血而痛；膏淋症见小便混浊如米泔水，或滑腻如膏脂；劳淋小便不甚赤涩，溺痛不甚，但淋沥不已，时作时止，遇劳即发。

【治疗原则】

淋证初起多实，以祛邪为主，常用清利湿热、凉血止血、理气疏导、排石通淋等法。日久虚象明显，多补益脾肾。虚实夹杂者，治当清利与补虚并用。

【分证论治】

（一）热淋

舌象特征：舌质红，苔黄腻。见图 7-2-1。

舌象分析：热邪侵袭人体入里化热，湿热互结，壅滞于内，腑气不畅，色黄、色红均是热邪之象，故见舌质红、苔黄腻。

症状：小便频数短涩，灼热刺痛，溺色黄赤，少腹拘急胀痛，寒热起伏，口苦，呕恶，腰痛拒按，大便秘结，脉滑数。

治法：清热利湿通淋。

方药：八正散。

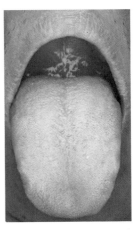

图 7-2-1 热淋舌象

车前子 9 克，瞿麦 9 克，萹蓄 9 克，滑石 9 克，栀子 12 克，炙甘草 9 克，木通 9 克，灯心草 9 克，大黄 6 克。

方解：方中滑石善滑利窍道，清热渗湿，利水通淋；木通上清心火，下利湿热，使湿热之邪从小便而去。萹蓄、瞿麦、车前子三者均为清热利水通淋之常用品。佐以栀子清泄三焦，通利水道，以增强清热利水通淋之功；大黄荡涤邪热，并能使湿热从大便而去。炙甘草调和诸药，兼能清热、缓急止痛，煎加灯心草以增利水通淋之力。

加减：若大便秘结、腹胀者，可加枳实 9 克；伴寒热、口苦、呕恶者，可合小柴胡汤；若湿热伤阴者见口干、舌红少苔、脉细者，去大黄，加生地黄 9 克、知母 6 克、白茅根 12 克。

中成药：可选用热淋清颗粒、清热通淋胶囊、金钱草颗粒等治疗。

热淋清颗粒，开水冲服，一次 1 ~ 2 袋。一日 3 次。

清热通淋胶囊，口服，一次 4 粒，一日 3 次，2 周为 1 个疗程。（注：①胃脘不适者宜在饭后服药。②肾功能不良者注意定期复查，虚证慎用，孕妇忌服。）

金钱草颗粒，开水冲服，一次 10 克，一日 3 次。（注：对牛乳过敏者禁用。）

（二）石淋

舌象特征：舌红，苔薄黄。见图 7-2-2。

舌象分析：外邪入里化热侵袭下焦，血得热则循行加速，舌体脉络充盈，色红、色黄均为热邪之象，故见舌红，苔薄黄。

症状：尿中夹砂石，排尿涩痛，或排尿时突然中断，尿道窘迫疼痛，少腹拘急，往往突发一侧腰腹绞痛难忍，甚则牵及外阴，尿中带血，脉弦或带数。

治法：清热利湿，排石通淋。

方药：石韦散

石韦（去毛）6 克，瞿麦 3 克，滑石 15 克，车前子 9 克，冬葵子 6 克。

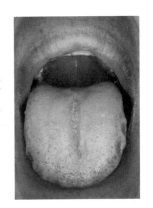

图 7-2-2 石淋舌象

方解： 本方用石韦通淋、涤小肠之结热；冬葵子滑窍，利膀胱之壅塞；瞿麦清心通淋闭；滑石通窍化沙石；车前子清热利水以快小便。诸药合用共奏清热利湿，排石通淋之效。

加减： 腰腹绞痛者，加芍药6克、甘草3克；若尿中带血，可加小蓟9克、生地黄6克、藕节6克；小腹胀痛加木香6克、乌药6克；若结石过大，阻塞尿路，肾盂严重积水者，宜手术治疗。

中成药： 可选用复方石淋通片、净石灵胶囊等中成药。若绞痛缓解，多无明显自觉症状，可常用金钱草煎汤代茶。

复方石淋通片，口服，一次6片，一日3次。（注：忌食辛辣生冷油腻厚味。）

净石灵胶囊，口服，一次5粒，一日3次，服后1小时饮水300～500毫升，并做跳跃运动10～15次，体弱者酌减。每次排尿注意结石排出情况。（注：忌用于双肾结石，直径超过1.5厘米或结石嵌顿时间很长病例）

（三）血淋

舌象特征： 舌尖红，苔黄。见图7-2-3。

舌象分析： 舌为心之苗，舌尖红多为心火上炎，心火下移膀胱，热迫血妄行则可表现小便涩痛、尿血，色黄多为热象，故可见舌尖红，苔黄。

症状： 小便热涩刺痛，尿色深红，或夹有血块，疼痛满急加剧，心烦，脉滑数。

治法： 清热通淋，凉血止血。

方药： 小蓟饮子。

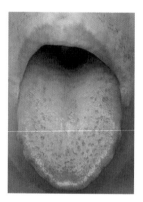

图7-2-3 血淋舌象

生地黄24克，小蓟15克，滑石15克，木通6克，淡竹叶6克，炒蒲黄9克，藕节9克，当归6克，栀子9克，炙甘草6克。

方解： 方中小蓟、生地黄凉血止血、清下焦热为主药；炒蒲黄、藕节止血消瘀；因病势下迫，宜因势利导，故佐以滑石、木通、淡竹叶、栀子清下焦热结，利下通淋，当归活血和营，共为佐药；炙甘草缓急止痛，调和诸药为使。合而用之，共奏凉血止血，利尿通淋之功。

加减： 舌暗或有瘀点，脉细涩者，加三七6克、牛膝6克、桃仁3克以化瘀止血；若出血不止，可加仙鹤草6克、琥珀粉3克；尿痛涩滞不显著，腰膝酸软，神疲乏力，舌淡红，脉细数，当滋阴清热，补虚止血，知柏地黄丸加减。

中成药： 可选用宁泌泰胶囊、金砂五淋丸、八味小檗皮散等治疗。

宁泌泰胶囊，口服，一次3～4粒，一日3次；7天为1个疗程。（注：孕妇慎服。）

金砂五淋丸，以灯心草汤或温开水送服，一次6g，一日2～3次。

八味小檗皮散，口服，一次2克，一日2次。（注：糖尿病及高血压病患者慎用。）

（四）气淋

舌象特征： 舌质淡，苔薄白。见图 7-2-4。

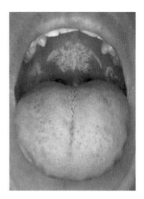

图 7-2-4　气淋舌象

舌象分析： 气能行血，气虚亦或气滞则运血无力，血不上行濡养舌故见舌质淡，苔薄白。

症状： 郁怒之后，小便涩滞，淋沥不已，少腹胀满疼痛，脉弦。

治法： 理气疏导，通淋利尿。

方药： 沉香散。

沉香 15 克，石韦 15 克，滑石 15 克，王不留行 15 克，当归（炒）15 克，冬葵子 24 克，白芍 24 克，甘草 6 克，陈皮 6 克。

方解： 沉香辛香温通，具有行气止痛作用，滑石性寒而滑，以寒清热，以滑利窍，能清膀胱之热，通利水道；冬葵子、石韦助滑石利水通淋；当归、王不留行活血通络；白芍养血柔肝，缓急止痛，配合陈皮气香性温，能行能降，具有理气健脾之功，并以甘草调和诸药。以上诸药合而成方，共奏疏肝理气，通淋止痛之效。

加减： 胸胁胀满者，加青皮 9 克、乌药 6 克、小茴香 6 克、广郁金 6 克；若气滞日久，舌暗有瘀斑，脉涩者，加红花 6 克、赤芍 6 克、益母草 6 克；若久病少腹坠胀，尿有余沥，面色萎黄，舌质淡，脉虚细无力，可用补中益气汤。

中成药： 可选用三金片、补中益气丸等治疗。

三金片口服：①慢性非细菌性前列腺炎，一次 3 片，一日 3 次，疗程为 4 周。②其他适应证：一次 3 片，一日 3～4 次。（注：用药期间请注意监测肝、肾功能。）

补中益气丸，口服，一次 8～10 丸，一日 3 次。（注：①本品不适用于恶寒发热表证者，暴饮暴食脘腹胀满实证者。②不宜和感冒类药同时服用。③高血压病患者慎服。④服本药时不宜同时服用藜芦或其制剂。⑤本品空腹或饭前服为佳，亦可在进食同时服。⑥服药期间出现头痛、头晕、复视等症，或皮疹、面红者，以及血压有上升趋势，应立即停药。）

（五）膏淋

舌象特征： 舌质红，苔黄腻。见图 7-2-5。

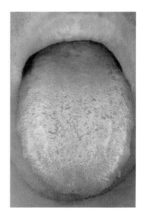

图 7-2-5　膏淋舌象

舌象分析： 湿浊壅滞于内，入里化热，腑气不畅，浊滞于舌面而见腻苔，色黄、色红均是热邪之象，故见舌质红、苔黄腻。

症状： 小便混浊，乳白或如米泔水，上有浮油，置之沉淀，或伴有絮状凝块物，尿道热涩疼痛，尿时阻塞不畅，口干，脉濡数。

治法： 清热利湿，分清泄浊。

方药： 程氏萆薢分清饮。

川萆薢9克，车前子（包煎）6克，茯苓3克，白术3克，莲子心3克，石菖蒲3克，黄柏3克，丹参6克。

方解：方中川萆薢、石菖蒲分清泌浊，黄柏、车前子清热利湿通淋，白术、茯苓健脾益气利湿，莲子心清心泻小肠热，丹参活血止血。全方能泌别清浊，行气化湿，使得脂液重归其道。

加减：小腹胀，尿涩不畅，加乌药6克、青皮6克；伴有血尿，加小蓟9克、藕节6克、白茅根6克；小便黄赤，热痛明显，加甘草梢6克、竹叶9克、通草6克；病久湿热伤阴，加生地黄9克、麦冬9克、知母6克。

中成药：可选用金砂五淋丸、五淋化石丸、萆薢分清丸等治疗。

金砂五淋丸，以灯心草汤或温开水送服，一次6克，一日2～3次。

五淋化石丸，口服，一次5丸，一日3次。（注：①感冒发热患者不宜服用。②高血压病、心脏病、肝病、糖尿病、肾病等慢性病严重者应在医师指导下服用。③青春期少女及更年期妇女应在医师指导下服用。④平素月经正常，突然出现月经过少，或经期错后，或阴道不规则出血者应及时调整治疗方案。⑤服药1个月症状无缓解，应及时调整治疗方案。）

萆薢分清丸，口服，一次6～9克，一日2次。（注：忌食油腻、茶、醋及辛辣刺激性物。）

（六）劳淋

舌象特征：舌质淡。见图7-2-6。

舌象分析：气血亏虚，血不荣舌，或阳气虚衰，运血无力，不能温运血液上荣于舌，故舌质淡。

症状：小便不甚赤涩，溺痛不甚，但淋沥不已，时作时止，遇劳即发，病程缠绵；面色萎黄，少气懒言，神疲乏力，小腹坠胀，里急后重或大便时小便点滴而出，腰膝酸软，肾阳虚见畏寒肢冷，肾阴虚见面色潮红，五心烦热，脉细弱。

治法：补脾益肾。

方药：无比山药丸。

山药9克，肉苁蓉12克，五味子15克，菟丝子9克，杜仲9克，牛膝3克，泽泻6克，干地黄3克，山茱萸6克，茯苓3克，巴戟天3克，赤石脂3克。

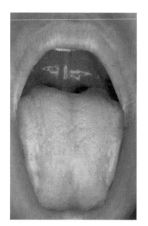

图7-2-6 劳淋舌象

方解：方用山药益肾健脾，配以干地黄、山茱萸、五味子培补真阴，肉苁蓉、菟丝子、杜仲、巴戟天温补肾阳，更以赤石脂涩精止遗，泽泻、茯苓泄肾浊，利水湿，牛膝补肝肾兼引药下行，阴阳并补，补中有运，补而不滞。

加减：若中气下陷，症见少腹坠胀，尿频涩滞，余沥难尽，不耐劳累，面色无华，少气懒言，舌淡，脉细无力，可用补中益气汤加减。

中成药：若腰膝酸软、畏寒肢冷者，可用金匮肾气丸，见"鼓胀"之"脾肾阳虚"。

【转归预后】

预后往往与证候类型及病情轻重有关。淋证之实证，如热淋、血淋、石淋初起，病情轻者一般预后良好；若处理不当可致热毒入营血；若久淋不愈，脾肾两虚，则发为劳淋；甚者脾肾衰败，可导致水肿、癃闭、关格；若石阻水道，可出现水气上凌心肺等重症。

【预防与调摄】

注意外阴清洁，不憋尿，多饮水，每 2～3 小时排尿 1 次。房事后即行排尿，防止秽浊之邪从下阴上犯膀胱。妇女在月经期、妊娠期、产后更应注意外阴卫生，以免虚体受邪。避免纵欲劳损，保持心情舒畅。发病后注意休息，禁房事，饮食宜清淡。热淋、血淋者忌肥腻辛辣酒醇之品；石淋者多饮水；久淋患者忌劳累。初起尿频、疼痛，继之出现高热、寒战、腰痛者，需及时诊治。

第三节　癃闭

【定义】

癃闭是以小便量少，排尿困难，甚则小便闭塞不通为主要特征的病证。其中小便不畅，点滴而短少，病势较缓者称为癃；小便闭塞，点滴不通，病势较急者称为闭。二者虽有程度上的差别，但都是指排尿困难，故多合称为癃闭。正如《类证治裁·闭癃遗溺论治》所载："闭者，小便不通，癃者，小便不利。"

【病因病机】

外邪侵袭、饮食不节、情志内伤、尿路阻塞及体虚久病是癃闭的常见病因。其病位主要在膀胱与肾，与三焦和肺、脾、肝密切相关；基本病机是膀胱气化功能失调。病理性质有虚实之分。膀胱湿热、肺热气壅、肝郁气滞、尿路阻塞，以致膀胱气化不利者为实证。脾气不升、肾阳衰惫，导致膀胱气化无权者为虚证。各种原因引起的癃闭，常互相关联，或彼此兼夹。

（1）外邪侵袭　如下阴不洁，湿热秽浊之邪上犯膀胱，膀胱气化不利，小便不通，则为癃闭；或热毒犯肺，肺热壅滞，肺气闭塞，肃降失司，水道通调失职，津液不能下输膀胱而成癃闭；或因燥热犯肺，肺燥津伤，水源枯竭，而成癃闭。

（2）饮食不节　如过食辛辣香燥、肥甘厚味之品，或嗜酒过度，导致脾胃运化功能失常，酿湿生热，阻滞中焦，湿热伤肾或下注膀胱，气化不利而发为癃闭；或饥饱失常，饮食不足，气血生化无源，中焦气虚甚或下陷，清阳不升，浊阴不降，气化无力而生癃闭。《灵枢·口问》所谓："中气不足，溲便为之变。"

（3）情志内伤　如惊恐、忧思、郁怒、紧张等引起肝气郁结，疏泄失司，三焦水液的运行及气化功能失常，则上焦肺不能敷布津液、中焦脾不能运化水湿、下焦肾不能蒸腾气化水液，以致水道通调受阻，形成癃闭。

（4）尿路阻塞　如瘀血败精、痰瘀积块或内生砂石阻塞尿路，以致排尿困难，或点滴而出，或点滴全无，从而形成癃闭。如《景岳全书·癃闭》所谓："或以败精，或以槁血，阻塞水道而不通也。"

（5）体虚久病　如久病体虚或年老体弱，致肾阳不足，命门火衰，蒸化无力，气不化水，故尿不得出，乃"无阳则阴无以生"。因热病日久，耗损津液过度，以致肾阴不足，即"无阴则阳无以化"，以致水府枯竭而无尿。

【临床表现】

起病急骤或逐渐加重，以小便不利、点滴不畅，甚或小便闭塞、点滴全无、每日小便总量明显减少为主要特点。严重者可伴有恶心呕吐、胸闷气喘、水肿、头痛头晕，甚至神昏等证候。多见于老年男性、产后妇女及腹部手术后患者，或患有水肿、淋证、消渴等病迁延日久不愈患者。

【辨证要点】

（1）辨膀胱有尿与无尿　有尿者小腹胀满膨隆，小便不解或点滴而下，其病情较轻。而无尿者小腹无胀满或者胀满不甚，外形如常，无尿意或者尿量少，其病情较重。

（2）辨虚实　实证每多起病较急，病程较短，体质较好，尿意急迫，小便短少色黄，涩滞不畅，苔黄腻，脉弦数，病机每属膀胱湿热、肺热壅盛、肝郁气滞、尿路阻塞等。虚证一般起病较缓，病程较长，体质较弱，排尿无力，神疲乏力，舌质淡，脉沉细，病机每属中气虚陷、肾阳虚衰、膀胱气化无权等。

【治疗原则】

癃闭应以"通利"为治疗原则。具体治法须根据证候虚实不同而异，对虚实夹杂者，应标本同治，切忌滥用通利小便之品。癃闭早期，多为膀胱湿热、肺热壅盛或尿路阻塞等所致，病机属膀胱气化不利，治疗重点在通利。癃闭晚期，多属脾气不升或肾阳衰惫，为膀胱气化无权，每属虚证，治疗重点在补益脾肾，以助气化，气化则水行。

【分证论治】

（一）膀胱湿热

舌象特征：舌质红，苔黄腻。见图7-3-1。

舌象分析：湿热壅滞于膀胱，腑气不畅，熏蒸而上滞于舌面而见腻苔，色黄、色红均是热邪之象，故见舌质红、苔黄腻。

症状：小便点滴不通，或量极少而短赤灼热，小腹胀满，口苦口黏，或口渴不欲饮，或大便不畅，脉数或濡数。

治法：清利湿热，通利小便。

方药：八正散。

车前子9克，瞿麦9克，萹蓄9克，滑石9克，栀子12克，甘草梢9克，木通9克，灯心草9克，大黄6克。

方解：见"淋证"之"热淋"。

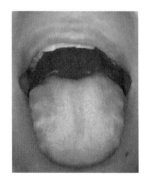

图 7-3-1　膀胱湿热癃闭舌象

加减：如舌苔厚黄腻者，可加苍术 6 克、黄柏 6 克；兼心烦、口舌生疮糜烂，可加生地黄 6 克、竹叶 12 克、甘草 3 克；口干咽燥，潮热盗汗，手足心热，舌光红，加生地黄 6 克、车前子 9 克、牛膝 3 克。

中成药可选用清淋颗粒、分清五淋丸、八正颗粒等治疗。

清淋颗粒，开水冲服，一次 1 袋。一日 2 次。（注：孕妇忌服，体质虚弱者不宜服）

分清五淋丸，口服，一次 6 克（1 袋），一日 2～3 次。（注：①通常结石直径≤ 0.5 厘米排石成功率较高；忌用于双肾结石或结石直径≥ 1.5 厘米或结石嵌顿时间长者。②淋证属于肝郁气滞或脾肾两虚，膀胱气化不行者不宜使用。③方中含苦寒通利之品，有碍胎气，孕妇忌用。④服药期间饮食宜清淡，忌烟酒及辛辣食品，以免助湿生热。⑤本品苦寒，不宜过量、久服。）

八正颗粒，口服，一次 1 袋，一日 3 次，温开水冲服。（注：①孕妇禁服。②忌服辛辣刺激性食物。③不宜在服药期间同时服用温补性中成药。④心脏病、肝病、糖尿病、肾病等慢性病严重者慎用。）

（二）肺热壅盛

舌象特征：舌红，苔薄黄。图 7-3-2。

舌象分析：邪热袭肺壅滞于内，血得热则循行加速，舌体脉络充盈，故舌质红，色红、黄均为肺热之象，故见舌红，苔薄黄。

症状：小便不畅，甚或点滴不通，咽干，烦渴欲饮，呼吸急促，或有咳嗽，脉数。

治法：清泄肺热，通利水道。

方药：清肺饮。

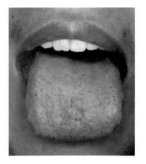

图 7-3-2　肺热壅盛癃闭舌象

栀子 12 克，黄芩 9 克，麦冬 9 克，桑白皮 9 克，车前子 9 克，茯苓 9 克，泽泻 9 克，滑石 18 克，甘草 3 克。

方解：方中栀子、黄芩、桑白皮清泄肺热，麦冬养阴增液、滋其化源，车前子、泽泻、茯苓清利湿热。滑石甘淡性寒，既可清解暑热，又可通利水道，使三焦湿热从小便而泄，生甘草甘平偏凉，能清热泻火、益气和中，与滑石相伍，甘寒生津，使利小便而津液不伤。全方共奏清热利水之功效。

加减：如热盛者，常加鱼腥草 6 克、芦根 9 克、天花粉 6 克；伴鼻塞、头痛、脉浮，加薄荷 6 克、桔梗 6 克；大便不通者，加大黄 6 克、杏仁 3 克；肺阴不足者，加沙参 6 克、黄精 6 克、石斛 12 克；兼有心火旺盛，加黄连 3 克、竹叶 12 克。

中成药：可选用保金丸、通关滋肾丸、养阴清肺丸等治疗。

保金丸，口服，每次 3 丸，一日 2～3 次。

通关滋肾丸，口服，水蜜丸一次 6～9 克，大蜜丸一次 1 丸，一日 2～3 次。

养阴清肺丸，口服，水蜜丸一次 6 克，大蜜丸一次 1 丸，一日 2 次。（注：①支气管扩张、肺脓疡、肺心病患者忌服。肺结核患者出现咳嗽时应及时调整治疗方案。②糖尿病患者及有高血压、心脏病、肝病、肾病等慢性病严重者慎用。③服药期间，若患者发热体温超过 38.5℃，或出现喘促气急者，或咳嗽加重、痰量明显增多者应及时调整治疗方案。④服药 7 天症状无缓解，应及时调整治疗方案。）

（三）肝郁气滞

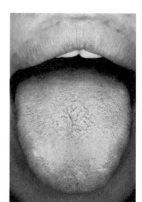

舌象特征：舌边红，苔薄黄。见图 7-3-3。

舌象分析：舌边红多为肝经有热，肝气郁久化热，热盛血行，故可见舌边红，苔薄黄为热象，多提示胃气未伤。

症状：小便不通或通而不爽，情志抑郁，或多烦善怒，胁腹胀满，脉弦。

治法：理气解郁，通利小便。

方药：沉香散。

沉香 15 克，石韦 15 克，滑石 15 克，王不留行 15 克，当归（炒）15 克，冬葵子 24 克，白芍 24 克，甘草 6 克，陈皮 9 克。

图 7-3-3　肝郁气滞癃闭
舌象

方解：具体内容参见"气淋"。

加减：如胁肋胀满明显，加柴胡 9 克、川芎 6 克、香附 6 克；肝郁化火，加栀子 6 克、牡丹皮 6 克、龙胆 9 克；少腹胀满疼痛，痛引阴器，加小茴香 9 克、川楝子 6 克。

中成药：可选用逍遥丸、尿塞通片、金利油软胶囊等。

逍遥丸，见"喘证"之"肝气乘肺"。

尿塞通片，口服，一次 4～6 片，一日 3 次。

金利油软胶囊，早、晚饭前 1 小时空腹用温开水送服，一日 2 次，一次 8 粒，首次服量加倍 16 粒。

（四）浊瘀阻塞

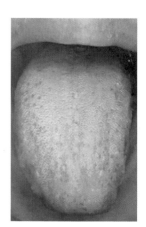

舌象特征：舌紫暗，或有瘀点、瘀斑。见图 7-3-4。

舌象分析：浊瘀阻塞，气血运行不畅故舌紫暗，若瘀血阻滞于某局部，或局部血络损伤则可见瘀点、瘀斑。

症状：小便点滴而下，时有排尿中断，或尿如细线，甚则阻塞不通，小腹胀满疼痛，脉涩。

治法：行瘀散结，通利水道。

方药：代抵当丸。

大黄 12 克，芒硝 3 克，当归尾 9 克，生地黄 6 克，肉桂 3 克，桃仁（麸炒黄，去皮、尖，另研如泥）6 枚。

图 7-3-4　浊瘀阻塞癃闭
舌象

方解：方中大黄攻逐瘀血，荡涤实热；芒硝软坚散结，助大黄散瘀热，桃仁通下，助大黄化瘀；当归尾通经活络，以增强破瘀通经之效；生地黄凉血滋肾阴；肉桂助膀胱气化以通尿闭。

加减：如瘀血征象较重，加红花6克、川牛膝3克；尿路结石，可加金钱草6克、海金沙6克、冬葵子6克、石韦9克；病久气血两虚，面色无华，可加黄芪12克、丹参9克、当归9克。

中成药：可选用癃闭通胶囊、前列癃闭通胶囊、癃闭通散等治疗。

癃闭通胶囊，口服，一次5粒，一日2次，早、晚饭前半小时用温开水送服。（注：极少数患者服药初期有恶心症状，继续服药后症状自然消失。）

前列癃闭通胶囊，口服，一次4粒，一日3次。

癃闭通散以食醋一两为引，先服。再取本品5克，以蜂蜜水送服。前列腺增生肥大者，早晚各服1次。（注：女子勿服。）

（五）脾气不升

舌象特征：舌淡，苔薄。见图7-3-5。

舌象分析：气为血之帅，气虚则血不行，血不能上荣于舌则可见舌质淡、苔薄。

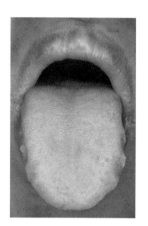

图7-3-5　脾气不升癃闭
舌象

症状：时欲小便而不得出，或量少而不畅，伴小腹坠胀，神疲乏力，食欲不振，气短而语声低微，脉细弱。

治法：升清降浊，化气行水。

方药：补中益气汤合春泽汤。

黄芪15克，人参15克，白术9克，炙甘草9克，当归9克，陈皮6克，升麻6克，柴胡12克，生姜9片，大枣6枚，桂枝9克，茯苓9克，猪苓9克，泽泻9克。

方解：

补中益气汤：见"胃痞"之"脾胃虚弱"。

春泽汤：春泽汤之人参大补元气；桂枝通阳化气，以助通膀；猪苓、茯苓、泽泻、白术利水。

加减：若血虚者，加熟地黄9克、鸡血藤6克；心悸怔忡者，加酸枣仁12克、五味子6克、麦冬9克。

中成药：可选用补中益气丸、益元散、代参膏等治疗。

补中益气丸，见"淋证"之"气淋"。

益元散，调服或煎服，一次6克，一日1～2次。

代参膏，每日早晚挖一小勺代参膏放入杯中，开水冲调食用。[注：①孕妇忌食，儿童不宜。②痰火内盛或湿热蕴阻者（舌苔黄腻）不宜食。③感冒期间停食。]

（六）肾阳衰惫

舌象特征：舌淡胖，苔薄白。图7-3-6。

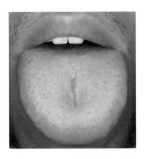

图7-3-6　肾阳衰惫癃闭舌象

舌象分析：肾阳虚衰，津液输布障碍，水湿之邪停滞于内；阳虚运血无力，不能温运血液上荣于舌故见舌淡胖，苔薄白。

症状：小便不通或点滴不爽，排尿无力，面白神萎，神气怯弱，畏寒肢冷，腰膝冷而酸软无力，脉沉细或弱。

治法：温补肾阳，化气利水。

方药：济生肾气丸。

炮附子9克，白茯苓15克，泽泻15克，山茱萸15克，山药15克，车前子15克，牡丹皮15克，肉桂9克，川牛膝9克，熟地黄9克。

方解：方中炮附子温肾助阳而消阴翳为君药；肉桂温肾补火，助膀胱气化，泽泻、车前子利水渗湿，合肉桂、炮附子温阳利水，山茱萸补益肝肾，收敛固脱，标本兼治，共为臣药；白茯苓、山药益气健脾，补土制水，熟地黄滋肾填精，可奏"阴中求阳"之功，又制肉桂、炮附子之温燥，川牛膝益肝肾而滑利下行，牡丹皮寒凉清泄，俱为佐药，共奏温肾助阳，利水消肿之效。

加减：如脾肾阳气虚，加党参12克、黄芪12克、白术9克；若老人形神委顿，腰脊酸痛，可合香茸丸。

中成药：可选用癃闭舒胶囊、金匮肾气丸、十补丸等治疗。

癃闭舒胶囊，口服，一次3粒，一日2次。

金匮肾气丸，见"鼓胀"之"脾肾阳虚"。

十补丸，口服，每服70丸，空腹时用盐酒或盐汤进下，一日2次。

【转归预后】

转归与预后取决于病情轻重与治疗是否及时有效。病情较轻，救治及时，尿量逐渐增多者，为疾病好转。若病情深重，正气衰惫，邪气壅盛者，则可由"癃"至"闭"，甚则导致关格，预后多差。

【预防与调摄】

积极治疗淋证、水肿、尿路肿块、结石等疾患。尿潴留需进行导尿的患者，必须严格执行规范操作。保留导尿管的患者，应保持会阴部清洁，并鼓励患者多饮水，保证每日尿量；当患者能自动解出小便时，尽快拔除导尿管。

第四节　遗精

【定义】

遗精是指以不因性活动而精液自行频繁泄出为主要特点的病证，常伴有头昏、精神萎靡、腰腿酸软、失眠等。其中，因梦而遗精的称为"梦遗"；无梦而遗精，甚至清醒时无性刺激情况之下精液流出的称为"滑精"。

【病因病机】

遗精多因劳心太过、欲念不遂、饮食不节、恣情纵欲等所致。其病机为肾气不固，或热扰精室，而致肾失封藏，精关不固。病位在肾，与心、肝、脾三脏密切相关。病理性质有虚实之别，且多虚实夹杂；病理因素不外乎湿与火。因君相火旺、湿热下注，扰动精室而遗者多属实；肾脏亏损，封藏失职而泄者多属虚。

（1）劳心太过 烦劳伤神，心阴耗损，心阳独亢，肾水亏虚，心肾不交，虚火妄动，扰动精室而遗精。

（2）欲念不遂 少年气盛，情动于中，意淫于外，或心有恋慕，所欲不遂，或壮夫久旷，思慕色欲，阴精暗耗，皆令心动神摇，君相火旺，扰动精室而遗精。

（3）恣情纵欲 房事不节，或少年无知，频犯手淫，或醉而入房，纵欲无度，日久肾精虚亏，水不制火，相火扰动精室，肾不固精乃成遗精。

（4）饮食不节 嗜食醇酒厚味，损伤脾胃，湿浊内生，蕴而生热，湿热循经下注，或郁于肝胆，迫精下泄，均可致遗精。

【临床表现】

梦中遗精，每周超过 2 次以上；或清醒时，不因性生活而排泄精液者。常伴有头昏、精神萎靡、腰腿酸软、失眠等症。

【辨证要点】

（1）辨虚实 可从病之新久浅深判别。新病梦遗有虚有实，多虚实参见；久病精滑虚多实少；湿热下注多为实证，但大多虚实夹杂。如《医学心悟》："大抵有梦者，由于相火之强；不梦者，由于心肾之虚。"但临床也有部分遗精无梦属实、有梦属虚者，因此辨别遗精虚实，应当四诊合参。

（2）辨病位 劳心过度，邪念妄想梦遗者，多责于心；精关不固，无梦滑泄者，多由于肾。对肾虚不藏者还应辨别肾阴虚、肾阳虚的主次。如《医宗必读·遗精》言："若乎五脏各得其职，则精藏而治。苟一脏不得其正，甚者必害心肾之主精者焉……如心病而遗者，必血脉空虚，本纵不收；肺病而遗者，必皮革毛焦，喘息不利；脾病而遗者，色黄肉消，四肢懒惰；肝病而遗者，色青而筋痿；肾病而遗者，色黑而髓空。"

【治疗原则】

实证以清泄为主，依其君火、相火、湿热、痰火，或肝经郁火之不同，或清或泄；虚证用补涩为要，审慎阴阳脏腑不同，以滋阴温肾，调补心神，固涩精关为宜；虚实夹杂者，应虚实兼顾。久病入络夹瘀者，可佐以活血通络。

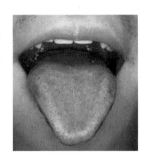

图 7-4-1 君相火旺遗精
舌象

【分证论治】

（一）君相火旺

舌象特征：舌红，苔少或薄黄。见图 7-4-1。

舌象分析：心肾热盛，血得热而行，舌体脉络充盈故见舌红；热盛煎着，津液亏虚故见苔少或薄黄。

症状：遗精梦泄，性欲亢进，易举易泄，心烦寐差，潮热颧红，腰酸耳鸣，口干多饮，溲黄便结，脉细数。

治法：清心泄肝。

方药：黄连清心饮合三才封髓丹。

黄连 3 克，生地黄 21 克，当归 9 克，茯神 15 克，酸枣仁 15 克，远志 12 克，人参 15 克，莲子 15 克，天冬 9 克，熟地黄 15 克，黄柏 6 克，砂仁 6 克，甘草 3 克。

方解：黄连、黄柏清降虚火治标，生地黄、当归养血和血，人参、莲子补气健脾治本，酸枣仁、茯神、远志养心安神宁志；熟地黄补肾中之精血，天冬滋阴补肾，砂仁健脾化湿，甘草调和诸药，诸药合用而起清心降火、健脾益肾之效。

加减：如肝火偏旺者，加龙胆 12 克；小溲短赤灼热者，加淡竹叶 9 克、灯心草 9 克；若遗精频作，潮热颧红，可用大补阴丸。

中成药：可选用知柏八味丸、清心丸、朱砂安神丸、天王补心丹等治疗。

知柏八味丸，口服，一次 8 丸，一日 3 次。（注：①孕妇慎服。②虚寒性病证患者不适用，其表现为怕冷，手足凉，喜热饮。③不宜同时服用感冒类药物。④本品宜空腹或饭前用开水或淡盐水送服。⑤服药一周症状无改善，应及时调整治疗方案。）

清心丸，口服，一次 1 丸，一日 2 次。

朱砂安神丸，口服，大蜜丸一次 1 丸，小蜜丸一次 9 克，水蜜丸一次 6 克，一日 2 次，温开水送服。（注：①心气不足，心神不安者勿用。②因消化不良、胃脘嘈杂而怔忡不安、不眠等忌服。③孕妇忌服。）

天王补心丹，见"瘿病"之"心肝阴虚"。

（二）湿热下注

舌象特征：舌质红，苔黄腻。见图 7-4-2。

舌象分析：湿热壅滞于下焦，血得热则循行加速，舌体脉络充盈故舌质鲜红；腑气不畅，熏蒸而上滞于舌面而见腻苔，色黄、色红均是热邪之象，故见舌质红、苔黄腻。

症状：遗精频作，小溲黄赤，热涩不畅，口苦而黏，脉濡数或滑数。

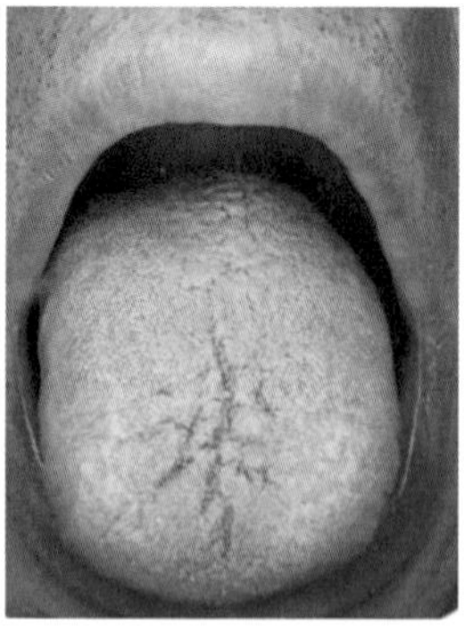

治法：清热利湿。

方药：程氏萆薢分清饮。

图 7-4-2　湿热下注遗精舌象

川草薢 9 克，车前子（包煎）6 克，茯苓 6 克，白术 6 克，莲子心 3 克，石菖蒲 3 克，黄柏 3 克，丹参 6 克。

方解：具体内容参见"膏淋"。

加减：如口苦口黏者，加茵陈 9 克、佩兰 6 克、草果 6 克；小溲短赤灼热者，加淡竹叶 12 克、灯心草 9 克。

中成药：可选用龙胆泻肝丸、柏子养心丸、二妙丸等治疗。

龙胆泻肝丸，见"胁痛"之"肝胆湿热"。

柏子养心丸，口服，水蜜丸一次6克，小蜜丸一次9克，大蜜丸一次1丸，一日2次。（注：①肝阳上亢者不宜服用。②孕妇慎用。）

二妙丸，口服，一次6～9克，一日2次。

（三）劳伤心脾

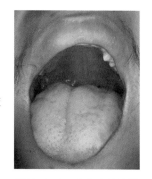

图7-4-3　劳伤心脾遗精舌象

舌象特征：舌质淡胖，边有齿印，舌苔薄白。见图7-4-3。

舌象分析：劳伤心脾，心脾气血亏虚，血不上行濡养舌，津液输布障碍，湿浊之邪停滞于体内，故见舌淡体胖，苔薄白。因舌体胖大受牙齿挤压故可见边有齿印。

症状：遗精时作，劳则加重，失眠健忘，伴心悸气短，四肢倦怠，纳少腹胀，面色萎黄，大便溏薄，脉细弱。

治法：调补心脾，益气摄精。

方药：妙香散。

麝香（别研）3克，煨木香15克，山药18克，茯神（去皮）15克，茯苓15克，黄芪12克，远志（去心，炒）9克，人参6克，桔梗9克，炙甘草3克，朱砂（别研）3克。

方解：麝香通窍解郁，朱砂镇心安神，山药健脾益阴，兼能涩精；人参、黄芪补气固精；远志、茯苓、茯神安神固精且二茯又能利水，以泄肾中之邪火也；桔梗清肺散滞；煨木香调肝理脾；炙甘草调和诸药。诸药配伍共奏调补心脾，益气摄精之效。

加减：如遗精频繁者，加鸡内金6克、莲子3克、芡实9克；中气下陷者，可加升麻9克、柴胡9克、糯稻根须6克。

中成药：可选用归脾丸、补中益气丸等治疗。亦可用淮山药60克加水煮糊后加米酒1～2汤匙温服。

归脾丸，见"眩晕"之"气血亏虚"。

补中益气丸，见"淋证"之"气淋"。

（四）肾气不固

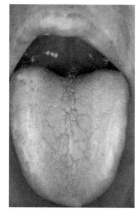

图7-4-4　肾气不固遗精舌象

舌象特征：舌质淡胖而嫩，苔白滑。见图7-4-4。

舌象分析：肾气不固，阳气亏虚，运血无力，津液输布障碍，寒湿内生，湿浊之邪停滞于体内，故见舌淡体胖而嫩，苔白滑。

症状：遗精频作，多为无梦而遗，甚而滑精不禁，伴见头昏，腰膝酸软，形寒肢冷，面色白，阳痿早泄，精液清冷，夜尿清长，脉沉细。

治法：补肾益精，固涩止遗。

方药：金锁固精丸。

沙苑蒺藜（炒）9克，芡实（蒸）9克，莲须6克，煅龙骨3克，煅牡蛎3克，莲子6克。

方解：沙苑蒺藜补肾益精，莲子交通心肾，煅牡蛎镇静安神、收敛固涩，芡实固肾补脾，合之莲须、煅龙骨，皆涩精秘气之品，以止滑脱也。

加减：如滑泄久遗，阳痿早泄，阴部有冷感，以肾阳虚为主者，可加枸杞子9克、菟丝子6克、杜仲6克、鹿角胶3克、肉桂3克、锁阳6克、附子3克；若头晕耳鸣，五心烦热，形瘦盗汗，以肾阴虚为主者，加熟地黄9克、黄柏6克、金樱子6克、龟甲3克、阿胶3克。

中成药：可选用桑螵蛸丸、安肾丸、苁蓉益肾颗粒等治疗。

桑螵蛸丸，口服，每次6克，每日2次。（注：①凡属阴虚火旺的遗精，或是膀胱湿热之小便癃闭者，皆不宜服用。②急性肾炎、急性肾盂肾炎患者忌用。③睾丸肿瘤、膀胱癌患者忌用。④胆囊炎患者忌用。）

安肾丸，口服，一次6克，一日3次。

苁蓉益肾颗粒，口服，一次1袋，一日2次。

【转归预后】

遗精初起大多轻浅，若调理得当，多可痊愈。若讳疾忌医，久病不治，或调治不当，日久肾精耗伤，阴阳俱虚，或命门火衰，下元衰惫，则会转变成早泄、阳痿、不育或虚劳等病。

【预防与调摄】

注意精神调养，排除杂念，不接触不健康影响信息，不贪恋女色，节制性欲，戒除手淫。避免过度脑力劳动，做到劳逸结合，饮食有节，起居有常，不可以酒为浆，少食醇酒厚味及辛辣刺激性食品。切勿恣情纵欲，手淫过度，保持外生殖器清洁。夜晚进食不宜过饱，睡前用温水洗脚，被褥不宜过厚、过暖，衬裤不宜过紧，养成侧卧习惯。发生遗精时，不可强忍或挤压阴茎；遗精后不可立即冷水洗浴以免寒邪内侵。

第五节 阳痿

【定义】

阳痿是指成年男子性交时阴茎痿软不举，或举而不坚，或坚而不久，无法进行正常性生活的病证。

【病因病机】

本病的病因主要有情志失调、劳伤久病、饮食不节、禀赋不足等；情志不遂，忧思郁怒，致肝失条达，疏泄不利，气机不畅，脉络不张，血液不充，宗筋弛纵，则病阳痿；劳逸失度，或劳伤心脾，伤精耗气，或多食少劳，多坐少动，皆致气血不运，宗筋失荣，故阳痿难举；饮食不节，过食醇酒厚味，损伤脾胃，致脾胃虚弱，气血生化不足，或脾胃运化失常，聚湿生热，湿热下注肝肾，经络阻滞，气血不荣宗筋，宗筋不举而痿软；禀赋不足，或恣情纵欲，房事过度，或少年手淫，或早婚多育，或久病及肾，以致肾精亏损，命门火衰，宗筋失于温养则痿软不兴，乃成阳痿；此外，生活不洁，湿热内侵，蕴结肝经，下注宗筋，气机受阻，也可发为阳痿。

阳痿的基本病机是脏腑受损，精血不足，或邪气郁滞，宗筋失养而不用。病位在宗筋，与肝、肾、心、脾关系密切。病理性质有虚实之分，且多虚实相兼。病理因素为气滞、湿热、寒湿、痰浊、血瘀。宗筋作强有赖于肝、肾、脾精血之濡养，宗筋失养则阳事不举。

【临床表现】

阳痿主要表现为成年男子性交时，阴茎痿而不举，或举而不坚，或坚而不久，无法进行正常性生活。常可伴有性欲下降、神疲乏力、腰酸膝软、畏寒肢冷、夜寐不安、精神苦闷、胆怯多疑或小便不畅、滴沥不尽等症。此前可有操劳过度、房事不节、手淫频繁，或有肥胖、消渴、惊悸、郁证等病史。

此外，阴茎发育不全引起的性交不能不属于阳痿的范围。如因过度劳累、情绪反常等因素造成的一过性阴茎勃起障碍，亦不归属于阳痿。

【辨证要点】

（1）辨虚实　阳痿证型可大致分为实证及虚证。实证者常见于中青年，多由七情所伤、饮食不节或外邪侵袭所引起，造成肝气郁结、湿热下注、痰湿阻络等病性属实之证。虚证者多见于中老年，其病因多为恣情纵欲、思虑惊恐、久病体衰等，可引起心脾两虚、惊恐伤肾、命门火衰等虚性证候。阳痿病程较久，每多虚实夹杂或久病入络，亦常见湿热伤肾、肾虚夹瘀等证。

（2）辨病位　情志所伤，郁怒所致，或肝经湿热，病在肝；大惊猝恐，房室劳伤，命门火衰，病在肾；思虑太过，心脾受损，病在心脾。湿热内蕴者，往往先犯脾，后侮肝，继则及肾；久病可见痰湿或瘀滞，则病在血脉与宗筋。临床常见累及多个脏腑经络。

【治疗原则】

阳痿的治疗原则总体以恢复宗筋气血正常运行为目的。实证者以治肝为主，如肝气郁结者宜疏泄，湿热下注者宜清利，宗筋脉络瘀滞者宜活血通络，惊恐伤肾者宜益肾宁神。虚证者以治心、脾、肾为主，如心脾两虚者当健脾养心，命门火衰者当温肾填精，阴精亏虚者当滋阴养筋。需注意的是，阳痿早期单纯由命门火衰所致者并不多见，治疗时切勿滥用补肾壮阳之品。

【分证论治】

（一）肝气郁结

舌象特征：舌质淡、苔薄白。见图 7-5-1。

舌象分析：情志失调，思虑忧愁致肝气郁结者，其证较轻，尚未深入，故可见类似常人舌象，表现为舌质淡、苔薄白。

症状：临房不举，睡中自举，或起而不坚，情怀抑郁，胸胁胀痛，嗳气，脘闷不适，食少便溏；脉弦或弦细。

治法：疏肝解郁，行气起痿。

方药：柴胡疏肝散。

柴胡9克，陈皮12克，枳壳9克，白芍15克，炙甘草3克，香附3克，川芎9克。

方解：见"胸痹心痛"之"气滞心胸"。

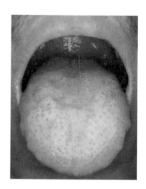

图 7-5-1　肝气郁结阳痿舌象

加减：若口干口苦，急躁易怒，目赤尿黄，加牡丹皮9克、栀子6克、龙胆9克；如有血瘀者，加丹参9克、当归12克、鸡血藤9克，重者加蜈蚣3克；腰酸肢软者，加枸杞子9克、淫羊藿（仙灵脾）9克；伴纳呆便溏者，可加炒白术9克、山药9克、薏苡仁9克、木香6克；如失眠、心理压力较大者，可加酸枣仁12克、五味子9克、合欢皮9克、石菖蒲9克、郁金9克。

中成药：逍遥丸，见"喘证"之"肝气乘肺"。

（二）湿热下注

舌象特征：舌质红、苔黄腻。见图7-5-2。

舌象分析：湿热蕴结，下注肝肾，色红为热邪之征，故可见舌质红；湿热熏蒸，上泛舌面可见舌苔黄腻。

症状：阳痿不举，阴茎弛长，睾丸坠胀作痛，阴囊瘙痒或潮湿多汗，泛恶口苦，胁胀腹闷，肢体困倦，尿黄赤涩灼痛，大便不爽，口黏口苦，脉滑数。

治法：清利湿热。

方药：龙胆泻肝汤。

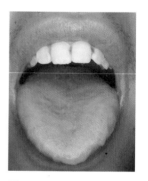

图 7-5-2　湿热下注阳痿舌象

龙胆12克，黄芩9克，栀子6克，泽泻9克，木通6克，车前子6克，当归9克，生地黄9克，柴胡9克，生甘草3克。

方解：见"不寐"之"肝火扰心"。

加减：如阴部湿痒者，可予地肤子15克、黄柏9克、苦参9克、蛇床子15克外洗；小腹胀痛者，加延胡索12克、川楝子9克；精液带血者，加大蓟6克、小蓟6克、仙鹤草9克；如热势不甚，湿浊困遏，阳气不振者，可合厚朴9克、苍术9克、陈皮9克、砂仁6克。

中成药：龙胆泻肝丸，见"胁痛"之"肝胆湿热"。

（三）命门火衰

舌象特征：舌淡胖、苔薄白。见图7-5-3。

舌象分析：肾阳虚衰，肾气亏虚，水气运化不利则见舌淡胖，阳虚不足，温煦无力，可见舌苔薄白。

症状：阳痿不举，性欲减退，或举而不坚，精薄清冷，神疲倦怠，畏寒肢冷，面色白，头晕耳鸣，腰膝酸软，夜尿清长，五更泄泻，阴器冷缩，脉沉迟或细。

治法：温肾填精，壮阳起痿。

方药：赞育丹。

熟地黄 15 克，当归 9 克，杜仲 6 克，巴戟天 6 克，肉苁蓉 6 克，淫羊藿 6 克，蛇床子 3 克，肉桂 3 克，白术 9 克，枸杞子 6 克，仙茅 6 克，山茱萸 6 克，韭菜子 6 克，附子 3 克，人参 6 克，鹿茸 6 克。

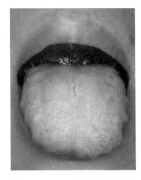

图 7-5-3 命门火衰阳痿
舌象

方解：本方群集附子、肉桂、杜仲、仙茅、巴戟天、淫羊藿、肉苁蓉、鹿茸、韭菜子、蛇床子等大队辛热温肾壮阳之品以温壮元阳，补益命火；配以熟地黄、当归、枸杞子、山茱萸等填精补血，阴中求阳，制阳药之温燥；又有人参、白术益气健脾，先后天并补，诸药配伍，共成温壮肾阳，填精补血之功。

加减：如火衰不甚，精血薄弱，可予左归丸或金匮肾气丸加减；如滑精频繁，精薄精冷，可加覆盆子 15 克、金樱子 12 克、益智 9 克补肾固精。

中成药：赞育丸、左归丸。

赞育丸，温开水送服，每次 1 丸，每日 2 次。（注：①孕妇忌服。②服后偶见头晕，可自行消失。）

左归丸，见"眩晕"之"肾精不足"。

（四）心脾亏虚

舌象特征：舌淡边有齿痕、苔薄白。见图 7-5-4。

舌象分析：心脾气血亏虚，湿阻不运，故见舌淡边有齿痕，气血不足，不能上荣于舌，故舌苔薄白。

症状：阳痿不举，遇劳加重，心悸，失眠多梦，神疲乏力，面色萎黄，食少纳呆，腹胀便溏，脉细弱。

治法：健脾养心，益气起痿。

方药：归脾汤。

人参 15 克，黄芪 15 克，白术 12 克，茯神 12 克，酸枣仁 15 克，龙眼肉 12 克，木香 9 克，炙甘草 3 克，当归 9 克，远志 12 克，生姜 6 克，大枣 3 枚。

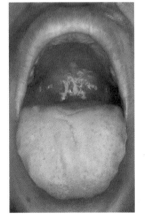

图 7-5-4 心脾亏虚阳痿
舌象

方解：见"心悸"之"心血不足"。

加减：如肝气郁结者，可合柴胡疏肝散；脾肾阳虚者，加淫羊藿（仙灵脾）9 克、补骨脂 9 克；形体肥胖者，加泽泻 9 克、薏苡仁 12 克、苍术 9 克、陈皮 9 克。

中成药：归脾丸，见"眩晕"之"气血亏虚"。

（五）惊恐伤肾

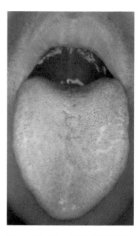

图 7-5-5 惊恐伤肾阳痿舌象

舌象特征：舌质淡、苔白。见图 7-5-5。

舌象分析：惊恐伤肾，肾气受扰，气虚不足则见舌淡苔白。

症状：临房不举，时有自举，兼见胆怯多疑，言迟声低，心悸惊惕，夜寐多梦，脉弦细。

治法：益肾宁神壮胆。

代表方：启阳娱心丹。

人参 6 克，远志 6 克，茯神 9 克，石菖蒲 6 克，甘草 3 克，橘红 6 克，砂仁 6 克，柴胡 6 克，菟丝子 12 克，白术 9 克，酸枣仁 6 克，当归 6 克，白芍 6 克，山药 9 克，神曲 9 克。

方解：方中以人参、白术、山药、甘草益气健脾；当归、白芍养血和血；酸枣仁、茯神、石菖蒲、远志养心安神；橘红、砂仁、神曲、柴胡调理气机，以助脾运；菟丝子补益肾气以助阳；诸药合用，共奏益肾宁神壮胆之用。

加减：如惊惕不安甚者，加龙齿 12 克、磁石 9 克；失眠多梦者，加五味子 9 克、琥珀 15 克、合欢皮 12 克；心肾不交者，加黄连 6 克、肉桂 6 克；腰膝酸软，加杜仲 9 克、肉苁蓉 9 克；脉络瘀阻者，加蜈蚣 3 克、丹参 9 克、川芎 9 克。

中成药：滋肾宁神丸，口服，一次 10 克，一日 2 次。（注：①外感发热患者忌服；痰火实热者忌服。②本品宜餐后服。③服本品一周后症状未见改善，或症状加重者，应立即停药并及时调整治疗方案。）

【预后转归】

本病之预后，视不同病机与病情轻重而异，大多预后良好。恣情纵欲或思虑过度而致命门火衰，气血亏损者，予适当治疗与调养，精血自能恢复。对肝郁、惊恐、湿热而致气机逆乱，经络阻遏者，当各种病理因素祛除，症情亦可向愈。但对先天不足，天癸缺失，或久病痰瘀闭阻经络者，则预后大多不良。

【预防与调摄】

加强性教育，培养正确性意识，树立良好的性道德。夫妻关系应融洽，互相理解。节制性欲，避免恣情纵欲、房事过频、手淫过度。清心寡欲，弃除杂念，怡情养心。起居有常，饮食有节，避免过食醇酒肥甘，湿热内生，壅塞经络，造成阳痿。切忌讳疾忌医，隐瞒病情，贻误治疗时机。

患病之后，应正确对待疾病，树立信心，使其消除顾虑、情志调畅、怡悦心情，防止精神紧张。调饮食，节房劳，适劳逸，勤锻炼，增强体质，提高整体功能。在感到情绪不快、身体不适、过度疲劳、性能力下降时，应暂停性生活一段时间，使性中枢和性器官得以调节和休息，利于情志的调节和疾病的恢复。积极治疗易造成阳痿的原发病。避免长期服用某些可影响性功能的药物。

第八章

气血津液病证舌象与处方

气、血、津、液是构成人体的基本物质，也是维持生命活动的重要精微物质。如《素问·调经论》云："人之所有者，血与气耳"。此处的"血"包含了津液的概念。气、血、津、液在人体之中遍布全身、无处不到。

气和血既是人体生命活动的动力和源泉，又是脏腑功能活动的产物。《难经·二十二难》概括了气与血的生理功能："气主煦之，血主濡之。"两者相互依存，相互资生，相互为用。如《石室秘录·论气血》云："气生血，而血无奔轶之忧；血生气，而气无轻躁之害。此气血之两相须而两相得也。"津、液是人体正常水液的总称，对维持人体生理活动至关重要，诸如脏腑之濡润、肌肤之润泽、关节之滑利、骨髓之充盈，无不与津液的濡润滋养有关。

津液代谢失常多继发于脏腑病变，而由津液代谢失常所形成的病理产物又可加重脏腑病变，使病情进一步发展。外感或内伤等致病因素导致脏腑功能失调，进而出现气、血、津、液运行失常、输布失度、生成不足或亏损过度，是气血津液病证的基本病机。内科的多种病证均不同程度地与气血津液有关，本章着重讨论病机与气、血、津、液密切相关的病证，包括气机郁滞引起的郁证，血溢脉外引起的血证，水液停聚引起的痰饮，阴液亏耗引起的内伤发热，气血阴阳亏损、日久不复引起的虚劳，气虚痰湿偏盛引起的肥胖，以及正虚邪结，气、血、痰、湿、毒蕴结引起的癌症等。

气血津液病证的诊断需在详细收集望、闻、问、切四诊资料的基础上，结合必要的现代检查技术如影像学、血清免疫学、内镜、潜血试验等，更全面地获取相关疾病信息，辅助明确疾病诊断，并在此基础上进行辨证。

气血津液病证的治疗当分清虚实。气血津液运行失常者多属实证，当以通导疏利为原则；气血津液亏虚耗损者多属虚证，当以滋补助益为原则。本章病证繁多，病机复杂，临床治疗需注意疾病虚实之间的转化，根据不同阶段疾病的病机特点，进行辨证论治。

第一节　郁证

【定义】

郁证是以心情抑郁、情绪不宁、胸部满闷、胁肋胀痛，或易怒易哭，或咽中如有异物梗阻等症为主要临床表现的一类病证。

【病因病机】

郁证的发生与情志内伤密切相关。愤恨恼怒，致使肝失条达，气机不畅，而成肝气郁结；忧思疑虑则伤脾，致使脾失健运，聚湿成痰，而成痰气郁结；情志过极伤于心，致心失所养，神失所藏，心神失常；心之气血不足，加之脾失健运，气血生化不足，而致心脾两虚；郁火伤阴，肾阴亏耗，心神失养，又易出现心肾阴虚之证。总之，郁证的发生，因七情内伤，导致肝失疏泄、脾失健运、心神失养，继而出现心脾两虚、心肾阴虚之证，脏腑功能失调。

郁证的发生，除了与情志内伤有关外，亦与机体自身的状况有着极为密切的关系。《杂病源流犀烛·诸郁源流》曰："诸郁，脏气病也。其源本于思虑过深，更兼脏气弱，故六郁之病生焉。六郁者，气、血、湿、热、食、痰也。"即明确提出了"脏气弱"为郁证的内因。

郁证病位主要在肝，可涉及心、脾、肾等脏。该病的基本病机为气机郁滞，脏腑功能失调。基本病理因素为气、血、火、痰、食、湿。本病初起多以气滞为主，进而引起化火、血瘀、痰结、食滞、湿停等病机变化，此时多为实证；日久伤及心、脾、肾等脏腑，致使脏腑功能失调，出现心脾两虚、心神失养、心肾阴虚诸证，此时则由实证转化为虚证。实证中的气郁化火一证，由于火热伤阴，阴不涵阳，而易转化为心肾阴虚。郁证中的虚证，可以由实证病久转化而来，也可由忧思郁怒、情志过极等精神因素直接耗伤脏腑的气血阴精，而在发病初期即出现。

【临床表现】

郁证多发于中青年女性，有愤怒、忧愁、焦虑、恐惧、悲哀等情志内伤的病史。以心情抑郁、情绪不宁、善太息、胁肋胀满疼痛为主要临床表现，或有易怒易哭，或有咽中如有异物感、吞之不下、咯之不出的特殊症状。

【辨证要点】

（1）辨受病脏腑　郁证的发生主要为肝失疏泄，但病变影响的脏腑有所侧重，应依据临床症状，结合六郁，辨明受病脏腑。一般来说，气郁、血郁、火郁主要关系于肝；食郁、湿郁、痰郁主要关系于脾；而虚证则与心的关系最为密切。

（2）辨证候虚实　实证病程较短，表现为精神抑郁、胸胁胀痛、咽中梗塞、时欲太息、脉弦或滑。虚证则病已久延，症见精神不振、心神不宁、虚烦不寐、悲忧善哭。病程较长的患者，亦有虚实互见的情况。正气不足，或表现为气血不足，或表现为阴精亏虚，同时又伴有气滞、血瘀、痰结、火郁等病变，则成为虚实夹杂之证。

【治疗原则】

理气开郁、调畅气机、怡情易性是治疗郁证的基本原则。

郁证初起多以气滞为主，为肝郁气结证，应首当理气开郁，并应根据是否兼有血瘀、火郁、痰结、湿滞、食积等而分别采用活血、降火、祛痰、化湿、消食等法。虚证则应根据损及的脏腑及气血阴精亏虚的不同情况而补之，或养心安神，或补益心脾，或滋养肝肾。对于虚实夹杂者，则又当根据虚实的偏重而兼顾。

【分证论治】

（一）肝气郁结

舌象特征：舌质淡红，苔薄腻。见图 8-1-1。

舌象分析：肝郁气滞，脾胃失和，病情尚轻，故见淡红舌；脾胃运化失司，饮食内停故见苔薄腻。

症状：精神抑郁，情绪不宁，善太息，胸部满闷，胁肋胀痛，痛无定处，脘闷嗳气，不思饮食，大便不调，女子月事不行，脉弦。

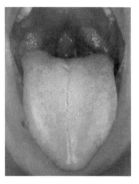

图 8-1-1　肝气郁结郁证舌象

治法：疏肝解郁，理气和中。

方药：柴胡疏肝散。

柴胡 15 克，香附 6 克，陈皮 9 克，枳壳 9 克，川芎 6 克，芍药 9 克，炙甘草 3 克。

方解：见"胸痹心痛"之"气滞心胸"。

加减：兼有食滞腹胀者，可加神曲 9 克、山楂 9 克、麦芽 9 克、鸡内金 12 克消食；脘闷不舒者，可加旋覆花 12 克、赭石 30 克、法半夏 12 克理气；腹胀、腹痛、腹泻者，可加苍术 9 克、厚朴 9 克、茯苓 12 克、乌药 6 克健脾燥湿止泻；兼有血瘀而见胸胁刺痛、舌有瘀点瘀斑，可加当归 15 克、丹参 12 克、桃仁 9 克、红花 12 克、郁金 12 克活血化瘀止痛。

中成药：逍遥丸，见"喘证"之"肝气乘肺"。

（二）气郁化火

舌象：舌质红，苔黄。见图 8-1-2。

舌象分析：肝郁化火，火热之邪能加快血液运行，故见舌红；邪热熏蒸于舌面，故见苔黄。

症状：急躁易怒，胸闷胁胀，口干苦，或头痛、目赤、耳鸣，或嘈杂吞酸，大便秘结，脉弦数。

治法：疏肝解郁，清肝泻火。

方药：加味逍遥散。

牡丹皮 15 克，栀子 12 克，柴胡 12 克，白芍 9 克，当归

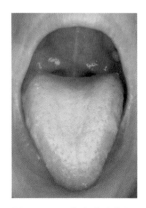

图 8-1-2　气郁化火郁证舌象

12 克，茯苓 12 克，白术 12 克，薄荷 9 克。

方解：牡丹皮、栀子清肝泻火；柴胡、薄荷疏肝解郁；当归、白芍养血柔肝；白术、茯苓健脾祛湿。

加减：口苦、便秘者，可加龙胆 12 克、大黄 3 克泻火通腑；胁肋疼痛、嘈杂吞酸、嗳气、呕吐者，可加黄连 9 克、吴茱萸 9 克清肝泻火，降逆止呕；头痛、目赤、耳鸣者，可加菊花 12 克、钩藤 15 克清热平肝。

中成药：丹栀逍遥丸，口服，一次 6～9 克，一日 2 次。（注：①服药期间要保持情绪乐观，切忌生气恼怒。②服药一周后，症状未见缓解，或症状加重者，应及时到医院就诊。③孕妇慎用。）

（三）痰气郁结

舌象：苔白腻。见图 8-1-3。

舌象分析：气机郁结，湿浊痰饮停于舌面，故见苔白腻。

症状：精神抑郁，胸部满闷，胁肋胀满，咽中如有异物梗塞，吞之不下，咯之不出，脉弦滑。

治法：行气开郁，化痰散结。

方药：半夏厚朴汤。

半夏 12 克，厚朴 9 克，生姜 9 克，紫苏叶 9 克，茯苓 12 克。

方解：厚朴、紫苏叶理气宽胸，开郁畅中；半夏、茯苓、生姜化痰散结，和胃降逆。

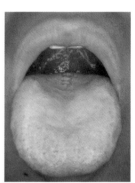

图 8-1-3　痰气郁结郁证舌象

加减：痰郁化热而见烦躁、口苦、呕恶、舌红苔黄腻者，可去生姜 9 克，加竹茹 12 克、瓜蒌子 12 克、黄连 9 克；湿郁气滞而兼胸脘痞闷、嗳气、苔腻者，可加香附 15 克、佛手 9 克、苍术 12 克理气除湿；兼有瘀血，而见胸胁刺痛、舌质紫暗或有瘀点瘀斑、脉涩者，可加丹参 12 克、郁金 12 克、降香 9 克、片姜黄 12 克。

中成药：越鞠丸，口服，一次 6～9 克，一日 2 次。（注：①急性胆囊炎者、急性消化性溃疡者禁用。②服药期间要保持情绪乐观，切忌生气恼怒。③高血压病、心脏病、肝病、糖尿病、肾病等慢性病严重者应在医师指导下服用。④服药 3 天症状无缓解，应及时调整治疗方案。）

（四）心神失养

舌象：舌质淡。见图 8-1-4。

舌象分析：营阴暗耗不能荣养舌体，故见舌淡。

症状：精神恍惚，心神不宁，多疑易惊，悲忧善哭，喜怒无常，时时欠伸，或手舞足蹈，喊叫骂詈，脉弦。

治法：甘润缓急，养心安神。

方药：甘麦大枣汤。

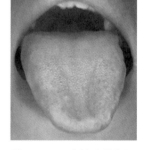

图 8-1-4　心神失养郁证舌象

小麦 15 克，甘草 9 克，大枣 6 克。

方解：甘草甘润缓急；小麦味甘微寒，补益心气；大枣益脾养血。

加减：躁扰失眠者，可加酸枣仁 15 克、柏子仁 15 克、茯神 12 克、远志 15 克；血虚生风，而见手足蠕动或抽搐者，可加当归 12 克、生地黄 9 克、珍珠母 30 克、钩藤 12 克。

中成药：

安神补心丸，口服，一次 15 丸，一日 3 次。（注：①外感发热患者忌服。②服药期间要保持情绪乐观，切忌生气恼怒。③感冒发热患者不宜服用。④高血压病、心脏病、肝病、糖尿病、肾病等慢性病严重者应在医师指导下服用。⑤服药 7 天症状无缓解，应及时调整治疗方案。）

解郁安神颗粒，开水冲服，一次 1 袋，一日 2 次。一个月为 1 个疗程。（注：①孕妇、哺乳期妇女禁用。②服药期间要保持情绪乐观，切忌生气恼怒。③火郁证者不适用，主要表现为口苦咽干、面色红赤、心中烦热、胁胀不眠、大便秘结。④高血压病、心脏病、糖尿病、肝病、肾病等慢性病严重者应在医师指导下服用。⑤本品不宜长期服用，服药 3 天症状无缓解，应及时调整治疗方案。）

（五）心脾两虚

舌象：舌质淡，苔薄白。见图 8-1-5。

舌象分析：脾虚血亏，不能营养舌体，故见舌淡；胃仍有生发之气，故见苔薄白。

症状：多思善虑，心悸胆怯，失眠健忘，头晕神疲，面色无华，纳差，脉细弱。

治法：健脾养心，益气补血。

方药：归脾汤。

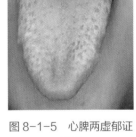

图 8-1-5　心脾两虚郁证舌象

党参、龙眼肉 9 克，黄芪 15 克，白术 12 克，当归 9 克，酸枣仁 12 克，茯苓 12 克，远志 12 克，木香 9 克，甘草 6 克。

方解：见"心悸"之"心血不足"。

加减：心胸郁闷、情志不舒者，可加郁金 12 克、香附 9 克、佛手 9 克理气开郁；头晕头痛者，可加川芎 12 克、白芷 9 克、天麻 12 克活血祛风止痛。

中成药：

补血宁神片，口服，一次 5 片，一日 3 次。（注：①服药期间要保持情绪乐观，切忌生气恼怒。②高血压病、心脏病、糖尿病、肝病、肾病等慢性病严重者应在医师指导下服用。③服药 7 天症状无缓解，应及时调整治疗方案。）

归脾丸，见"眩晕"之"气血亏虚"。

（六）心肾阴虚

舌象：舌红，少苔或无苔。见图 8-1-6。

舌象分析：阴精亏虚，胃阴枯涸，不能上潮于舌，故见少苔或无苔；阴不涵阳，虚火上炎，故见舌红。

症状：虚烦少寐，惊悸，健忘，多梦，头晕耳鸣，五心烦热，腰膝酸软，盗汗，口干咽燥，男子遗精，女子月经不调，脉细数。

治法：滋养心肾。

方药：天王补心丹合六味地黄丸。

生地黄15克，天冬15克，麦冬15克，玄参15克，山茱萸9克，五味子15克，酸枣仁12克，柏子仁12克，远志9克，茯苓12克，当归9克，西洋参9克，丹参12克，怀山药12克，牡丹皮9克。

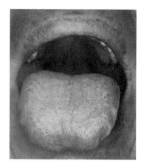

图 8-1-6　心肾阴虚郁证
舌象

方解：生地黄、怀山药、山茱萸、天冬、麦冬、玄参滋心神；西洋参、茯苓、五味子、当归益气养血；柏子仁、酸枣仁、远志、丹参养心安神；牡丹皮凉血清热。

加减：心肾不交而见心烦失眠、多梦遗精者，可合交泰丸；烦渴者，可加天花粉12克、知母9克；遗精较频者，可加芡实12克、莲须12克、金樱子9克。

中成药：知柏地黄丸，见"心悸"之"阴虚火旺"。

【转归与预后】

郁证预后一般良好，多数患者经过积极治疗后，可恢复如常。但也有部分患者由于常受到精神刺激，而使病情反复或波动。因此，在疏肝解郁的基础上，也要注重精神治疗，解除致病原因，促使患者及早治愈。

【预防与调护】

患者应树立正确的人生观，积极对待各种事物，避免忧思郁怒，防止情志内伤是预防郁证的重要措施。医务人员应深入了解患者病史、发病诱因，针对诱因采取有效的预防措施，做到"未病先防"。既病者要及早治疗，防止病情进一步蔓延，做到"既病防变"。医务人员应以诚恳、耐心的态度对待患者，取得患者的充分信任，帮助患者克服精神方面的不良因素，使患者能充分配合医务人员的治疗工作，树立战胜疾病的信心。已治愈者要定期复查，以防复发。

郁证患者饮食宜清淡，应以蔬菜和营养丰富的鱼、水果、瘦肉、乳类为宜，忌生冷、辛辣、油腻、烟酒等，建立良好的生活作息习惯。运动宜适量，练习太极拳、八段锦、气功等有助于调动患者的注意力，增强治疗效果。

第二节　血证

【定义】

凡血液不循常道，或上溢于口鼻诸窍，或下泄于前后二阴，或渗出于肌肤所形成的一类出血性疾患。

【病因病机】

引起血证的原因较多，但不外外感、内伤两大类。外感以风热燥邪为主；内伤多与酒热辛肥、抑郁忧思、体虚久病等有关。

（1）风热燥邪，侵犯脏腑　风热燥邪，侵犯于肺，或肺经素有燥热，复感外邪，邪热熏蒸，灼伤肺络，而致咯血；若肺热上炎清窍则为鼻衄；若邪热犯于下焦，损伤血络，则见尿血；若邪热犯于中焦，与肠中湿毒夹杂为患，损伤肠道，则见便血；若邪热侵入营血，迫血妄行，血溢脉外，渗于肌肤之间，则可见皮肤紫斑，重者上下出血。外感风热燥邪，多为急性病出血的原因，亦可为慢性病出血的诱因。

（2）饮食辛热，血脉受损　饮酒过多，或嗜食辛辣厚味，导致湿热内蕴，阳明热盛，热灼胃络，血溢胃中，随胃气上逆，则见吐血；随粪便而下，或热郁肠道，灼伤肠络，则见便血；循经上炎，则见齿衄、鼻衄；热注膀胱，则致尿血；热入营动血，则致皮肤紫斑。

（3）情志过极，气乱血溢　郁怒忧思、情志过极，则气机逆乱，迫血妄行，溢于脉外，而成血证。若郁怒伤肝，气郁化火，横逆犯胃，损伤胃络，则吐血、便血；若肝火循经犯肺，木火刑金，肺络损伤，则咯血、鼻衄；若情志不遂，心火亢盛，耗伤肾阴，热移膀胱，热灼血络，则尿血；若思虑伤脾，脾不统血，还可发吐血、便血、尿血、紫斑。

（4）体虚久病，统血无权　劳倦纵欲太过，或久病体虚，导致心、脾、肾气阴不足，血不循经而致出血。若损伤于气，则气虚不能摄血，以致血液外溢而见衄血、吐血、便血、紫斑；若损伤于阴，则阴虚火旺，迫血妄行致衄血、尿血、紫斑；若久病入络，使血脉瘀阻、血行不畅、血不循经也致出血。

归纳起来，血证病机可分为虚、实两大类。虚证主要是气虚不能摄血和阴虚火旺灼伤血络，血溢脉外而出血；实证主要是气火亢盛，血热妄行而致出血。此外，出血后的"留瘀"也使血脉瘀阻、血行不畅、血不循经，成为出血不止或反复出血的原因之一。关于"血证"的病因病机，还须重视三个关系：一是气、火与血的关系，《景岳全书·血证》载"血动之由，惟火惟气耳。故察火者，但察其有火无火，察气者，但察其气虚气实""动者多由于火，火盛则迫血妄行，损者多由于气，气伤则血无以存"。二是血证的虚实及其转化关系，实热证是基本证候，阴虚证多由实热证演变而成，而气虚证多属变证，三者有时还可错杂并见。三是血证与脏腑之间的病理关系，出血的部位与形式可提示病变的脏腑，但一种血证既可以是本脏腑病变产生的结果（如燥热伤肺的咯血、胃热炽盛的吐血等），也可以是其他脏腑病变损伤本脏腑而产生的出血（如木火刑金的咯血、肝火犯胃的吐血等）。

【临床表现】

（1）鼻衄　凡血自鼻道外溢而非因外伤、倒经所致者。

（2）齿衄　血自齿龈或齿缝外溢，且排除外伤所致者。

（3）咯血　血由肺、气道而来，经咳嗽而出，或觉喉痒胸闷，一咯即出，血色鲜红，或夹泡沫，或痰血相兼，痰中带血。多有慢性咳嗽、痰喘、肺痨等病史。

（4）吐血　发病急骤，吐血前多有恶心、胃脘不适、头晕等症。血随呕吐而出，常伴有食物残渣等胃内容物。血色多为咖啡色或紫暗色，也可为鲜红色。大便呈暗红色或黑如柏油。有胃痛、胁痛、黄疸、癥积等病史。

（5）便血　大便色鲜红、暗红或紫暗，甚至黑如柏油样，次数增多。有胃肠或肝病病史。便血有远近之别，远血病位在胃（上消化道：胃、十二指肠），血与粪便相混，血色如黑漆色或暗紫色；近血来自肠道（下消化道：结肠、直肠、肛门），血便分开或便外裹血，血色多鲜红或暗红。

（6）尿血　小便中混有血液或夹有血丝，排尿时无疼痛。

（7）紫斑　肌肤出现青紫斑点，小如针尖，大者融合成片，压之不褪色。好发于四肢，尤以下肢为甚，常反复发作。重者可伴有鼻衄、齿衄、尿血、便血及崩漏。小儿及成人皆可患病，但以女性多见。

【辨证要点】

（1）辨病证的不同　血证具有明确而突出的临床表现——出血，一般不易混淆。但由于引起出血的原因以及出血部位的不同，应注意辨清不同的病证。如从口中吐出的血液，有吐血与咳血之分；小便出血有尿血与血淋之别；大便下血则有便血、痔疮、痢疾之异。应根据临床表现、病史等加以鉴别。

（2）辨脏腑病变之异　同一血证，可以由不同的脏腑病变而引起。例如，同属鼻衄，但病变脏腑有在肺、在胃、在肝的不同；吐血有病在胃、在肝之别；齿衄有病在胃、在肾之分；尿血则有病在膀胱、在肾或在脾的不同。

（3）辨证候之虚实　一般初病多实，久病多虚；由火热迫血所致者属实，由阴虚火旺、气虚不摄，甚至阳气虚衰所致者属虚。实热证，病势急，病程短，血色鲜紫深红，质浓稠，血涌量多，体质多壮实，兼见实热症状。阴虚证，病势缓，病程长，血色鲜红或淡红，时作时止，血量一般不多，形体偏瘦，兼见阴虚内热症状。气（阳）虚证，病多久延不愈，血色暗淡，质稀，出血量少，亦可暴急量多，体质虚弱，伴阳气亏虚症状。

【治疗原则】

治火、治气、治血是血证治疗三大原则。此外，还应注意各种血证的具体病因病机及损伤脏腑的不同，结合证候虚实及病情轻重辨证论治。

（1）治火　治火即泻火，根据证候虚实的不同，实热证应清热泻火，火降则血自宁静；虚热证因阴虚火旺动血，故当滋阴降火。还要结合受病脏腑，分别选择适当的方药。

（2）治气　明·赵献可《医贯·血症论》说："血随乎气，治血必先理气。"理气即根据证候虚实的不同，实证当清气降气，虚证当补气益气。一是清气，因气分热盛则血热妄行，气清血凉则血自循经，故凉血必先清气；二是降气，因气郁则化火，火性上炎，气降则火降，故对上焦血络损伤的咳血、吐血必须降气；三是补气，因气虚摄血无能，故当补气摄血；四是益气，因阳虚不运则血不归经，若阳气旺盛，则气能帅血循经而行，故应温阳益气。

（3）治血　唐容川《血证论》提出的止血、消瘀、宁血、补虚仍是当今治血应当遵循的四原则。唐氏认为血证治血："惟以止血为第一要法。血止之后，其离经而未吐出者，是为瘀血。既与好血不相合，反与好血不相能……必亟为消除，以免后来诸患，故以消瘀为第二法。止吐消瘀之后，又恐血再潮动，则须用药安之，故以宁血为第三法。邪之所凑，其正必虚，去血既多，阴无有不虚者矣，阴者阳之守，阴虚则阳无所附，久且阳随而亡，故又以补虚为收功之法。"

【分证论治】

（一）鼻衄

鼻腔出血即为鼻衄，多由火热迫血妄行所致，其中以肺热、胃热、肝火为常见，但也可因血失统摄或阴虚火旺引起。对于鼻衄的辨证论治，应着重辨明火热之有无、证候之虚实、脏腑之不同，在此基础上采用清热泻火、凉血止血、益气摄血、滋阴降火等治法。

1. 热邪犯肺

舌象：舌质红，苔薄。见图 8-2-1。

舌象分析：燥热伤肺，血热妄行，故见舌红；病情轻浅，未伤及胃气，故见苔薄。

症状：鼻燥衄血，口干咽燥，或兼有身热，恶风，头痛，咳嗽，痰少，脉数。

治法：清泄肺热，凉血止血。

方药：桑菊饮。

桑叶 12 克，菊花 12 克，薄荷 6 克，连翘 9 克，桔梗 9 克，杏仁 12 克，芦根 12 克，甘草 6 克。

方解：见"咳嗽"之"风热犯肺"。

加减：若肺热盛而无表证者，去薄荷 9 克、桔梗 9 克，加黄芩 12 克、栀子 12 克清泄肺热；阴伤较甚，口、鼻、咽干燥显著者，加玄参 12 克、麦冬 12 克、生地黄 9 克养阴润肺。

中成药：羚羊清肺丸，口服，一次 1 丸，一日 3 次。

2. 胃热炽盛

舌象：舌红，苔黄。见图 8-2-2。

舌象分析：胃火上炎，迫血妄行，故见舌红；胃火熏蒸于舌，故见苔黄。

症状：鼻干衄血，或兼齿衄，血色鲜红，口渴欲饮，口干臭秽，烦躁，便秘，脉数。

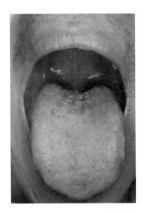

图 8-2-1　热邪犯肺鼻衄
舌象

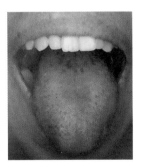

图 8-2-2　胃热炽盛鼻衄
舌象

治法: 清胃泻火, 凉血止血

方药: 玉女煎。

石膏 30 克, 知母 15 克, 熟地黄 15 克, 麦冬 12 克, 牛膝 9 克。

方解: 石膏、知母清胃泻火; 熟地黄、麦冬养阴清热; 牛膝引血下行。

加减: 若热势甚者, 加栀子 12 克、牡丹皮 12 克、黄芩 9 克清热泻火; 大便秘结, 加生大黄 3 克泄热通腑; 阴伤较甚, 口渴, 舌红少苔, 脉细数者, 加天花粉 12 克、石斛 15 克、玉竹 12 克清热生津。

中成药: 牛黄解毒片, 口服, 一次 3 片, 一日 2 ~ 3 次。(注: ①孕妇禁用。②本品不宜久服。)

3. 肝火上炎

舌象: 舌红, 苔黄。见图 8-2-3。

舌象分析: 肝气郁结, 气郁化火, 火热熏蒸, 故见舌红; 苔黄乃火热之象。

症状: 鼻衄, 口苦, 烦躁易怒, 两目红赤, 耳鸣目眩, 脉弦数。

治法: 清肝泻火, 凉血止血。

方药: 龙胆泻肝汤。

龙胆 15 克, 柴胡 15 克, 栀子 15 克, 黄芩 12 克, 木通 9 克, 泽泻 9 克, 车前子 9 克, 生地黄 9 克, 当归 12 克, 生甘草 6 克。

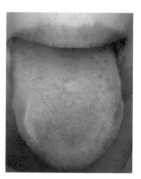

图 8-2-3　肝火上炎鼻衄舌象

方解: 见 "不寐" 之 "肝火扰心"。

加减: 若阴液亏耗, 口鼻干燥, 舌红少津, 脉细数者, 可去车前子、泽泻、当归, 酌加玄参 12 克、麦冬 12 克、女贞子 9 克、墨旱莲 9 克滋阴凉血止血; 阴虚内热, 手足心热, 加玄参 12 克、龟甲 30 克、地骨皮 12 克、知母 9 克滋阴清热。

中成药: 龙胆泻肝丸, 见 "胁痛" 之 "肝胆湿热"。

4. 气血亏虚

舌象: 舌淡。见图 8-2-4。

舌象分析: 气血亏虚不能上荣舌体, 故见舌淡。

症状: 鼻血淡红, 或兼齿衄、肌衄, 伴神疲乏力, 面色白, 头晕心悸, 夜寐不宁, 脉细无力。

治法: 补气摄血。

方药: 归脾汤。

黄芪 12 克, 党参 12 克, 白术 12 克, 茯苓 12 克, 当归 12 克, 酸枣仁 9 克, 远志 6 克, 龙眼肉 9 克, 木香 6 克, 甘草 6 克, 生姜 3 克, 大枣 6 克。

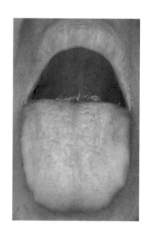

图 8-2-4　气血亏虚鼻衄舌象

方解: 见 "心悸" 之 "心血不足"。

加减：对鼻衄除辨证内服汤药治疗外，出血时应结合局部用药治疗，以及及时止血。

其他治疗：可选用局部喷洒云南白药或用棉花蘸青黛粉塞入鼻腔止血等。

（二）齿衄

齿龈出血即为齿衄，又称为牙衄、牙宣。胃热、肾虚是其最主要的病机，尤以胃热所致者多见。齿衄的辨证应着重辨明病变所累及的脏腑和证候的虚实。阳明热盛属实，发病多急，伴牙龈红肿疼痛；肾虚火旺属虚，起病较缓，病程较长，常伴齿摇不坚。实证宜清胃泻火，虚证宜滋阴降火，但均宜伍用凉血止血之品。

1.胃火炽盛

舌象：舌红，苔黄。见图8-2-5。

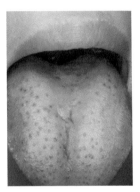

图 8-2-5　胃火炽盛齿衄
舌象

舌象分析：胃火内炽，迫血妄行，熏蒸于舌面，故见舌红，苔黄。

症状：齿龈出血，血色鲜红，伴齿龈红肿疼痛，口渴口臭，脉洪数。

治法：清胃泻火，凉血止血。

方药：加味清胃散合泻心汤。

升麻12克，生地黄12克，牡丹皮9克，当归12克，犀角（用水牛角代）15克，连翘9克，大黄3克，黄连9克，黄芩9克，甘草3克。

方解：升麻、生地黄、牡丹皮、水牛角清热凉血；大黄、黄连、黄芩、连翘清热泻火；当归、甘草养血和中。

加减：烦热、口渴者，加石膏30克、知母15克清热除烦。

中成药：清胃黄连丸，口服，一次9克，一日2次。（注：①不宜在服药期间同时服用滋补性中药。②高血压病、心脏病、肝病、糖尿病、肾病等慢性病严重者应在医师指导下服用。③服药后大便次数增多且不成形者，应酌情减量。④孕妇慎用。儿童、哺乳期妇女、年老体弱及脾虚便溏者应在医师指导下服用。⑤服药3天症状无缓解，应及时调整治疗方案。）

2.阴虚火旺

舌象：舌红，少苔。见图8-2-6。

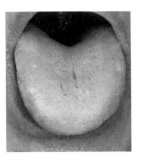

图 8-2-6　阴虚火旺齿衄
舌象

舌象分析：肾阴不足，虚火上炎，故见舌红；阴液枯涸，不能上荣舌面，故见少苔。

症状：齿龈出血，血色淡红，起病较缓，常因受热及烦劳而诱发，伴齿摇不坚，脉细数。

治法：滋阴降火，凉血止血。

方药：六味地黄丸合茜根散。

熟地黄12克，山药12克，山茱萸9克，茯苓12克，牡丹皮 9 克，泽泻 9 克，茜根 9 克，黄芩 6 克，阿胶 9 克，侧柏叶 6 克，生地黄 12 克，炙甘草 6 克。

方解：

六味地黄丸：见"不寐"之"心肾不交"。

茜根散：方中茜根凉血去瘀；生地黄、阿胶、侧柏叶养阴止血；黄芩清肝火；炙甘草和中养胃。

加减：虚火较甚而见低热、手足心热者，加地骨皮 12 克、白薇 9 克、知母 12 克清退虚热。

中成药：补肾固齿丸，口服，一次 4 克，一日 2 次。（注：①高血压病、心脏病、肝病、糖尿病、肾病等慢性病严重者及孕妇、年老体弱者应慎用。②服药时最好配合口腔科治疗。③服药 7 天症状无缓解，应及时调整治疗方案。）

（三）咯血

血由肺及气管外溢，经口咳出，表现为痰中带血，或痰血相兼，或纯血鲜红，兼夹泡沫均称为咯血，亦称为咳血。咯血总由肺络受损所致，感受热邪，热伤肺络，是咯血最常见的原因。其次为情志郁结，郁久化火，肝火犯肺，以及肺肾阴虚，虚火内炽，损伤肺络而致。治则为清热润肺，凉血止血，但应据其分属外感、内伤、实火、虚火的不同，采用不同的方药。此外咯血大多伴有咳嗽，因而不同程度兼夹肺失清肃、宣降失调的病变，治疗时应予兼顾。

1. 燥热伤肺

舌象：舌质红，苔薄黄少津。见图 8-2-7。

舌象分析：外感燥热之邪，血得热则运行加速，故见舌红；热势轻浅，故见苔薄黄；热伤津液，故见少津。

症状：喉痒咳嗽，痰中带血，口干鼻燥，或有身热，脉数。

治法：清热润肺，宁络止血。

方药：桑杏汤。

桑叶 12 克，栀子 12 克，淡豆豉 9 克，沙参 9 克，梨皮 9 克，贝母 12 克，杏仁 9 克。

方解：见"咳嗽"之"风燥伤肺"。

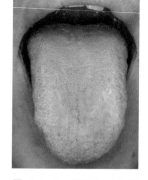

图 8-2-7　燥热伤肺咯血舌象

加减：风热犯肺兼见发热、头痛、咳嗽、咽痛等症，加金银花 9 克、连翘 9 克、牛蒡子 9 克清热利咽；津伤较甚而见干咳无痰，或痰黏不易咳出、苔少、舌红乏津者，可加麦冬 9 克、玄参 9 克、天冬 9 克、天花粉 12 克养阴润燥；痰热蕴肺，肺络受损，症见发热面赤、咳嗽咯血、咳痰黄稠、舌红苔黄、脉数者，可加桑白皮 12 克、黄芩 9 克、知母 12 克、大蓟 9 克、小蓟 9 克、茜草 12 克等清肺化痰，凉血止血；热势较甚，咯血较多者，加连翘 9 克、黄芩 12 克、白茅根 12 克、芦根 9 克，冲服三七粉 6 克。

中成药：清燥润肺合剂，口服，一次 10～15 毫升，一日 3 次。（注：①支气管扩张、肺脓疡、肺心病、肺结核患者应辨证使用。肺结核患者出现咳嗽时应及时调整诊疗方案。②服用一周病证无改善，应停止服用。③服药期间，若患者出现高热，体温超过 38℃，或出现喘促气急者，或咳嗽加重，痰量明显增多者。应注意辨证用药，必要时换药或停药。④长期服用，应注意用药及用量。）

2. 肝火犯肺

舌象：舌质红，苔薄黄。见图 8-2-8。

舌象分析：木火刑金，火热迫血妄行，故见舌红；肝火热势轻浅，故见苔薄黄。

症状：咳嗽阵作，痰中带血或纯血鲜红，胸胁胀痛，烦躁易怒，口苦，脉弦数。

治法：清肝泻肺，凉血止血。

方药：泻白散合黛蛤散。

桑白皮 12 克，地骨皮 12 克，青黛 9 克，海蛤壳 30 克，甘草 6 克。

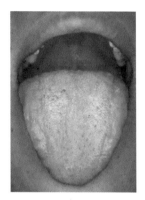

图 8-2-8　肝火犯肺咯血舌象

方解：桑白皮、地骨皮清泄肺热；海蛤壳、甘草清肺化痰；青黛清泻肝火。

加减：肝火较甚，头晕目眩、心烦易怒者，加牡丹皮 9 克、栀子 12 克清肝泻火除烦；咯血量较多、纯血鲜红，可用犀角地黄汤加三七粉冲服。

中成药：黛蛤散，口服，一次 6 克，一日 1 次，随处方入煎剂。

3. 阴虚肺热

舌象：舌红苔少。见图 8-2-9。

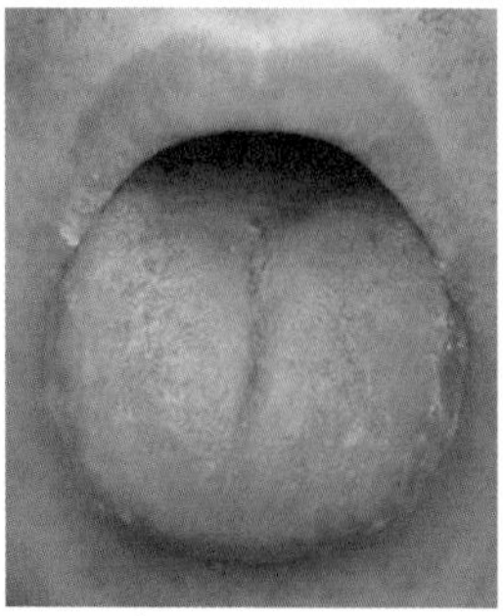

舌象分析：阴虚内热，虚火内灼，故见舌红；阴液亏虚，不能上蒸于舌，故见苔少。

症状：咳嗽痰少，痰中带血，或反复咯血，血色鲜红，伴口干咽燥，颧红，潮热盗汗，脉细数。

治法：滋阴润肺，宁络止血。

方药：百合固金汤。

百合 15 克，玄参 12 克，贝母 12 克，桔梗 9 克，麦冬 12 克，生地黄 12 克，熟地黄 12 克，当归 9 克，白芍 9 克，甘草 6 克。

图 8-2-9　阴虚肺热咯血舌象

方解：百合、麦冬、玄参、生地黄、熟地黄滋阴清热，养阴生津；当归、白芍柔肝养血；桔梗、贝母、甘草化痰止咳。

加减：咯血量多可合用十灰散凉血止血。反复或咯血量多者，加阿胶 6 克、三七 6 克养血止血；潮热、颧红者，加青蒿 15 克、鳖甲 30 克、地骨皮 15 克、白薇 12 克清退虚热；盗汗者，加糯稻根 12 克、浮小麦 9 克、五味子 9 克、牡蛎 30 克收敛固涩等。

中成药：百合固金丸，口服，水蜜丸一次 6 克，一日 2 次。（注：①支气管扩张、肺脓疡、肺心病、肺结核患者应注意辨证用药，肺结核患者出现咳嗽时应及时调整诊疗方案。②高血压病、心脏病、肝病、糖尿病、肾病等慢性病严重者应慎用。③服药期间，若患者发热体温超过 38.5℃，或出现喘促气急者，或咳嗽加重、痰量明显增多者应及时调整诊疗方案。④服药 7 天症状无缓解，应及时调整诊疗方案。）

（四）吐血

血由胃来，经呕吐而出，血色红或紫暗，常夹有食物残渣，称为吐血，亦称为呕血。清·何梦瑶《医碥·吐血》说："吐血即呕血。旧分无声曰吐，有声曰呕，不必。"其发病概由胃络受损所致，因胃腑本身或他脏疾患的影响，导致胃络损伤，血溢胃内，以致胃气上逆，血随气逆，经口吐出，其中以暴饮暴食、饥饱失常、过食辛辣厚味，致使胃中积热，胃络受损；或肝气郁结，脉络阻滞，郁久化火，逆乘于胃，胃络损伤；以及劳倦过度，中气亏虚，气不摄血，血溢胃内三种情况所致的吐血为多见。吐血治疗当辨证候之缓急、病性之虚实、火热之有无。吐血初起以热盛所致者为多，故当清火降逆，但应注意治胃、治肝之别；吐血量多时容易导致气随血脱，当急用益气固脱之法；气虚不摄者，则当大剂益气固摄之品，以复统摄之权；吐血之后或日久不止者，则需补养心脾，益气生血。

1. 胃热壅盛

舌象：舌质红，苔黄腻。见图 8-2-10。

舌象分析：胃热内郁，故见舌红；食积化热，故见黄腻苔。

症状：吐血色红或紫暗，常夹有食物残渣，伴脘腹胀闷，嘈杂不适，甚则作痛，口臭便秘，大便色黑，脉滑数。

治法：清胃泻火，化瘀止血。

方药：泻心汤合十灰散。

大黄 3 克，黄连 9 克，黄芩 9 克，大蓟 12 克，小蓟 12 克，侧柏叶 9 克，荷叶 9 克，茜根 9 克，栀子 12 克，白茅根 9 克，牡丹皮 9 克，棕榈炭 9 克。

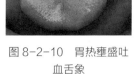

图 8-2-10　胃热壅盛吐血舌象

方解：黄芩、黄连、大黄苦寒泻火；牡丹皮、栀子清热凉血；大蓟、小蓟、茜根、侧柏叶、白茅根、荷叶清热凉血止血；棕榈炭收敛止血。

加减：若胃气上逆而见恶心呕吐者，加赭石 30 克、竹茹 15 克、旋覆花 15 克和胃降逆；热伤胃阴而表现为口渴、舌红而干、脉象细数者，加麦冬 15 克、石斛 12 克、天花粉 15 克养胃生津。

中成药：牛黄清胃丸，口服，一次 2 丸，一日 2 次。（注：孕妇忌服。）

2. 肝火犯胃

舌象：舌质红。见图 8-2-11。

舌象分析：肝火炽盛，热迫血行，舌体脉络充盈，故见舌红。

症状：吐血色红或紫暗，伴口苦胁痛，心烦易怒，寐少梦多，脉弦数。

治法：泻肝清胃，凉血止血。

方药：龙胆泻肝汤。

见"不寐"之"肝火扰心"。

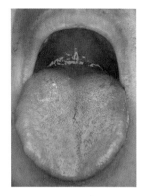

方解：龙胆、柴胡、黄芩、栀子清肝泻火；泽泻、木通、车前子清热利湿；生地黄、当归滋阴养血；甘草调和诸药。

加减：若胁痛甚者，加郁金12克、制香附9克理气活络止痛；血热妄行，吐血量多，加水牛角30克、赤芍12克清热凉血止血。

中成药：

图8-2-11 肝火犯胃吐血舌象

龙胆泻肝丸，口服，一次3～6克，一日2次。（注：①不宜在服药期间同时服用滋补性中药。②高血压病、心脏病、肝病、糖尿病、肾病等慢性病严重者应在医师指导下服用。③服药后大便次数增多且不成形者，应酌情减量。④孕妇慎用。儿童、哺乳期妇女、年老体弱及脾虚便溏者应在医师指导下服用。⑤服药3天症状无缓解，应及时调整治疗方案。）

左金丸，口服，一次3～6克，一日2次。（注：①忌愤怒、忧郁，保持心情舒畅。②脾胃虚寒者不适用。③高血压病、心脏病、肝病、糖尿病、肾病等慢性病严重者应在医师指导下服用。④胃痛严重者，应及时去医院就诊。⑤服药3天症状无缓解，应及时调整治疗方案。）

3. 气虚血溢

舌象：舌质淡。见图8-2-12。

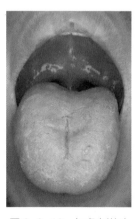

舌象分析：中气亏虚，统血无权，血液外溢，不能上荣舌体，故见舌淡。

症状：吐血缠绵不止，时轻时重，血色暗淡，伴神疲乏力、心悸气短，面色苍白，脉细弱。

治法：健脾益气摄血。

方药：归脾汤。

黄芪15克，党参12克，白术12克，茯苓12克，当归12克，木香9克，甘草6克，酸枣仁9克，远志9克，龙眼肉9克。

图8-2-12 气虚血溢吐血舌象

方解：见"心悸"之"心血不足"。

加减：若气损伤阳，脾胃虚寒，症见肤冷、畏寒、便溏者，可加柏叶炭12克、干姜9克；吐血多属危重证，若出血量多，易致气随血脱；若出现面色苍白、汗出肢冷、脉微欲绝等症，亟当用独参汤等益气固脱，并结合西医方法积极救治。

中成药：人参归脾丸，口服，一次1丸，一日2次。（注：①身体壮实不虚者忌服。②不宜同时服用感冒类药物。③不宜喝茶和吃萝卜，以免影响药效。④服本药时不宜同时服用藜芦、五灵脂、皂荚或其制剂。⑤高血压患者或正在接受其他药物治疗者应慎用。⑥本品宜饭前服用或进食同时服。⑦服药两周后症状未改善，或服药期间出现食欲不振、胃脘不适等症应注意辨证施治，胃脘不适等症时应及时调整诊疗方案。）

（五）便血

便血系胃肠脉络受损，血不循经，溢入胃肠，随大便而下，或大便色黑呈柏油样为主要临床表现的病证。若病位在胃，因其远离肛门，血色变黑，又称远血；若病位在肠，出血色多鲜红，则称近血。便血的原因多样，但以热灼血络和脾虚不摄两类所致者为多。故清热凉血、健脾温中为便血的主要治法。

1. 肠道湿热

舌象： 舌质红，苔黄腻。见图 8-2-13。

舌象分析： 湿热蕴结，舌红乃有热邪之征象；湿浊内蕴，郁而化热，停聚舌面，故见苔黄腻。

症状： 血色红黏稠，伴大便不畅或稀溏，或有腹痛，口苦，脉濡数。

治法： 清化湿热，凉血止血。

方药： 地榆散合槐角丸。

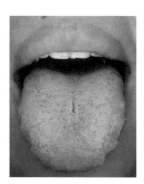

图 8-2-13　肠道湿热
便血舌象

地榆 12 克，黄连 9 克，犀角（用水牛角代）15 克，茜根 12 克，黄芩 9 克，栀子 12 克，槐角 9 克，当归 12 克，防风 9 克，枳壳 12 克。

方解： 地榆、茜根、槐角、水牛角凉血止血；栀子、黄芩、黄连清热燥湿，泻火解毒；当归、防风、枳壳疏风理气活血。

中成药：

止痢宁片，口服，一次 4～5 片，一日 3 次。

槐角丸，口服，小蜜丸一次 9 克，一日 2 次。（注：①忌烟酒及辛辣、油腻、刺激性食物。②保持大便通畅。③儿童、孕妇、哺乳期妇女、年老体弱及脾虚大便溏、高血压病、心脏病、肝病、糖尿病、肾病等慢性病严重者应慎用。④内痔出血过多或原因不明的便血应注意查明病因，及时调整诊疗方案。⑤服药 3 天症状无缓解，应及时调整诊疗方案。）

2. 热灼胃络

舌象： 舌淡红，苔薄黄。见图 8-2-14。

舌象分析： 外感热邪侵袭，病情尚轻，津液未伤，故见舌淡红，苔薄黄。

临床表现： 便色如柏油，或稀或稠，常有饮食伤胃史，伴胃脘疼痛，口干，脉弦细。

治法： 清胃止血。

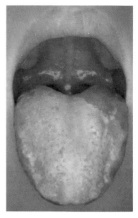

图 8-2-14　热灼胃络
便血舌象

方药：泻心汤合十灰散。

大黄 3 克，黄连 9 克，黄芩 9 克，大蓟 12 克，小蓟 12 克，侧柏叶 12 克，荷叶 12 克，茜根 9 克，栀子 12 克，白茅根 9 克，牡丹皮 9 克，棕榈皮 9 克。

方解：具体内容参见"胃热壅盛吐血"。

加减：若出血较多，增加大、小蓟的用量，酌加仙鹤草 12 克、白及 12 克、地榆炭 12 克、紫草 12 克等清热凉血止血。

中成药：黄连清胃丸合十灰散。见"吐血"之"胃热壅盛"。

3. 气虚不摄

舌象：舌淡。见图 8-2-15。

舌象分析：中气亏虚，不能统摄血液，血液不能上荣舌体，故见舌淡。

症状：便血淡红或紫暗不稠，伴倦怠食少，面色萎黄，心悸少寐，脉细。

治法：益气摄血。

方药：归脾汤。

黄芪 15 克，党参 12 克，白术 12 克，茯苓 12 克，当归 12 克，木香 6 克，甘草 6 克，酸枣仁 9 克，龙眼肉 9 克，远志 9 克。

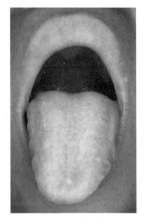

图 8-2-15　气虚不摄
便血舌象

方解：见"心悸"之"心血不足"。

加减：若中气下陷，神疲气短、肛坠，加柴胡 12 克、升麻 12 克、黄芪 12 克益气升陷。

中成药：归脾丸，见"眩晕"之"气血亏虚"。

4. 脾胃虚寒

舌象：舌淡。见图 8-2-16。

舌象分析：中焦虚寒，统血无力，不载血上荣舌质故见舌淡。

症状：便血紫暗，甚则色黑，伴脘腹隐痛，素喜热饮，面色不华，神倦懒言，便溏，脉细。

治法：健脾温中，养血止血。

方药：黄土汤。

灶心土 30 克，白术 15 克，炮附子 6 克，干地黄 12 克，阿胶 9 克，黄芩 6 克，甘草 6 克。

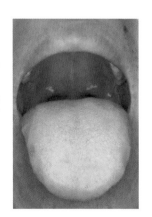

图 8-2-16　脾胃虚寒
便血舌象

方解：灶心土温中止血；白术、炮附子、甘草温中健脾；干地黄、阿胶养血止血；黄芩苦寒坚阴反佐。

加减：若阳虚较甚，畏寒肢冷者，去黄芩、干地黄，加鹿角霜 18 克、炮姜 12 克、艾叶 12 克。轻症便血应注意休息；重症者则应卧床。应注意观察便血的颜色、性状及次数，若出现头昏、心慌、烦躁不安、面色苍白、脉细数等症状，常为大出血的征兆，应积极救治。

中成药：

理中丸，见"呃逆"之"脾胃阳虚"。

阿胶胶囊，口服，一次 3～9 粒，一日 2 次。

（六）尿血

小便中混有血液，甚或伴有血块的病证，称为尿血。因出血量及病位不同，而使小便呈淡红色、鲜红色或茶褐色。尿血的病位在肾及膀胱，其主要病机是热伤脉络或脾肾不固，血入水道而成尿血。治疗当辨证候之缓急、病性之虚实、火热之旺盛。实热多由感受热邪所致，治应清热泻火；虚热则多由烦劳过度，耗伤阴精，或热邪耗阴，正虚邪恋所致，治应滋阴降火。脾肾不固所致则主要由饮食不节、劳伤过度、年老体衰及久病迁延等原因引起。脾虚则中气不足，统血无权，血随气陷，治当补脾摄血；肾虚则下元空虚，封藏失职，血随尿出，治当补肾固摄。

1. 下焦湿热

舌象：舌质红。见图 8-2-17。

舌象分析：湿热之邪熏灼，血液运行加速，舌体脉络充盈故见舌红。

症状：小便黄赤灼热，尿血鲜红，伴心烦口渴，面赤口疮，夜寐不安，脉数。

治法：清热利湿，凉血止血。

方药：小蓟饮子。

小蓟 15 克，生地黄 12 克，滑石 12 克，木通 8 克，蒲黄 12 克，淡竹叶 15 克，当归 12 克，栀子 12 克，甘草 6 克。

方解：见"淋证"之"血淋"。

加减：若热盛而心烦口渴者，加黄芩 9 克、天花粉 12 克清热生津；尿血较甚者，加槐花 12 克、白茅根 12 克凉血止血；尿中夹有血块者，加桃仁 12 克、红花 12 克、牛膝 12 克活血化瘀；大便秘结者，酌加大黄 5 克通腑泄热。

中成药：三清胶囊，口服，一次 5～8 粒，一日 3 次。（注：孕妇慎用。）

2. 肾虚火旺

舌象：舌红，苔少。见图 8-2-18。

舌象分析：虚火内炽，舌体脉络充盈，故见舌红；肾阴亏虚，不能上潮舌面，故见苔少。

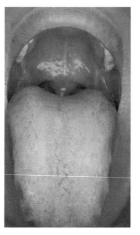

图 8-2-17　下焦湿热尿血舌象

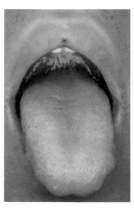

图 8-2-18　肾虚火旺尿血舌象

症状：小便短赤带血，伴头晕耳鸣，颧红潮热，腰膝酸软，脉细数。

治法：滋阴降火，凉血止血。

方药：知柏地黄丸。

知母 12 克，黄柏 9 克，熟地黄 12 克，怀山药 12 克，山茱萸 12 克，茯苓 12 克，泽泻 9 克，牡丹皮 9 克。

方解：熟地黄、怀山药、山茱萸、茯苓、泽泻、牡丹皮滋补肾阴，"壮水之主，以制阳光"；知母、黄柏滋阴降火。

加减：若颧红潮热者，加地骨皮 12 克、白薇 12 克清退虚热。

中成药：知柏地黄丸，见"心悸"之"阴虚火旺"。

3. 脾不统血

舌象：舌质淡。见图 8-2-19。

舌象分析：中气亏虚，统血无力，血液不能上充舌体，故见舌质淡。

症状：久病尿血，量多色淡，甚或兼见齿衄、肌衄，伴食少便溏，体倦乏力，气短声低，面色不华，脉细弱。

治法：补中健脾，益气摄血。

方药：归脾汤。

黄芪 12 克，党参 12 克，白术 15 克，茯苓 12 克，当归 12 克，酸枣仁 9 克，远志 9 克，龙眼肉 9 克，木香 6 克，甘草 6 克，生姜 3 克，大枣 6 克。

方解：见"心悸"之"心血不足"。

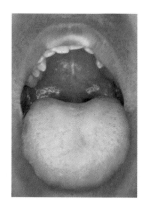

图 8-2-19　脾不统血尿血舌象

加减：若气虚下陷而少腹坠胀者，酌加升麻 12 克、柴胡 12 克益气升阳。

中成药：归脾丸，见"眩晕"之"气血亏虚"。

4. 肾气不固

舌象：舌质淡。见图 8-2-20。

舌象分析：肾虚不固，血失藏摄，故见舌淡。

症状：久病尿血，血色淡红，伴头晕耳鸣，精神困惫，腰脊酸痛，脉沉弱。

治法：补益肾气，固摄止血。

方药：无比山药丸。

熟地黄 12 克，山药 15 克，山茱萸 12 克，牛膝 9 克，肉苁蓉 9 克，菟丝子 12 克，杜仲 9 克，巴戟天 9 克，茯苓 15 克，泽泻 9 克，五味子 9 克，赤石脂 9 克。

方解：见"淋证"之"劳淋"。

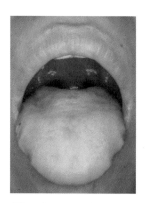

图 8-2-20　肾气不固尿血舌象

加减：若尿血较重者，加牡蛎 30 克、金樱子 15 克、补骨脂 15 克固涩止血；腰脊酸痛、畏寒神怯者，加鹿角片 15 克、狗脊 15 克温补督脉。

中成药：

金匮肾气丸，见"鼓胀"之"脾肾阳虚"。

无比山药丸，口服，一次 9 克，一日 2 次。（注：①外感或实热内盛者不宜服用。②孕妇慎用。③本品宜饭前服用。④服药 2 周或服药期间症状未明显改善，或症状加重者，应立即停药。）

（七）紫斑

血液溢出于肌肤之间，皮肤表现青紫斑点或斑块的病证，称为紫斑，亦称肌衄；而外感温毒所致者称葡萄疫。紫斑多发生在四肢，尤以下肢多见。皮肤呈点状或片状青紫斑块，大小不等，形状不一，用手指按压紫斑处，其色不褪，部分患者可伴有发热、头痛、纳差、腹痛、肢体关节疼痛等症。儿童及成人均会患本病，以女性居多。紫斑的治疗，应根据紫斑的数量、颜色及有无其他部位出血等情况，辨识病情的轻重。紫斑面积小，数量少，斑色红赤者，病情较轻；面积大，数量多，斑色紫黑者，病情较重。紫斑还常伴有齿衄、鼻衄，少数甚至可见尿血或便血。紫斑治则是清热解毒、滋阴降火、益气摄血及宁络止血。本病由火热熏灼，血溢脉外所致者为多，其中属实火者，当着重清热解毒；属虚火者，着重养阴清热。而凉血止血、化瘀消斑的药物，均可配伍使用。对于反复发作，久病不愈；或气血亏虚，气不摄血者，又当益气摄血，并适当配伍养血止血、化瘀清斑的药物。

1. 血热妄行

舌象： 舌质红，苔黄。见图 8-2-21。

舌象分析： 热壅经络，迫血妄行，舌体充盈，故见舌红；热邪熏蒸胃气于舌面故见苔黄。

症状： 皮肤出现青紫斑点或斑块，甚则鼻衄、齿衄、便血、尿血，伴有发热，口渴，便秘，脉弦数。

治法： 清热解毒，凉血止血。

方药： 十灰散。

大蓟 12 克，小蓟 12 克，侧柏叶 9 克，荷叶 6 克，茜根 9 克，栀子 12 克，白茅根 9 克，大黄 6 克，牡丹皮 9 克，棕榈皮 9 克。

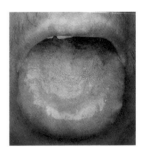

图 8-2-21　血热妄行
紫斑舌象

方解： 见"吐血"之"胃热壅盛"。

加减： 若热毒炽盛，发热、出血广泛者，加生石膏 30 克、龙胆 15 克、紫草 15 克、紫雪丹（冲服）清热泻火凉血；热壅胃肠，气血郁滞，症见腹痛、便血者，加白芍 15 克、甘草 6 克、地榆 10 克、槐花 10 克缓急止痛，凉血止血；邪热阻滞经络，兼见关节肿痛者，酌加秦艽 10 克、木瓜 10 克、桑枝 10 克舒筋通络。

中成药： 十灰散，见"吐血"之"胃热壅盛"。

2. 阴虚火旺

舌象：舌红，苔少。见图 8-2-22。

舌象分析：虚火内炽，血液运行加速，故舌红；阴液亏虚，不能上潮舌面，故见苔少。

症状：皮肤出现青紫斑点或斑块，时发时止，常伴鼻衄、齿衄或月经过多，颧红，口渴心烦，手足心热，或有潮热盗汗，脉细数。

治法：滋阴降火，宁络止血。

方药：茜根散。

茜根 12 克，黄芩 9 克，阿胶 6 克，侧柏叶 9 克，生地黄12 克，炙甘草 6 克。

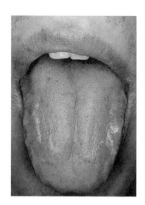

图 8-2-22　阴虚火旺
紫斑舌象

方解：茜根、黄芩、侧柏叶清热凉血止血；生地黄、阿胶滋阴养血止血；炙甘草和中解毒。

加减：若阴虚较甚者，加玄参 12 克、龟甲 30 克、女贞子 12 克、墨旱莲 12 克养阴清热止血；潮热可加地骨皮 15 克、白薇 12 克、秦艽 9 克清退虚热；肾阴亏虚而火热不甚，症见腰膝酸软、头晕无力、手足心热、舌红少苔，脉细数者，可改用六味地黄丸，酌加茜草根 12 克、大蓟 12 克、槐花 9 克、紫草 9 克凉血止血，化瘀消斑。

中成药：大补阴丸，见"胁痛"之"肝络失养"。

3. 气不摄血

舌象：舌质淡。见图 8-2-23。

舌象分析：中气亏虚，统摄无力，不能充盈舌体，故见舌淡。

症状：皮肤青紫斑点或斑块反复发生，久病不愈，伴神疲乏力，头晕目眩，面色苍白或萎黄，食欲不振，脉细弱。

治法：补气摄血。

方药：归脾汤。

黄芪 15 克，党参 12 克，白术 12 克，茯苓 12 克，当归 9 克，酸枣仁 6 克，远志 6 克，龙眼肉 6 克，木香 3 克，甘草 6 克，生姜 3 克，大枣 6 克。

方解：具体内容参见"心悸"之"心血不足"。

加减：若兼肾气不足而见腰膝酸软者，可加山茱萸 12 克、菟丝子 9 克、续断 9 克补益肾气。

中成药：

归脾丸，见"眩晕"之"气血亏虚"。

血复生片，口服，一次 3～6 片，一日 3 次。

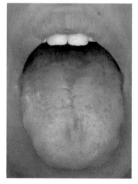

图 8-2-23　气不摄血
紫斑舌象

【转归与预后】

血证的预后，主要与三个因素有关。首先与出血量最为密切。出血量少者病轻；出血量多者病重，甚至可形成气随血脱的危急重证。其次是引起血证的原因。一般来说，外感易治，内伤难愈；新病易治，久病难疗。三是与伴随症状有关。有发热、咳喘、脉数等症者，一般病情较重，正如《景岳全书·血证》云："凡失血等证，身热脉大者难治，身凉脉静者易治，若喘咳急而上气逆，脉见弦紧细数，有热不得卧者死。"

【预防与调摄】

预防方面，首先要注意气候变化。相关研究显示，上消化道出血在处暑至次年的春分，气候（气温）变化剧烈或急骤时，尤其是大雪节气前后容易发病，应"虚邪贼风，避之有时"。其次要注意饮食卫生。血证者饮食宜清淡，少食烟、酒、辛辣动火及油腻炙煿之物；吐血、便血者宜少量进食易于消化、富有营养的食物；紫斑的发生与进食某些食品有密切关系者，应禁食诱发紫斑的食品。三是避免情志过极，保持精神愉快，劳逸适度，防止气机郁滞。血证护理，应当根据出血量多少辨别疾病轻重缓急，进行辨证施护。无论何种血证，轻度出血应注意休息，重症则应卧床甚至绝对卧床休息。注意观察出血的颜色、性状、次数，以及伴随症，若出血急、量多、鲜红，伴随头昏心慌、烦躁不安、汗出肢冷、面色苍白、脉细数等症状，常为大出血的征兆，应积极抢救。

第三节　痰饮

【定义】

痰饮是指体内水液输布、运化失常，停积于某些部位的一类病证，有广义和狭义之分。广义痰饮包括痰饮、悬饮、溢饮、支饮四类，是诸饮的总称。饮停胃肠则为狭义的痰饮；饮流胁下则为悬饮；饮溢肢体则为溢饮；饮撑胸肺则为支饮。

【病因病机】

正常生理情况下，水液的输布、排泄，主要依靠三焦的气化作用和肺、脾、肾的功能活动。三焦司全身的气化，为内脏的外府，是运行水谷津液的通道，气化则水行。若三焦失通失宣，阳虚水液不运，必致水饮停积为患。因此痰饮的病机主要为中阳素虚，复加外感寒湿，或为饮食、劳欲所伤，致使三焦气化失常，肺、脾、肾通调、转输、蒸化无权，阳虚阴盛，津液停聚而成。

（1）外感寒湿　因气候湿冷，或冒雨涉水、坐卧湿地，寒湿之邪侵袭肌表，困遏卫阳，致使肺不能宣布水津、脾无以运化水湿，水津停滞，积而成饮。肺居上焦主气，有宣发肃降、通调水道的功能。若外感寒湿，肺气失宣，通调失司，津液失于布散，则聚为痰饮。

（2）饮食不当　如暴饮过量、恣饮冷水、进食生冷，或炎夏受热以及饮酒后，因热伤冷，冷热交结，中阳被遏，脾失健运，湿从内生，水液停积而为痰饮。脾居中焦主运化，有运输水谷精微之功能。若湿邪困脾，或脾虚不运，均可使水谷精微不归正化，聚而为饮。

（3）劳欲体虚　劳倦、纵欲太过，或久病体虚，伤及脾肾之阳，水液失于输化，亦可停而成饮。肾居下焦为水脏，主水液的气化，有蒸化水液、分清泌浊的职责。肾气、肾阳不足，蒸化失司，水湿泛滥，亦可导致痰饮内生。

本病的病理性质，总属阳虚阴盛，输化失调，因虚致实，水饮停积为患。虽然间有因时邪与里水相搏，或饮邪久郁化热，表现为饮热相杂之候，但究属少数。水饮属于阴类，非阳不运，若阳气虚衰，气不化津，则阴邪偏盛，寒饮内停。饮邪具有流动之性，饮留胃肠，则为痰饮；饮流胁下，则为悬饮；饮流肢体，则为溢饮；聚于胸肺，则为支饮。故中阳素虚，脏气不足，实是发病的内在病理基础。肺、脾、肾三脏之中，脾运失司，首当其冲。因脾阳虚，则上不能输精以养肺，水谷不归正化，反为痰饮而干肺；下不能助肾以制水，水寒之气反伤肾阳。由此必致水液内停中焦，流溢各处，波及五脏。其流溢停留的部位不同，分别演变成痰饮、悬饮、溢饮或支饮。

【临床表现】

（1）痰饮　心下满闷，呕吐清水痰涎，胃肠沥沥有声，形体昔肥今瘦，属饮停胃肠。
（2）悬饮　胸胁饱满，咳唾引痛，喘促不能平卧，或有肺痨病史，属饮流胁下。
（3）溢饮　身体疼痛而沉重，甚则肢体浮肿，汗当出而不出，或伴咳喘，属饮溢肢体。
（4）支饮　咳逆倚息，短气不得平卧，其形如肿，属饮邪支撑胸肺。

【辨证要点】

（1）辨清部位　辨明饮邪停聚的部位，即可区分不同的证候。留于肠胃者为痰饮；流于胁下者为悬饮；溢于肢体者为溢饮；聚于胸肺者为支饮。
（2）标本虚实　掌握阳虚阴盛、本虚标实的特点。本虚为阳气不足；标实指水饮留聚。无论病之新久，都要根据症状辨别两者主次。
（3）区分兼夹　痰饮虽为阴邪，寒证居多，但亦有郁久化热者。初起若有寒热见症，为夹表邪；饮积不化，气机升降受阻，常兼气滞。

【治疗原则】

痰饮总属阳虚阴盛，本虚标实。因饮为阴邪，遇寒则凝，得温则行，因此阳虚阴盛，治疗应以温化为原则。通过温阳化气，可杜绝水饮之生成。故《金匮要略·痰饮咳嗽病脉证并治》篇提出"病痰饮者，当以温药和之。"温化是痰饮治则。痰饮还为本虚标实，因此有治标、治本、善后调理等区别。其中发汗、利水、攻逐为治标之法，不能图快一时，攻伐太过，损伤正气，只可权宜用之；健脾温肾为治本之法，亦用作善后调理。

【分证论治】

（一）痰饮

多由素体脾虚，运化不健，复加饮食不当，或为外湿所伤，而致脾阳虚弱，饮留胃肠引起。

1. 脾阳虚弱

舌象: 舌苔白滑。见图 8-3-1。

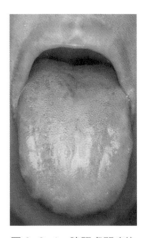

舌象分析: 脾阳虚弱, 清阳不升, 水饮停胃故见苔白滑。

症状: 胸胁支满, 心下痞闷, 胃中有水声, 伴脘腹喜温畏冷, 泛吐清水痰涎, 饮入易吐, 口渴不欲饮水, 头晕目眩, 心悸气短, 食少, 大便或溏, 形体逐渐消瘦, 脉弦细而滑。

治法: 温脾化饮。

方药: 苓桂术甘汤合小半夏。

茯苓 15 克, 桂枝 12 克, 白术 12 克, 半夏 6 克, 生姜 9 克, 甘草 6 克。

图 8-3-1 脾阳虚弱痰饮舌象

方解:

苓桂术甘汤, 见"心悸"之"水饮凌心"。

小半夏汤, 见"呕吐"之"痰饮中阻"。

加减: 水饮内阻, 清气不升而见眩冒、小便不利者, 加泽泻 10 克、猪苓 10 克利水渗湿; 若脘部冷痛、吐涎沫者, 加干姜 9 克、吴茱萸 9 克、川椒目 9 克、肉桂 9 克温阳化饮; 若心下胀满者, 加枳实 12 克降气除痞。

中成药: 五苓散, 见"肺胀"之"阳虚水泛"。

2. 饮留胃肠

舌象: 舌苔腻, 色白或黄。见图 8-3-2。

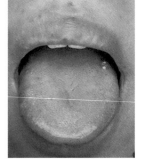

舌象分析: 水饮壅结, 留于胃肠, 故见苔腻, 色白; 如有郁久化热则见色黄。

症状: 心下坚满或痛, 自利, 利后反快; 或虽利, 但心下续坚满; 或水走肠间, 沥沥有声, 腹满, 排便不畅, 脉沉弦或伏。

治法: 攻下逐饮。

图 8-3-2 饮留胃肠痰饮舌象

方药: 甘遂半夏汤或己椒苈黄丸。

甘遂半夏汤: 甘遂 3 克, 半夏 9 克, 白芍 12 克, 甘草 6 克。

己椒苈黄丸: 防己 12 克, 椒目 6 克, 葶苈子 12 克, 大黄 3 克。

方解: 甘遂、半夏逐饮降逆; 白芍酸甘缓中, 以防伤正; 甘草、甘遂相反相激, 祛逐留饮; 大黄、葶苈子攻坚决壅, 泻下逐水, 防己、椒目辛宣苦泄, 导水利尿。

加减: 饮邪上逆, 胸胁满者, 加枳实 12 克、厚朴 12 克行气散饮, 但不能图快一时, 攻逐太过, 损伤正气。

中成药: 痰饮丸, 口服, 一次 14 丸, 一日 2 次, 儿童酌减。(注: ①孕妇禁用。②心脏病、高血压病患者慎用。)

(二) 悬饮

多因素体不强, 或原有其他慢性疾病, 肺虚卫弱, 时邪外袭, 肺失宣通, 饮停胸胁，络气不和。如若饮阻气郁，久则可以化火伤阴或耗损肺气。在病程发生发展中，可见如下证型。

1. 邪犯胸肺

舌象： 舌苔薄白或黄。见图8-3-3。

舌象分析： 邪犯胸肺，枢机不利，病势轻浅，故见舌苔薄白；如气郁化火，则见苔薄黄。

症状： 胸痛气急，伴寒热往来，身热起伏，汗少，或发热不恶寒，有汗而热不解，咳嗽，痰少，呼吸、转侧则疼痛加重，心下痞硬，脉弦数。

治法： 和解宣利。

方药： 柴枳半夏汤。

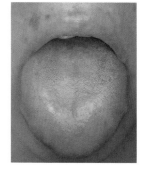

图8-3-3　邪犯胸肺舌象

柴胡15克，枳壳12克，半夏9克，瓜蒌子12克，桔梗9克，杏仁9克，青皮9克，黄芩9克，甘草6克。

方解： 柴胡、黄芩清解少阳；瓜蒌子、半夏、枳壳宽胸化痰开结；青皮理气和络止痛；桔梗、杏仁宣肺止咳；甘草调和诸药。

加减： 痰饮内结，肺气失肃，见咳逆气急，加芥子6克、桑白皮10克化痰泻肺；胁痛甚者，加郁金12克、桃仁9克、延胡索9克通络止痛；心下痞硬、口苦、干呕，加黄连9克清热泻火；身热盛、汗出、咳嗽气粗，去柴胡15克，加麻黄9克、石膏30克清热宣肺化痰。

中成药： 礞石滚痰丸，口服，一次6～12克，一日1次。（注：孕妇忌服。）

2. 饮停胸胁

舌象： 舌苔白。见图8-3-4。

舌象分析： 饮停胸胁，肺气郁滞，故见白苔。

症状： 胸胁疼痛，咳唾引痛，痛势较前减轻，而呼吸困难加重，伴咳逆气喘，息促不能平卧，或仅能偏卧于停饮一侧，病侧肋间胀满，甚则可见偏侧胸廓隆起，脉沉弦或弦滑。

治法： 泻肺祛饮。

方药： 椒目瓜蒌汤合十枣汤。

川椒目12克，瓜蒌子9克，桑白皮12克，葶苈子12克，橘红9克，半夏9克，茯苓12克，紫苏子12克，蒺藜9克，芫花6克，大戟6克，甘遂6克，大枣6克。积饮量多者，应从小量递增，一般连服3～5日，必要时停两日再服。必须

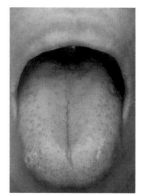

图8-3-4　饮停胸胁舌象

注意顾护胃气，中病即止，如药后出现呕吐、腹痛、腹泻过剧，应减量或停服。

方解： 川椒目行水蠲饮；桑白皮、紫苏子、葶苈子泻肺利气化饮；半夏、茯苓、橘红健脾燥湿化痰；瓜蒌子宽胸利膈化痰；蒺藜疏肝理气；甘遂、大戟、芫花攻逐水饮；大枣益脾缓中，防止逐水伤及脾胃，并能缓和诸药毒性。

加减：若痰浊偏盛，胸部满闷、舌苔浊腻者，加薤白 12 克、杏仁 12 克；如水饮久停难去，胸胁支满、体弱、食少者，加桂枝 12 克、白术 15 克、甘草 6 克宽胸宣肺，不宜再予峻攻；若见络气不和之候，可同时配合理气和络之剂，以冀气行水行。

中成药：五苓散，见"肺胀"之"阳虚水泛"。

3. 络气不和

舌象：舌苔暗，舌质暗。见图 8-3-5。

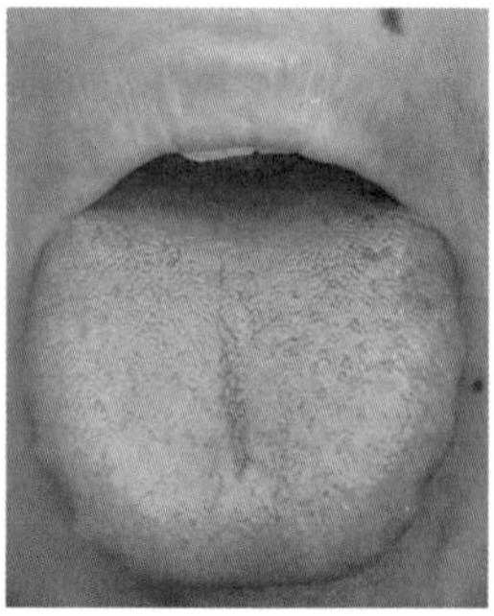

舌象分析：饮邪久郁，气机不利，络脉气血运行不畅故见质暗。

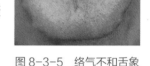

症状：胸胁疼痛，如灼如刺，胸闷不舒，呼吸不畅，或有闷咳，甚则迁延，经久不已，阴雨天更甚，可见病侧胸廓变形，脉弦。

治法：理气和络。

图 8-3-5　络气不和舌象

方药：香附旋覆花汤。

香附 12 克，旋覆花 12 克，苏子霜 9 克，半夏 9 克，薏苡仁 12 克，茯苓 12 克，橘皮 12 克。

方解：旋覆花、苏子霜、半夏降气化痰；香附行气止痛；茯苓、薏苡仁、橘皮健脾祛湿以除生痰之源。

加减：若痰气郁阻，胸闷、苔腻者，加瓜蒌 9 克、枳壳 12 克；久痛入络，痛势如刺者，加桃仁 9 克、红花 12 克、乳香 12 克、没药 12 克活血通络；饮留不净者，胁痛迁延，经久不已，可加通草 6 克、路路通 6 克、冬瓜皮 15 克祛饮通络等。

中成药：丹七片，口服，一次 3～5 片，一日 3 次。（注：孕妇慎用）

4. 阴虚内热

舌象：舌质偏红，少苔。见图 8-3-6。

舌象分析：饮阻气郁化热，故见舌质偏红；热伤阴液，故见少苔。

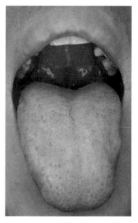

症状：咳呛时作，胸胁闷痛，咳吐少量黏痰，伴口干咽燥，或午后潮热，颧红，心烦，手足心热，盗汗，或伴胸胁闷痛，病久不复，形体消瘦，脉小数。

治法：滋阴清热。

方药：沙参麦冬汤合泻白散。

沙参 15 克，玉竹 15 克，麦冬 15 克，天花粉 12 克，生扁豆 12 克，桑叶 12 克，甘草 6 克，桑白皮 12 克，地骨皮 12 克，粳米 9 克。

图 8-3-6　阴虚内热痰饮舌象

方解：见"咳嗽"之"肺阴亏虚"。

加减：若阴虚内热，潮热显著，可加鳖甲 30 克、功劳叶 12 克清虚热；咳嗽者，可加百部 12 克、川贝母 15 克清热化痰；胸胁闷痛者，可酌加瓜蒌皮 12 克、枳壳 9 克、广郁金 12 克、丝瓜络 12 克化痰通络；日久积液未尽，可加牡蛎 30 克、泽泻 12 克利水化饮；兼有神疲、气短、易汗、面色白者，酌加太子参 12 克、黄芪 15 克、五味子 12 克补气助肺。

中成药：麦味地黄丸口服，大蜜丸一次 1 丸，一日 2 次。（注：①感冒发热患者不宜服用。②高血压病、心脏病、肝病、糖尿病、肾病等慢性病严重者应在医师指导下服用。③服药 4 周症状无缓解，应及时调整诊疗方案。）

（三）溢饮

多因外感风寒，玄府闭塞，以致肺脾输布失职，水饮流溢四肢肌肉，寒水相杂为患；或宿有痰饮，复加外寒客表而致。因此，多属表里俱寒，为表寒里饮证。

表寒里饮

舌象：苔白。见图 8-3-7。

舌象分析：肺脾失调，寒水内流，故见苔白。

症状：身体沉重而疼痛，甚则肢体浮肿，伴恶寒无汗，或有咳喘，痰多白沫，胸闷，干呕，口不渴，脉弦紧。

治法：发表化饮。

方药：小青龙汤。

麻黄 12 克，白芍 9 克，细辛 3 克，炙甘草 6 克，干姜 9 克，桂枝 12 克，五味子 12 克，半夏 9 克。

方解："肺胀"之"外寒内饮"。

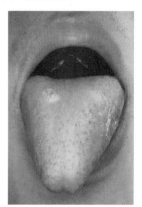

图 8-3-7　表寒里饮舌象

加减：若表寒外束，内有郁热，伴有发热、烦躁、苔白兼黄，加石膏 30 克清泄内热；若表寒之象已不著者，改用大青龙汤发表清里；水饮内聚而见肢体浮肿明显、尿少者，可配茯苓 12 克、猪苓 9 克、泽泻 9 克利水消饮；饮邪犯肺，喘息痰鸣不得卧者，加杏仁 9 克、射干 9 克、葶苈子 12 克降气平喘。

中成药：小青龙颗粒，见"哮喘"之"寒哮"。

（四）支饮

多由受寒饮冷，饮邪留伏；或因久咳致喘，迁延反复伤肺，肺气不能布津，阳虚不运，饮邪留伏，支撑胸膈，上逆迫肺。此证多反复发作，在感寒触发之时，以邪实为主；缓解期以正虚为主。

1. 寒饮伏肺

舌象：舌苔白滑或白腻。见图 8-3-8。

舌象分析：寒饮伏肺，阳气被遏，故见苔滑或腻；感受寒邪之饮故见苔色白。

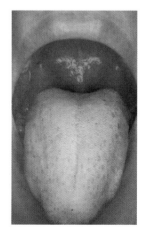

症状：咳逆喘满不得卧，痰吐白沫量多，经久不愈，天冷　图 8-3-8　寒饮伏肺舌象

受寒加重，甚至引起面浮跗肿，或平素伏而不作，遇寒即发，发则寒热，背痛，腰痛，目泣自出，身体振振动，脉弦紧。

治法：宣肺化饮。

方药：小青龙汤。

麻黄12克，芍药12克，细辛3克，炙甘草6克，干姜9克，桂枝12克，五味子6克，半夏9克。

方解：具体内容参见"溢饮表寒里饮"。

加减：若无寒热、身痛等表证，见动则喘甚、易汗，为肺气已虚，可改用苓甘五味姜辛汤，不宜再用麻黄、桂枝表散；若饮多寒少，外无表证，喘咳痰稀或不得息，胸满气逆，可用葶苈大枣泻肺汤加芥子12克、莱菔子15克泻肺祛饮；饮邪壅实，咳逆喘急、胸痛烦闷，加甘遂6克、大戟6克峻逐水饮，以缓其急；邪实正虚，饮郁化热，喘满胸闷、心下痞坚、烦渴、面色黧黑、苔黄而腻、脉沉紧，或经吐下而不愈者，用木防己汤；水邪结实者，加茯苓12克、芒硝8克导水破结；若痰饮久郁化为痰热，伤及阴津，咳喘、咳痰稠厚、口干咽燥、舌红少津、脉细滑数，用麦冬汤加瓜蒌9克、川贝母30克、木防己6克、海蛤粉30克养肺生津、清化痰热。

中成药：具体内容参见"溢饮表寒里饮"。

2. 脾肾阳虚

舌象：质淡，苔白润或腻。见图8-3-9。

舌象分析：支饮日久，脾肾阳虚，阳虚不能温化水饮，湿浊痰饮停聚舌面，故见苔白润或腻；阳气虚衰，运血无力，不能载血上充舌故见舌质淡。

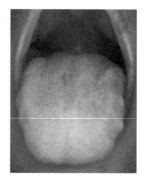

图8-3-9　脾肾阳虚舌象

症状：喘促动则为甚，心悸气短，或咳而气怯，痰多胸闷，伴怯寒肢冷，神疲，少腹拘急不仁，脐下动悸，小便不利，足跗浮肿，或吐涎沫而头目昏眩，脉沉细而滑。

治法：温脾补肾，以化水饮。

方药：金匮肾气丸合苓桂术甘汤。

方药：干地黄15克，山药15克，山茱萸9克，茯苓12克，牡丹皮9克，泽泻9克，桂枝12克，制附子6克，白术15克，炙甘草6克。

方解：

金匮肾气丸，见"哮喘"之"肾虚证"。

苓桂术甘汤，见"心悸"之"水饮凌心"。

加减：若痰涎壅盛、食少痰多，可加半夏9克、陈皮12克化痰和中；脐下悸、吐涎沫、头目昏眩，是饮邪上逆，虚中夹实之候，可用五苓散化气利水。

中成药：金匮肾气丸，见"鼓胀"之"脾肾阳虚"。

【转归与预后】

痰饮之病，主要为肺、脾、肾三脏气化功能失常所致，若施治得法，一般预后尚佳。若饮邪内伏或久留体内，其病势多缠绵难愈，且易因感外邪或饮食不当而诱发。《金匮要略》根据脉诊推断痰饮病的预后，认为久病正虚而脉弱，是脉证相符，可治；如脉反实大而数，是正衰邪盛，病为重危之候；脉弦而数，亦为难治之证，因饮为阴邪，脉当弦或沉，如脉数乃脉证相反之征。

【预防与调摄】

凡有痰饮病史者，平时应避免风寒湿冷，注意保暖。注意劳逸适度，以防诱发。饮食宜清淡，忌肥甘、生冷，戒烟、酒。

第四节　汗证

【定义】

汗证是以汗液外泄失常为主症的一类病证。不因外界环境因素的影响，白昼时时汗出，动辄益甚者称为自汗；寐中汗出，醒来即止者称为盗汗。

【病因病机】

汗证的病因主要有体虚久病。由于素体不强，或劳欲太过，或久病耗伤气血阴阳，均可使营卫不足。若营阴不足，阴虚生内热，则逼津外泄，其临床特点主要表现为夜寐盗汗。若卫气不足，腠理不固，则津液外泄，其临床特点主要表现为时时汗出，动辄益甚。这是由于劳则耗气，卫气益损之故。若营卫不足，阴阳失调，还可使营卫失和，腠理不密，而致汗泄失常，其临床特点主要表现为汗出恶风、周身酸楚、时寒时热，也可表现为半身或局部汗出。

情志失调亦可导致汗证的发生。情志不舒，肝郁化火，邪热郁蒸，迫津外泄，其临床特征主要表现为腋下、阴部汗出，甚或衣服黄染。若思虑太过，耗伤心血，阴血不足，虚火内生，迫津外泄而致汗出，其临床主要表现为盗汗或自汗。

汗证还与饮食不节有关。嗜食辛辣厚味，损伤脾胃，酿湿成热，湿热内蕴，迫津外泄，其临床特征主要表现为蒸蒸汗出、头面部汗出较甚、食后尤显。

总之，本病总的病机是由于阴阳失调，腠理不固，而致汗液外泄失常。病变脏腑涉及肝、心、脾、胃、肺、肾。病理性质属虚者为多。

【临床表现】

（1）不因外界环境的影响，在头面、颈胸，或四肢、全身出汗为本病的主要临床症状。

（2）白昼时时汗出，动辄益甚者为自汗；寐中汗出，醒来即止者为盗汗。

（3）有病后体虚、表虚受风、烦劳过度、情志不舒、嗜食辛辣等易引起自汗、盗汗的病因存在。

【辨证论治】

应着重辨别阴阳虚实。自汗多属气虚不固，然实证也或有之；盗汗多属阴虚内热，然气虚、阳虚、湿热也或有之。

（1）辨自汗、盗汗　不因外界环境因素的影响，而白昼时时汗出，动辄益甚者为自汗；寐中汗出，醒来自止者为盗汗。

（2）辨伴随症状　动辄汗出、气短、平时易患感冒多属肺卫气虚。汗出伴有恶风、周身酸楚、时寒时热多属营卫不和。盗汗伴有五心烦热、潮热、颧红、口干多属阴虚火旺。自汗或者盗汗伴有心悸失眠、头晕乏力、面色不华多属心血不足；伴有脘腹胀闷、大便燥结或口苦、烦躁多属肝经湿热。

（3）辨汗出部位　头面汗出，食后尤甚，手足汗出，多为湿热蕴蒸；腋下、阴部汗出，多属肝经有热；半身或局部汗出，为营卫不和；心胸部汗出，多为心脾两虚、心血不足；遍身汗出，鼻尖尤甚，多为肺气不足。

【治疗原则】

虚证应益气养阴、固表敛汗；实证当清肝泄热、化湿和营；虚实夹杂者，则根据虚实的主次而适当兼顾。此外，由于自汗、盗汗均以腠理不固、津液外泄为共同病变，故可酌加麻黄根、浮小麦、糯稻根、五味子、瘪桃干、牡蛎等固涩敛汗之品，以增强止汗的作用。

【分证论治】

（一）肺卫不固

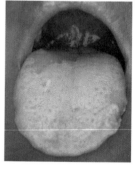

图8-4-1　肺卫不固汗证舌象

舌象：苔薄白。见图8-4-1。

舌象分析：表虚失固，营卫不和，病势轻浅，故见苔薄白。

症状：汗出恶风，稍劳尤甚，易于感冒，体倦乏力，面色少华，脉细弱。

治法：益气固表。

方药：玉屏风散。

黄芪15克，白术12克，防风6克。

方解：黄芪益气固表；白术健脾益气；少佐防风达表。

加减：若气虚甚者，加党参12克、黄精9克健脾补肺；兼有阴虚，而见舌红、脉细数者，加麦冬15克、五味子12克养阴敛汗。

中成药：玉屏风胶囊，口服，一次2粒，或者颗粒，一次5克，一日3次。（注：①该药品宜饭前服用。②服药2周或服药期间症状无明显改善，或症状加重者，应立即停药并及时调整诊疗方案。）

（二）阴虚火旺

舌象：舌红少苔。见图8-4-2。

舌象分析：虚火内灼，故见舌红；迫津外泄，不能上潮于舌，故见少苔。

症状：夜寐盗汗，或有自汗，五心烦热，或兼午后潮热，两颧色红，口渴，脉细数。

治法：滋阴降火。

方药：当归六黄汤。

当归 12 克，生地黄 12 克，熟地黄 12 克，黄芩 6 克，黄柏 6 克，黄连 6 克，黄芪 15 克。

方解：当归、生地黄、熟地黄滋阴养血；黄芩、黄连、黄柏苦寒清热，泻火坚阴；黄芪加倍，益气实卫固表，且合当归、熟地黄养血补气。

加减：若潮热甚者，加秦艽 12 克、银柴胡 9 克、白薇 12 克清退虚热；阴虚及气，气阴两伤，去黄连、黄芩、黄柏，加太子参 15 克、玄参 12 克益气养阴；虚烦不眠者，加阿胶 9 克、莲子心 9 克、肉桂 12 克养血除烦。

中成药：

知柏地黄丸，见"心悸"之"阴虚火旺"。

大补阴丸，见"胁痛"之"肝络失养"。

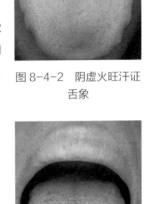

图 8-4-2　阴虚火旺汗证
舌象

（三）心血不足

舌象：舌质淡，苔白。见图 8-4-3。

舌象分析：心血耗伤，不能充盈舌体，故见舌淡；里证病轻，故见苔白。

症状：睡则汗出，醒则自止，心悸怔忡，失眠多梦，神疲气短，面色少华，脉细。

治法：补养心血。

方药：归脾汤。

图 8-4-3　心血不足汗证
舌象

党参 15 克，黄芪 12 克，白术 12 克，茯苓 12 克，酸枣仁 9 克，龙眼肉 9 克，木香 9 克，甘草 6 克，当归 15 克，远志 8 克，生姜 6 克，大枣 9 克。

方解：见"心悸"之"心血不足"。

加减：若心悸甚者，加龙骨 30 克、琥珀粉 30 克、朱砂 3 克安神定悸；不寐，加柏子仁 12 克、合欢皮 12 克养心安神；气虚者，加浮小麦 12 克益气。

中成药：

健脾生血颗粒，饭后用开水冲服。1 岁以内一次 2.5 克（半袋），1～3 岁一次 5 克（1 袋）；3～5 岁一次 7.5 克（1.5 袋）；5～12 岁一次 10 克（2 袋）；成人一次 15 克（3 袋）；一日 3 次或遵医嘱。四周为 1 个疗程。[注：①非缺铁性贫血（如地中海贫血）患者禁用。②忌茶，忌油腻性食物。③感冒患者不宜服用。④勿与含鞣酸类药物合用。⑤本品含硫酸亚铁。下列情况慎用：酒精中毒、肝炎、急性感染、肠道炎症、胰腺炎、胃与十二指肠溃疡、溃疡性肠炎。⑥本品宜饭后服用。⑦糖尿病患者及高血压病、心脏病、肝病、肾病等慢性病严重者应在医师指导下服用。⑧服药 2 周或服药期间症状无改善，或症状加重，或出现新的严重症状，应立即停药并及时调整诊疗方案。]

十全大补丸，口服，水蜜丸一次 30 粒（6 克），大蜜丸一次一丸。一日 2 次。（注：①忌不易消化食物。②感冒发热患者不宜服用。③高血压病、心脏病、肝病、糖尿病、肾病等慢性病严重者应在医师指导下服用。④服药 4 周症状无缓解，应及时调整诊疗方案。）

（四）邪热郁蒸

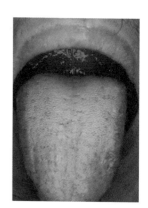

舌象： 舌苔薄黄。见图 8-4-4。

舌象分析： 湿热内蕴，故见苔薄黄。

症状： 蒸蒸汗出，汗黏，易使衣服黄染，面赤烘热，烦躁，口苦，小便色黄，脉象弦数。

治法： 清肝泄热，化湿和营。

方药： 龙胆泻肝汤。

龙胆 6 克，黄芩 9 克，栀子 9 克，泽泻 12 克，木通 6 克，车前子 9 克，当归 3 克，生地黄 9 克，柴胡 6 克，生甘草 6 克。

方解： 见"不寐"之"肝火扰心"。

图 8-4-4　邪热郁蒸汗证舌象

加减： 湿热内蕴而热势不盛者，可改用四妙丸；若胃火上攻，头部蒸蒸汗出者，可用竹叶石膏汤。

中成药： 龙胆泻肝丸，见"胁痛"之"肝胆湿热"。

【转归与预后】

汗证是临床杂病中较为常见的一个病证，也可作为虚劳、痨瘵、失血、妇人产后血虚等病证中的一个常见症状出现，在辨证论治时要加以区别。自汗多属气虚不固；盗汗多属阴虚内热。因肝火、湿热等邪热所致者，则属实证。病程日久，或病变重者，则会出现阴阳虚实错杂的情况。自汗久则可以伤阴，盗汗久则可以伤阳，出现气阴两虚，或阴阳两虚之证。邪热郁蒸，病久伤阴，则见虚实兼夹之证等。

【预防与调摄】

加强体育锻炼，注意劳逸结合，避免思虑烦劳过度，保持精神愉快，少食辛辣厚味，是预防汗证的重要措施。在护理方面：汗出之时，腠理空虚，易于感受外邪，故当避风寒，以防感冒；汗出之后，应及时擦拭；出汗较多者，应经常更换内衣，并注意保持清洁。由热邪而引起的汗证，应按发热患者观察和护理。

第五节　消渴

【定义】

消渴是由先天禀赋不足、饮食不节、情志失调、劳倦内伤等导致阴虚内热，以多饮、多尿、乏力、消瘦或尿有甜味为主要症状的病证。西医学的糖尿病属于本病范畴，可参照本病辨证论治。

【病因病机】

造成消渴的病因诸多，如禀赋不足、饮食失节、情志失调、劳欲过度等。肾为先天之本，内寓元阴元阳，先天禀赋不足，肾阴亏虚者最易罹患本病。饮食失节，过食肥甘厚味、辛辣香燥之品，损伤脾胃，致脾胃运化失职，积热内蕴，化燥伤津，消谷耗液，发为消渴。长期情志失调，肝气郁结，郁久化火，消灼肺胃阴津亦可发为消渴。劳欲过度，损伤肾精，虚火内生，水竭火烈，火烈水干，终致肾虚、肺燥、胃热俱现，发为消渴。

消渴病机主要在于阴津亏损，燥热偏盛，阴虚为本，燥热为标。肺、胃、肾为主要病变脏腑，尤以肾为关键。三脏之间，既互相影响又有所偏重。病变脏腑常相互影响，如肺燥津伤，津液敷布失调，可导致脾胃失去濡养，肾精不得滋助；脾胃燥热偏盛，上可灼伤肺津，下可耗伤肾阴；肾阴不足则阴虚火旺，亦可上灼肺胃，终致肺燥胃热肾虚，故“三多”之症常可相互并见。

【临床表现】

消渴病在临床表现上以口渴多饮、多食易饥、尿频量多、形体消瘦或尿有甜味等为主要症状。有的患者“三多”症状不显著，但若于中年之后发病，且嗜食膏粱厚味、醇酒炙煿，以及病久并发眩晕、肺痨、胸痹、中风、雀目、疮痈等病证者，应考虑消渴的可能性。此外，由于消渴病的发生与禀赋不足有较为密切的关系，有相关家族史者需考虑本病的可能。

【辨证要点】

（1）辨病位　消渴病的“三多”症状，往往同时存在，但根据其程度的轻重不同，而有上、中、下三消之分，及肺燥、胃热、肾虚之别。上消者，通常以肺燥为主，多饮症状较突出；中消者，以胃热为主，多食症状较为突出；下消者，以肾虚为主，多尿症状较为突出。

（2）辨标本　本病以阴虚为主，燥热为标，两者互为因果。常以病程长短及病情轻重的不同，而阴虚和燥热之表现各有侧重。一般初病多以燥热为主，病程较长者则阴虚与燥热互见，日久则以阴虚为主，进而由于阴损及阳，导致阴阳俱虚。

（3）辨本症与并发症　多饮、多食、多尿和乏力、消瘦为消渴病的基本临床表现，其显著程度有较大的个体差异，临证当注意细心分析辨别。本病的另一特点是易发生诸多并发症，可并发痈疽、眼疾、心脑病证等。一般以本症为主，并发症为次。少数患者存在先见并发症，后见本症的情况。

【治疗原则】

消渴的基本病机是阴虚为本，燥热为标，故清热润燥、养阴生津为本病的基本治疗原则。由于本病常发生血脉瘀滞及阴损及阳的病变，以及易并发痈疽、眼疾、劳嗽等症，故还应针对具体病情，及时合理地选用活血化瘀、清热解毒、健脾益气、温补肾阳等治法。

【分证论治】

（一）上消

肺热津伤

舌象特征： 舌边尖红，苔薄黄。见图 8-5-1。

舌象分析： 热袭肺卫，蓄热内蒸，故见舌边尖红，热灼津伤，故见舌苔薄黄。

症状： 口渴多饮，口舌干燥，尿频量多，烦热多汗，脉洪数。

治法： 清热润肺，生津止渴。

方药： 消渴方。

黄连末 6 克，天花粉 9 克，牛乳 30 毫升，藕汁 50 毫升，姜汁 10 毫升，生地黄汁 50 毫升，蜂蜜 5 毫升。

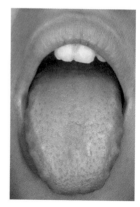

图 8-5-1 肺热津伤消渴舌象

方解： 方中黄连清泻心火，天花粉、藕汁清火生津，生地黄汁滋阴补肾，牛乳补血润燥，蜂蜜、姜汁益胃生津。全方共奏泻火生津、养血润燥之功。

加减： 若烦渴不止、小便频数者，加麦冬 15 克、葛根 9 克；若兼多食易饥、大便干结、舌苔黄燥者，可用白虎加人参汤；若热伤肺阴，脉细苔少者，方用玉泉丸或二冬汤。

中成药： 消渴灵丸，口服，一次 16 丸，一日 3 次。（注：①孕妇忌服。②忌食辛辣）

（二）中消

1. 胃热炽盛

舌象特征： 苔黄。见图 8-5-2。

舌象分析： 胃火上灼津液，津液亏虚，故可见舌苔黄。

症状： 多食易饥，口渴，尿多，形体消瘦，大便干燥，脉滑实有力。

治法： 清胃泻火，养阴增液。

方药： 玉女煎。

生石膏 9 克，知母 6 克，熟地黄 21 克，麦冬 6 克，牛膝 6 克。

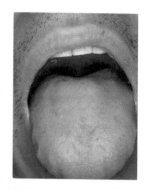

图 8-5-2 胃热炽盛消渴舌象

方解： 见"血证"之"胃热炽盛"。

加减： 若口苦，大便秘结不行者，可重用生石膏，加黄连 6 克、栀子 6 克；若口渴难耐、舌苔少津者，加乌梅 9 克；若火旺伤阴，舌红而干、脉细数者，方用竹叶石膏汤。

中成药： 知柏地黄丸，见"心悸"之"阴虚火旺"。

2. 气阴亏虚

舌象特征： 舌质淡红，苔白而干。见图 8-5-3。

舌象分析：气虚无以推动运化，上荣舌面，故见舌淡苔白，阴虚火旺，煎灼津液，则可见舌红而干。

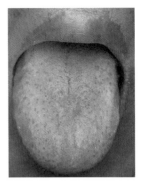

图 8-5-3 气阴亏虚消渴舌象

症状：口渴引饮，能食与便溏并见，或饮食减少，精神不振，四肢乏力，体瘦，脉弱。

治法：益气健脾，生津止渴。

方药：七味白术散。

人参 6 克，茯苓 12 克，白术 12 克，甘草 3 克，木香 6 克，葛根 15 克，藿香 12 克。

方解：七味白术散以四君子汤加木香、葛根、藿香而成，方中参、苓、术、草益气补中，健脾养胃，加木香、藿香理气醒脾，葛根生津止渴。

加减：兼肺中燥热者，加地骨皮 9 克、知母 9 克、黄芩 9 克；口渴明显者，加天花粉 9 克、生地黄 15 克、乌梅 9 克；气短、汗多者，合生脉散；食少腹胀者，加砂仁 6 克、鸡内金 12 克。

中成药：

生脉饮，口服，一次 1 支（10 毫升），一日 3 次。（注：①忌油腻食物。②凡脾胃虚弱、呕吐泄泻、腹胀便溏、咳嗽痰多者慎用。③感冒患者不宜服用。④本品宜饭前服用。⑤按照用法用量服用，小儿、孕妇、高血压病、消渴病患者应慎用。⑥服药两周或服药期间症状无改善，或症状加重，或出现新的严重症状，应立即停药并及时调整诊疗方案）

降糖宁胶囊，口服，一次 4～6 粒，一日 3 次。

（三）下消

1. 肾阴亏虚

舌象特征：舌红少苔。见图 8-5-4。

舌象分析：肾阴虚火旺，上灼津液，可见舌红少苔。

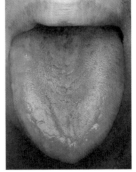

图 8-5-4 肾阴亏虚消渴舌象

症状：尿频量多，混浊如脂膏，或尿甜，腰膝酸软，乏力，头晕耳鸣，口干唇燥，皮肤干燥，瘙痒，脉细数。

治法：滋阴固肾。

方药：六味地黄丸。

熟地黄 24 克，山茱萸 12 克，山药 12 克，茯苓 9 克，牡丹皮 9 克，泽泻 9 克。

方解：见"不寐"之"心肾不交"。

加减：五心烦热、盗汗、失眠者，加知母 9 克、黄柏 9 克；尿量多而混浊者，加益智 9 克、桑螵蛸 12 克；气阴两虚而伴困倦、气短乏力、舌质淡红者，加党参 15 克、黄芪 15 克、黄精 15 克；水竭火烈，阴伤阳浮者，用生脉散加天冬 9 克、鳖甲 9 克、龟甲

9 克；若见神昏、肢厥、脉微细等阴竭阳亡危象者，合参附龙牡汤。

中成药： 六味地黄丸，见"鼓胀"之"肝肾阴虚"。

2. 阴阳两虚

舌象特征： 舌苔淡白而干。见图 8-5-5。

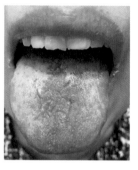

图 8-5-5　阴阳两虚消渴
舌象

舌象分析： 肾阴阳俱虚，运血无力，气血不得上荣，故见舌质淡白，阴虚灼津，故见舌质干。

症状： 小便频数，混浊如膏，甚至饮一溲一，面容憔悴，耳轮干枯，腰膝酸软，四肢欠温，畏寒肢冷，阳痿或月经不调，脉沉细无力。

治法： 滋阴温阳，补肾固涩。

方药： 金匮肾气丸。

附子 9 克，桂枝 12 克，熟地黄 9 克，山茱萸 12 克，山药 12 克，茯苓 15 克，牡丹皮 12 克，泽泻 12 克。

方解： 金匮肾气丸以六味地黄丸加附子、桂枝而成，六味地黄丸主滋补肾阴，加桂枝、附子以壮肾中之阳。

加减： 尿量多而混浊者，加益智 9 克、桑螵蛸 12 克、覆盆子 15 克、金樱子 15 克；身体困倦、气短乏力者，可加党参 15 克、黄芪 15 克、黄精 15 克；兼阳痿，加巴戟天 9 克、淫羊藿 6 克、肉苁蓉 9 克；畏寒甚者，加鹿茸粉 6 克。

中成药： 金匮肾气丸，见"鼓胀"之"脾肾阳虚"。

【转归预后】

消渴病病变影响广泛，涉及多个脏腑，未及时医治以及病情严重的患者，常可并发其他多种病证。如肺喜润恶燥，肺失濡养，日久可并发肺痨；肾阴亏损，肝失濡养，肝肾精血不足，不能上承耳目，可并发圆翳内障、雀目、耳聋等；燥热内结，脉络瘀阻，毒蕴成脓，可发为疮疖痈疽；阴虚燥热，血脉瘀滞，可致胸痹，脑脉闭阻或血溢脉外，可发为中风等。

【预防与调摄】

调节脾胃、保护胃气对消渴的预防十分重要，平日应注意饮食，节制饮酒，少食肥甘，并适当多食健脾利湿的食物。日常生活中注意情志的舒畅，保持精神乐观。对于中年肥胖之人，加强运动，改善痰湿体质，对消渴的预防也具有积极的意义。

既已发病，更宜注重生活调摄，节制饮食具有基础治疗的重要作用。在保证机体合理需要的情况下，应限制粮食、油脂的摄入，忌食糖类，养成定时定量进餐的习惯。戒烟、酒、浓茶及咖啡等。生活起居规律，适当运动。确诊后，患者易出现紧张、焦虑、悲观、恐惧等情绪，医生及家属应劝慰开导，解除其思想顾虑，使患者保持情志平和。对于并发痹证、痿证患者，应注意衣着宽松、舒适、吸湿、柔软，保护患肢，防止冻伤、烫伤及生活中的其他意外伤害；并发痈疽者，应保持患处清洁，促进局部血液循环。

第六节　内伤发热

【定义】

内伤发热是指以发热为主要临床表现的病证。一般起病较缓，病程较长，热势轻重不一，但以低热为多，或自觉发热而体温并不升高。

【病因病机】

内伤发热主要是因久病体虚、饮食劳倦、情志失调、外伤出血等导致脏腑功能失调，气血阴阳亏虚所致。久病体虚，失于调理，机体内气、血、阴、阳亏虚，阴阳失衡，引起发热。饮食失调，劳倦过度，脾胃受损，或水谷精气不充，以致中气不足，阴火内生，或脾胃运化失职，痰湿内生，郁而化热，可致发热。情志失调，肝气不能条达，气郁化火，或恼怒过度，肝火内盛，导致气郁发热。若有外伤出血，瘀血阻滞经络，气血壅遏不通，可引起瘀血发热。失血日久，阴血不足，无以敛阳又可引起血虚发热。

本病的基本病机主要为脏腑功能失调，气血阴阳亏虚，阴阳失衡，或气、血、湿郁遏化热所致。本病病性以火热为标，脏腑气血亏虚、阴阳失衡为本。可分为虚、实两端，由气郁化火、瘀血阻滞及痰湿停聚所致者属实；由气、血、阴、阳亏虚所致者为虚。本病病机复杂，可由一种或多种病因同时引起发热，如气郁血瘀、气阴两虚、气血两虚、痰瘀内阻等。

【临床表现】

内伤发热者前期一般有气、血、阴、阳亏虚，或气郁、血瘀、湿阻的病史，或有反复发热史。其起病缓慢，病程较长，多为低热，或自觉发热而体温并不升高，表现为高热者较少。不恶寒，或虽有怯冷，但得衣被则温。常兼见头晕、神疲、自汗、盗汗、脉弱等症，而无感受外邪所致的头身疼痛、鼻塞、流涕、脉浮等症。

【辨证要点】

（1）辨证候虚实　应依据病史、症状、脉象等辨明证候的虚实，这对治疗原则的确定具有重要意义。由气郁、血瘀、痰湿所致的内伤发热属实；由气虚、血虚、阴虚、阳虚所致的内伤发热属虚。若邪实伤正或因虚致实，表现虚实夹杂证候者，应分辨其主次。

（2）辨病情轻重　病程长久，热势亢盛，持续发热，或反复发作，经久不愈，胃气衰败，正气虚甚，兼夹证多，均为病情较重的表现，反之则病情较轻。若内脏无实质性病变，仅属一般体虚所致者，病情亦轻。

【治疗原则】

根据证候、病机的不同而分别采用有针对性的治法。属实者，治宜解郁、活血、除湿为主，适当配伍清热。属虚者，则应益气、养血、滋阴、温阳，除阴虚发热可适当配伍清退虚热的药物外，其余均应以补为主。对虚实夹杂者，则宜兼顾之。

【分证论治】

（一）阴虚发热

舌象特征：舌质红，或有裂纹，苔少甚至无苔。见图 8-6-1。

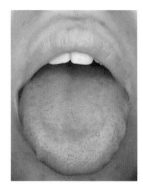

图 8-6-1　阴虚发热舌象

舌象分析：阴虚火旺，煎灼津液，津液亏虚，故可见舌红或有裂纹，苔少甚至无苔。

症状：午后潮热，或夜间发热，不欲近衣，手足心热，烦躁，少寐多梦，盗汗，口干咽燥，脉细数。

治法：滋阴清热。

方药：清骨散。

银柴胡 12 克，知母 6 克，胡黄连 6 克，地骨皮 6 克，青蒿 6 克，秦艽 6 克，鳖甲 6 克，甘草 3 克。

方解：银柴胡直入阴分而清热凉血；地骨皮、胡黄连、知母内清阴分之热；秦艽、青蒿共清虚热并透伏热使从外解；鳖甲咸寒，既滋阴潜阳，又引药入阴分；使以甘草，调和诸药，共退虚热。

加减：若盗汗较甚者，可去青蒿，加牡蛎 15 克、浮小麦 15 克；若阴虚较甚者，加玄参 9 克、生地黄 9 克、制何首乌 6 克；失眠者，加酸枣仁 12 克、柏子仁 9 克、首乌藤（夜交藤）12 克；若兼有气虚而见头晕气短、体倦乏力者，加太子参 12 克、麦冬 9 克、五味子 9 克。

中成药：玄麦甘桔颗粒，开水冲服，一次 10 克，一日 3～4 次。（注：①糖尿病患者及高血压病、心脏病、肝病、肾病等慢性病严重者应慎用。②儿童、孕妇、哺乳期妇女、年老体弱、脾虚便溏者应慎用。③服药 3 天症状无缓解，应及时调整诊疗方案。）

（二）血虚发热

舌象特征：舌质淡。见图 8-6-2。

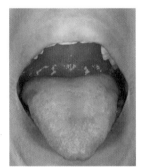

图 8-6-2　血虚发热舌象

舌象分析：血虚者，气血无以上荣濡养，故舌质淡。

症状：发热，热势多为低热，头晕眼花，身倦乏力，心悸不宁，面白少华，唇甲色淡，脉细弱。

治法：益气养血。

方药：归脾汤。

人参 15 克，黄芪 15 克，白术 12 克，茯神 12 克，酸枣仁 15 克，龙眼肉 12 克，木香 9 克，炙甘草 3 克，当归 9 克，远志 12 克，生姜 6 克，大枣 3 枚。

方解：见"心悸"之"心血不足"。

加减：若血虚较甚者，加熟地黄 15 克、枸杞子 9 克、制何首乌 6 克；发热较甚者，可加银柴胡 9 克、白薇 9 克；由慢性失血所致的血虚，若仍有少许出血者，可酌加三七粉 12 克、仙鹤草 9 克；脾虚失健，纳差腹胀者，去黄芪、龙眼肉，加陈皮 9 克、神曲 9 克、谷芽 9 克、麦芽 9 克。

中成药：归脾丸，见"眩晕"之"气血亏虚"。

（三）气虚发热

舌象特征：舌质淡，苔薄白。见图 8-6-3。

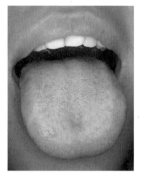

舌象分析：气虚无以运血，不得上荣舌面，故见舌质淡，苔薄白。

症状：发热，热势或低或高，常在劳累后发作或加剧，倦怠乏力，气短懒言，自汗，易于感冒，食少便溏，脉细弱。

治法：益气健脾，甘温除热。

方药：补中益气汤。

图 8-6-3 气虚发热舌象

黄芪 18 克，人参 6 克，白术 9 克，炙甘草 9 克，陈皮 6 克，当归 3 克，升麻 6 克，柴胡 6 克。

方解：见"胃痞"之"脾胃虚弱"。

加减：若自汗较多者，加牡蛎 15 克、浮小麦 15 克；时冷时热、汗出恶风者，加桂枝 9 克、芍药 9 克；脾虚夹湿，而见胸闷脘痞、舌苔白腻者，加苍术 6 克、厚朴 9 克、藿香 9 克。

中成药：补中益气丸，见"淋证"之"气淋"。

（四）阳虚发热

舌象特征：舌质淡胖，或有齿痕，苔白润。见图 8-6-4。

舌象分析：阳虚生湿，湿遏体内，运化不利，故见舌质淡胖，或有齿痕，苔质白润。

症状：发热而欲近衣，形寒怯冷，四肢不温，少气懒言，头晕嗜卧，腰膝酸软，纳少便溏，面色白，脉沉细无力。

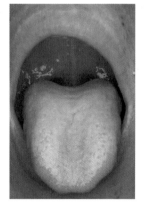

治法：温补阳气，引火归原。

方药：金匮肾气丸。

附子 9 克，桂枝 12 克，干地黄 9 克，山茱萸 12 克，山药 12 克，茯苓 15 克，牡丹皮 12 克，泽泻 12 克。

方解：见"哮证"之"肾虚证"。

加减：若短气甚者，加人参 12 克；阳虚较甚者，加仙茅 6 克、淫羊藿 6 克；便溏者，加白术 9 克、干姜 6 克。

中成药：金匮肾气丸，见"鼓胀"之"脾肾阳虚"。

图 8-6-4 阳虚发热舌象

（五）气郁发热

舌象特征：舌红，苔黄。见图 8-6-5。

舌象分析：气机郁滞，郁而化热，色红、色黄为热邪之征，故见舌红苔黄。

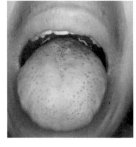

图 8-6-5　气郁发热舌象

症状：发热多为低热或潮热，热势常随情绪波动而起伏，精神抑郁，胁肋胀满，烦躁易怒，口干而苦，纳食减少；脉弦数。

治法：疏肝理气，解郁泄热。

方药：加味逍遥散。

柴胡 12 克，当归 12 克，白芍 12 克，白术 12 克，茯苓 12 克，牡丹皮 6 克，栀子 6 克，甘草 6 克。

方解：见"郁证"之"气郁化火"。

加减：若气郁较甚，可加郁金 9 克、香附 6 克、青皮 6 克；热象较甚，舌红口干、便秘者，可去白术，加龙胆 9 克、黄芩 9 克；妇女若兼月经不调者，可加泽兰 9 克、益母草 9 克。

中成药：逍遥丸，见"哮喘"之"肝气乘肺"。

（六）痰湿郁热

舌象特征：舌苔白腻或黄腻。见图 8-6-6。

舌象分析：痰湿内停，郁久生热，上熏舌面，故见舌苔白腻或黄腻。

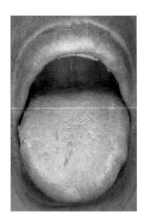

图 8-6-6　痰湿郁热舌象

症状：发热，午后热甚，心内烦热，胸闷脘痞，不思饮食，渴不欲饮，呕恶，大便稀薄或黏滞不爽，脉濡数。

治法：燥湿化痰，清热和中。

方药：黄连温胆汤合中和汤。

黄连 9 克，竹茹 12 克，枳实 9 克，半夏 9 克，陈皮 9 克，茯苓 9 克，甘草 3 克，生姜 6 克，大枣 9 克，白术 12 克，人参 9 克，厚朴 6 克。

方解：

黄连温胆汤，见"心悸"之"痰火扰心"。

中和汤：为四君子汤加厚朴、陈皮而成，方中以人参、茯苓、白术、甘草补脾益气，燥湿养胃，又以陈皮理气调中，厚朴行气燥湿，使脾胃升降得宜，以达到中和之目的。

两方相合，共奏清热燥湿，理气化痰之功。

加减：呕恶者，加藿香 9 克、豆蔻 9 克；胸闷、苔腻者，加郁金 6 克、佩兰 9 克；湿热阻滞少阳枢机，症见寒热如疟、寒轻热重、口苦呕逆者，加青蒿 9 克。

中成药：礞石滚痰丸，口服，一次 6～12 克，一日 1 次。

（七）血瘀发热

舌象特征：舌质青紫或有瘀点、瘀斑。见图 8-6-7。

舌象分析：气血运行不畅，瘀阻血脉，故舌质青紫或有瘀点、瘀斑。

症状：午后或夜晚发热，或自觉身体某些部位发热，口燥咽干，但不多饮，肢体或躯干有固定痛处或肿块，面色萎黄或晦暗，脉弦或涩。

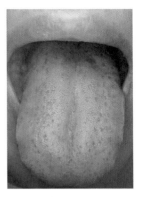

图 8-6-7　血瘀发热舌象

治法：活血化瘀。

方药：血府逐瘀汤。

当归9克，川芎6克，赤芍6克，生地黄9克，桃仁12克，红花9克，牛膝9克，柴胡3克，枳壳6克，桔梗6克，甘草6克。

方解：见"胸痹心痛"之"心血瘀阻"。

加减：若发热较甚者，可加秦艽12克、白薇9克、牡丹皮9克；肢体肿痛者，可加丹参9克、郁金6克、延胡索6克。

中成药：血府逐瘀胶囊，口服，一次6粒，一日2次，1个月为1个疗程。（注：①忌食辛冷食物。②孕妇禁用）

【转归预后】

本病不同病机之间可以相互转化，久病往往由实转虚，或因虚致实，后期症见虚实夹杂，疾病由轻转重。此类变证，证候复杂，临证时不得不详辨。本病病程较短，证候单一，胃气尚未衰败者，预后较佳；病程迁延，证候兼杂，病势缠绵，证候转化而病情复杂，正虚邪恋，胃气衰败，格阳戴阳者，预后不佳。

【预防与调摄】

内伤发热患者应注意休息，体温高者应卧床，部分长期低热的患者，在体力允许的情况下，可做适当户外活动。要保持情绪乐观，饮食宜进清淡、富于营养而又易于消化之品。由于内伤发热的患者常卫表不固而有自汗、盗汗，故应注意保暖、避风，防止感受外邪。

保持良好的心态，避免不良情绪的刺激；锻炼身体以加强体质；饮食方面要做到规律、合理，多进食各种新鲜蔬菜、瓜果等。

第七节　虚劳

【定义】

虚劳又称虚损，是以脏腑亏损，气血阴阳虚衰，久虚不复成劳为主要病机，以五脏虚证为主要临床表现的多种慢性虚弱证候的总称。

【病因病机】

虚劳的发生与禀赋不足、久病积损、烦劳过度、饮食不节、误治失治有关。先天禀赋薄弱，精气不充，易患疾病。且患病后易致久病不复，使脏腑、气血、阴阳亏虚日甚，发为虚劳。误治失治，可使精气损伤，正气难复，渐生虚损。烦劳过度，易使五脏损伤，若致心脾两伤可使气血亏损，若致肾精亏虚，肾气不足可致阴阳两损，终致虚劳。暴饮暴食，饥饱不调，饮食偏嗜，营养不良，或饮酒过度，均致脾胃损伤，不能化生水谷精微，气血来源不充，脏腑经络失于濡养，日久形成虚劳之病。

虚劳为因虚致病，因病致劳，或因病致虚，久虚不复成劳。幼年患虚劳者，常以先天为主因；成年以后患虚劳者，常以后天为主因。病性以本虚为主，表现为气血阴阳亏损。病位涉及五脏，尤以脾肾为要。由于虚劳的病因不一，常先发生某脏腑气血阴阳的亏损，但五脏相关，气血同源，阴阳互根，脏腑之间、气血阴阳病损可相互影响，所以在病变过程中会出现一脏受病，累及他脏，互为转化的状况，长久以往可使病势日渐发展，病情趋于复杂。

【临床表现】

虚劳病因复杂，涉及外感六淫、内伤七情、饮食劳倦、痰饮、瘀血等。常有慢性疾病史。以脏腑、气血、阴阳亏虚的表现为主，常以一组或多组有内在联系的综合征出现，并呈慢性演变的过程。起病多缓慢或隐匿，亦可明显、急骤，但以前者为多见。临床上可表现为消瘦憔悴，面色无华，身体羸弱，甚或形神衰败，大肉尽脱，食少便溏，心悸气促，呼多吸少，自汗盗汗，或五心烦热，或畏寒肢冷、脉虚无力等诸多证候。

【辨证要点】

（1）辨五脏气血阴阳亏虚的不同　虚劳的辨证应以气、血、阴、阳为纲，五脏虚候为目，掌握五脏相关、气血同源、阴阳互根的规律，判断病位及脏腑虚损的性质。根据脏腑生理病理特点，一般来说，气虚以肺、脾为主，但病重者每可影响心、肾；血虚以心、肝为主，并与脾之化源不足有关；阴虚以肺、肝、肾为主，涉及心、胃；阳虚以脾、肾为主，重者容易影响到心。辨证时须悉心应对。

（2）辨证候的标本主次　虚劳之病，阳损及阴者，阳虚为本，阴虚为标；气虚及血者，气病为本，血病为标；若血虚及气者，血病为本，气病为标；虚损及于脾肾者，脾肾之损为本，他脏之损为标；虚劳复有新感外邪者，虚损为本，新感为标；虚损不甚而又兼有积聚、痰瘀等宿病者，宿病为本，虚损为标。

（3）辨有无兼夹病证　虚劳多有较长的病程，可存在兼夹病证，辨治时应注意几种情况。其一，对因病致虚、久虚不复者，应辨明原有疾病是否还继续存在，如因热病、寒病或瘀结致虚者，原发疾病是否已经治愈。其二，有无因虚致实的表现，如因气虚运血无力，形成瘀血；或阳虚水气不化，以致水饮停滞，发为水肿；或脾气虚不能运化水湿，以致水湿内停等。其三，是否兼夹外邪，因虚劳之人卫外不固，易感外邪为患，且感邪之后不易恢复，治疗用药也与常人感邪有所不同。

【治疗原则】

（1）虚劳病治疗以"虚者补之"为基本原则，可根据病性之不同，分别采取益气、养血、滋阴、温阳等治法；并要结合五脏病位的不同而选方用药，以加强治疗的针对性。

（2）重视补益脾肾，维护先后天之本不败，以促进各脏虚损的修复。

（3）在虚而有邪、虚实夹杂、寒热并见时，治当权衡标本、轻重、缓急，选用扶正祛邪、攻补兼施、寒温并用等法。对于虚不受补者，应先扶养脾胃之气，制方用药尤贵轻灵不滞，醒脾健运，使水谷精微不断化生，则阴阳气血逐渐恢复。

（4）应注意药物治疗与饮食调养及生活调摄相结合，以提高疗效。

【分证论治】

虚劳的证候繁多，为便于学习掌握其中内容，以气、血、阴、阳为纲，五脏虚证为目，分类列述其证治。

（一）气虚

气虚是气血阴阳亏虚中最常见的一类，因气虚难以推动运血，气血无以上荣舌面，故气虚者舌质表现以舌淡为主。气虚尤以肺、脾气虚为多，而心、肾气虚亦不少见。主要证候有气短懒言，语声低微，面色白或萎黄，头昏神疲，肢体无力，舌淡，脉细弱。

1.肺气虚

舌象特征： 舌质淡。见图8-7-1。

舌象分析： 气虚难以推动运血，气血无以上荣舌面，故表现为舌质淡。

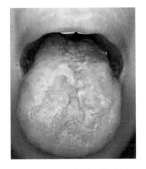

图8-7-1 肺气虚虚劳舌象

症状： 短气自汗，声音低怯，咳嗽无力，痰液清稀，时寒时热，平素易于感冒，面白，脉弱。

治法： 补益肺气。

方药： 补肺汤。

人参15克，黄芪15克，熟地黄30克，五味子15克，紫菀15克，桑白皮15克。

方解： 人参、黄芪补益中气，熟地黄滋养肾阴，五味子收敛肺气，兼以补肾，紫菀润肺下气、消痰止咳，桑白皮泻肺平喘。

加减： 兼气短、息促者，加冬虫夏草6克；肺卫不固，易于感冒者，加防风9克、白术9克；自汗较多者，加牡蛎15克、麻黄根9克；若气阴两虚而兼见潮热、盗汗者，加鳖甲9克、地骨皮9克、秦艽9克。

中成药： 补肺丸，口服，一日1丸，一日2次。（注：①外感咳嗽者忌服。②本品适用于气虚咳嗽，其表现为咳嗽短气，咳声低弱，痰质稀薄，自汗畏风，体虚乏力。③支气管扩张、肺脓疡、肺心病、肺结核患者应慎用。④服用一周病证无改善，应停止服用，及时调整诊疗方案。⑤服药期间，若出现寒热表现，或出现喘促气急者，或咳嗽加重，痰量明显增多者应及时调整治疗方案。）

2.心气虚

舌象特征： 舌质淡。见图8-7-2。

舌象分析： 气虚难以推动运血，气血无以上荣舌面，故表现为舌质淡。

症状：心悸，气短，劳则尤甚，神疲体倦，自汗，脉弱。

治法：益气养心。

方药：七福饮。

人参 9 克，熟地黄 12 克，当归 12 克，白术 6 克，炙甘草 3 克，酸枣仁 6 克，远志 6 克。

方解：人参大补元气，白术补气健脾，熟地黄滋阴养血，当归养血和血，酸枣仁、远志养心安神，炙甘草益气和中、调和诸药。

加减：若气虚卫表不固，自汗较多者，加黄芪 15 克、五味子 12 克；食少便溏者，加砂仁 6 克、山药 9 克；舌暗或有瘀斑瘀点、舌下脉络瘀紫者，加丹参 9 克、川芎 9 克、三七 9 克。

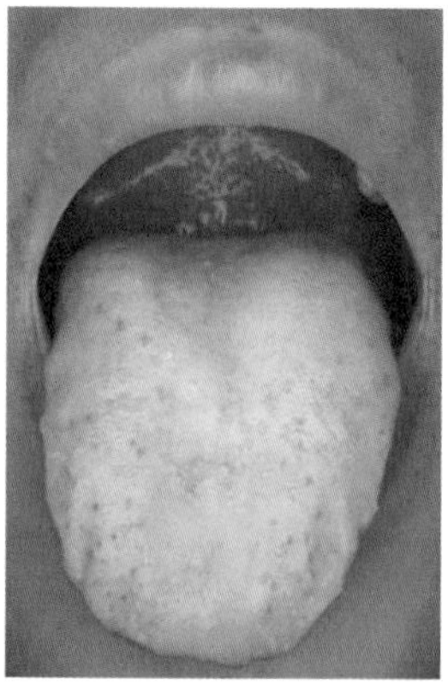

中成药：参芪五味子片，口服，一次 3～5 片，一日 3 次。（注：①感冒发热患者不宜服用。②高血压病、心脏病、肝病、糖尿病、肾病等慢性病严重者应慎用。③服药 4 周症状无缓解，应及时调整诊疗方案）

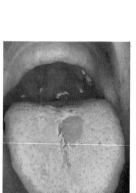

图 8-7-2　心气虚虚劳舌象

3.脾气虚

舌象特征：舌淡。见图 8-7-3。

舌象分析：气虚难以推动运血，气血无以上荣舌面，故表现为舌淡。

症状：饮食减少，食后胃脘不舒，倦怠乏力，大便溏薄，面色萎黄，脉弱。

治法：健脾益气。

方药：加味四君子汤。

人参 9 克，黄芪 12 克，白术 9 克，炙甘草 6 克，茯苓 9 克，扁豆 9 克。

图 8-7-3　脾气虚虚劳舌象

方解：人参、黄芪合用，补气升阳，健脾养胃；白术健脾燥湿，加强益气助运之功；茯苓助以健脾渗湿，扁豆补气健脾兼能化湿；炙甘草益气和中，调和诸药；共以补气健脾。

加减：若胃脘满闷、恶心呕吐、嗳气者，加半夏 12 克、陈皮 9 克；食少纳呆、脘腹饱胀、食积不化者，加神曲 9 克、麦芽 9 克、山楂 9 克、鸡内金 12 克；若腹痛即泻、手足欠温者，加肉桂 6 克、炮姜 6 克；若有胃下垂、脱肛、腹部坠胀者，可改用补中益气汤；伴各种出血者，可用归脾汤。

中成药：启脾丸，口服，一次 1 丸，一日 2～3 次。（注：①忌生冷油腻及不易消化食物。②感冒时不宜服用。③长期厌食、体弱消瘦者，及腹胀重、腹泻次数增多者应及时调整诊疗方案。④服药 7 天症状无缓解，应及时调整诊疗方案）

4.肾气虚

舌象特征：舌质淡。见图 8-7-4。

舌象分析：气虚难以推动血运，气血无以上荣舌面，故表现为舌质淡。

症状：神疲乏力，腰膝酸软，小便频数而清，白带清稀，脉弱。

治法：益气补肾。

方药：大补元煎。

人参 12 克，山药 9 克，炙甘草 6 克，杜仲 9 克，熟地黄 9 克，当归 9 克，枸杞子 9 克，山茱萸 9 克。

方解：见"头痛"之"肾虚头痛"。

加减：若神疲乏力甚者，加黄芪 12 克；尿频较甚及小便失禁者，加菟丝子 9 克、五味子 9 克、益智 9 克；脾失健运而兼见大便溏薄者，去熟地黄、当归，加肉豆蔻 9 克、补骨脂 9 克。

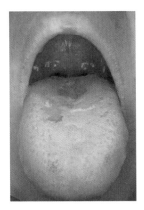

图 8-7-4　肾气虚虚劳舌象

中成药：补肾益脑胶囊，口服，一次 4～6 粒，一日 2 次。（注：①儿童、孕妇及哺乳期妇女禁用；肝肾功能不全者禁服；感冒发热患者禁服。②本品宜饭前服用。③高血压病、心脏病、糖尿病等慢性病患者应慎用。④本品不宜长期服用，服药 1 周症状无缓解，应及时调整诊疗方案。）

（二）血虚

血虚证，因血虚无以上荣濡养舌体，故舌象多见舌质淡。血虚证以心、肝血虚为多，脾血虚常与心血虚并见。主要证候有面色淡黄或淡白无华，唇、舌、指甲色淡，头晕目花，肌肤枯糙，舌质淡，苔少，脉细。

1.心血虚

舌象特征：舌质淡。见图 8-7-5。

舌象分析：血虚无以上荣濡养舌体，故见舌质淡。

症状：心悸怔忡，健忘，失眠，多梦，面色不华；脉细或结代。

治法：养血宁心。

方药：养心汤。

人参 12 克，黄芪 15 克，茯苓 15 克，五味子 9 克，炙甘草 9 克，当归 15 克，川芎 9 克，柏子仁 9 克，酸枣仁 24 克，茯神 15 克，远志 12 克，半夏 12 克，肉桂 9 克。

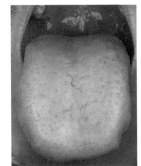

图 8-7-5　心血虚舌象

方解：当归补血养心，黄芪益气健脾，共助补血；人参、茯苓益气安神；柏子仁、酸枣仁养心安神；茯神、远志、五味子宁心益智；川芎活血行气；半夏燥湿祛痰；肉桂温阳化气；炙甘草甘温，益气补心，并调和诸药。诸药相合，补脾生血，养心宁神使诸症俱消。

加减：若失眠、多梦较甚者，加合欢花 9 克、首乌藤（夜交藤）9 克；心悸不安者，加磁石 9 克、龙骨 12 克。由于心血虚往往与脾血虚并存，称为心脾血虚，临证时可选用归脾汤加减治疗。

中成药：柏子养心丸，口服，水蜜丸一次 6 克，小蜜丸一次 9 克，大蜜丸一次 1 丸，一日 2 次。（注：①肝阳上亢者不宜服用。②孕妇慎用。）

2.肝血虚

舌象特征：舌质淡。见图 8-7-6。

舌象分析：血虚无以上荣濡养舌体，故见舌质淡。

症状：头晕，目眩，胁痛，肢体麻木，筋脉拘急，或肌肉眴动，妇女月经不调甚则闭经，面色不华，脉弦细或细涩。

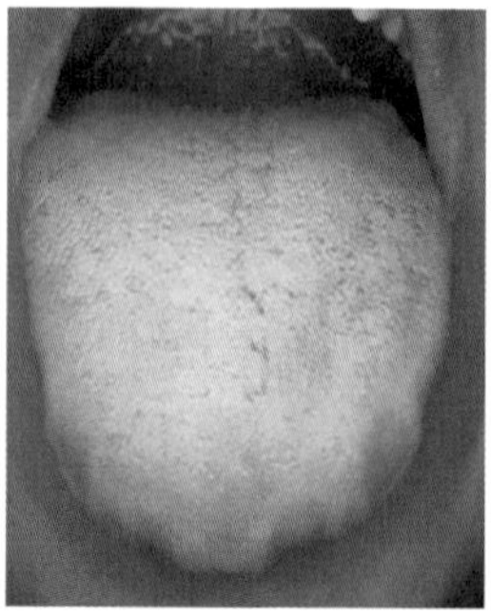

治法：补血养肝。

方药：四物汤。

熟地黄 12 克，当归 9 克，白芍 9 克，川芎 6 克。

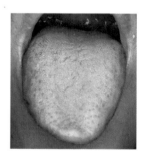
图 8-7-6 肝血虚舌象

方解：熟地黄甘微温，入肝、肾经，长于滋养阴血，补肾填精；当归养血和血；白芍养血益阴；川芎活气行血。共奏补血养血，调养肝肾之功。

加减：血虚甚者，可加制何首乌 6 克、枸杞子 9 克、阿胶 9 克；胁痛者，加柴胡 12 克、郁金 9 克、香附 6 克、丝瓜络 9 克；目失所养、视物模糊者，加枸杞子 9 克、决明子 9 克；干血瘀结者，新血不生，羸瘦，腹部癥块，肌肤甲错，经闭，舌紫暗有瘀点瘀斑，或舌下有瘀脉者，可同服大黄䗪虫丸。

中成药：四物胶囊，口服，一次 5～7 粒，一日 3 次。（注：①过敏体质者慎用。②服本药时不宜同时服用感冒药物。③有内科疾病，或正在接受其他治疗者，均应慎用。）

（三）阴虚

阴虚者，易生内热，煎熬津液，故其舌象多见舌红少津。五脏均见阴虚，但以肺、肝、肾为主。主要证候有面颧红赤，唇红，低热潮热，手足心热，虚烦不安，盗汗，口干，舌质光红少津，脉细数无力。

1.肺阴虚

舌象特征：舌红少津。见图 8-7-7。

舌象分析：阴虚生热，煎熬津液，故见舌红少津。

症状：干咳，咽燥，甚或失音，咯血，潮热，盗汗，面色潮红，脉细数。

治法：养阴润肺。

方药：沙参麦冬汤。

沙参 12 克，麦冬 12 克，玉竹 12 克，天花粉 9 克，桑叶 9 克，生扁豆 12 克，甘草 6 克。

图 8-7-7 肺阴虚舌象

方解：见"咳嗽"之"肺阴亏虚"。

加减：若咳嗽甚者，加百部 9 克、款冬花 9 克；咯血者，加白及 9 克、仙鹤草 9 克、小蓟 9 克；潮热者，加地骨皮 9 克、秦艽 9 克、鳖甲 9 克；盗汗者，加牡蛎 15 克、浮小麦 15 克；若肺阴虚日久，出现肺肾阴虚者，用麦味地黄丸。

中成药：养阴清肺丸，口服，水蜜丸一次 6 克，大蜜丸一次 1 丸，一日 2 次。（注：①支气管扩张、肺脓疡、肺心病、肺结核患者出现咳嗽时不可单用本品，应优先处理原发基础疾病；肺结核患者出现咳嗽时应及时调整诊疗方案。②糖尿病患者及高血压病、心脏病、肝病、肾病等慢性病严重者应慎用。③服药期间，若患者发热体温超过38.5℃，或出现喘促气急者，或咳嗽加重、痰量明显增多者应及时调整诊疗方案。④服药 7 天症状无缓解，应及时调整诊疗方案。）

2. 心阴虚

舌象特征：舌红少津。见图 8-7-8。

舌象分析：阴虚生热，煎熬津液，故见舌红少津。

症状：心悸，失眠，烦躁，潮热，盗汗，或口舌生疮，面色潮红，脉细数。

治法：滋阴养心。

方药：天王补心丹。

生地黄 15 克，人参 15 克，玄参 15 克，丹参 12 克，茯苓12 克，五味子 9 克，远志 9 克，桔梗 12 克，当归 9 克，天冬9 克，麦冬 9 克，柏子仁 6 克，酸枣仁 15 克，朱砂 9 克。

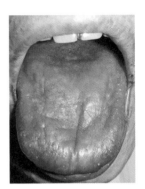
图 8-7-8　心阴虚舌象

方解：见"心悸"之"阴虚火旺"。

加减：口舌生疮、烦躁不安甚者，去当归、远志，加黄连 6 克、淡竹叶 9 克、莲子心 6 克；潮热者，加银柴胡 9 克、地骨皮 9 克、秦艽 9 克；盗汗者，加浮小麦 15 克、牡蛎 15 克。

中成药：天王补心丸，口服，一次 1 丸，一日 2 次。（注：①本品处方中含朱砂，不宜过量久服，肝肾功能不全者慎用。②服用前应除去蜡皮、塑料球壳；本品可嚼服，也可分份吞服。）

3. 脾胃阴虚

舌象特征：舌红少苔。见图 8-7-9。

舌象分析：阴虚生热，煎熬津液，故见舌红少苔。

症状：口渴，唇舌干燥，不思饮食，甚则干呕，呃逆，大便燥结，面色潮红，脉细数。

治法：养阴和胃。

方药：益胃汤。

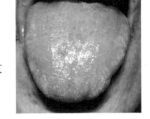
图 8-7-9　脾胃阴虚舌象

生地黄 15 克，麦冬 15 克，沙参 9 克，玉竹 6 克，冰糖 3 克。

方解：见"胃痞"之"胃阴不足"。

加减：口干唇燥津亏甚者，加石斛 6 克、天花粉 9 克；不思饮食甚者，加麦芽 15 克、扁豆 9 克、山药 9 克；大便干结甚者，原方之冰糖改为蜂蜜。

中成药：养胃舒胶囊，口服，一次 3 粒，一日 2 次。（注：①湿热胃痛证及重度胃痛者应慎用。②服本药3天症状未改善，应停止服用，并及时调整诊疗方案。)

4.肝阴虚

舌象特征: 舌干红。见图8-7-10。

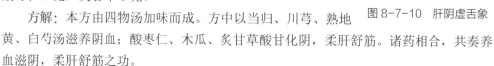

舌象分析: 阴虚生热，煎熬津液，故见舌干红。

症状: 头痛，眩晕，耳鸣，目干畏光，视物不明，急躁易怒，或肢体麻木，筋惕肉瞤，面潮红，脉弦细数。

治法: 滋养肝阴。

方药: 补肝汤。

当归15克，川芎9克，熟地黄15克，白芍9克，木瓜9克，酸枣仁9克，炙甘草6克。

图 8-7-10　肝阴虚舌象

方解: 本方由四物汤加味而成。方中以当归、川芎、熟地黄、白芍汤滋养阴血；酸枣仁、木瓜、炙甘草酸甘化阴，柔肝舒筋。诸药相合，共奏养血滋阴，柔肝舒筋之功。

加减: 若风阳内盛，见头痛、眩晕、耳鸣，或筋惕肉瞤较甚者，加石决明9克、菊花9克、钩藤9克；若肝火亢盛，见急躁易怒、尿赤便秘者，加夏枯草9克、牡丹皮9克、栀子6克；两目干涩畏光，或视物不明者，加枸杞子9克、女贞子12克、草决明9克；若肝络失养，胁痛隐隐、口燥咽干、烦热、舌红少苔者，可选用一贯煎加减。

中成药: 杞菊地黄丸，口服，大蜜丸一次1丸，一日2次。(注:①感冒发热患者不宜服用。②高血压病、心脏病、肝病、糖尿病、肾病等慢性病严重者应在医师指导下服用。③服药4周症状无缓解，应及时调整治疗方案。)

5.肾阴虚

舌象特征: 舌红少津。见图8-7-11。

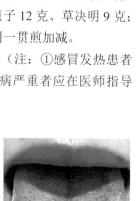

舌象分析: 阴虚生热，煎熬津液，故见舌红少津。

症状: 腰酸，遗精，两足痿弱，眩晕，耳鸣，甚则耳聋，口干，咽痛，颧红，脉沉细。

治法: 滋补肾阴。

方药: 左归丸。

熟地黄24克，山茱萸12克，山药12克，枸杞子12克，龟甲胶12克，鹿角胶12克，牛膝9克，菟丝子12克。

图 8-7-11　肾阴虚舌象

方解: 见"眩晕"之"肾精不足"。

加减: 若潮热、口干、咽痛等虚火甚者，去鹿角胶、山茱萸，加知母9克、黄柏9克、地骨皮9克；若腰酸、遗精甚者，加牡蛎15克、金樱子15克、芡实9克。

中成药: 左归丸，见"眩晕"之"肾精不足"。

(四) 阳虚

阳虚常由气虚进一步发展而成，以心、脾、肾的阳虚为多见。主要证候有面色苍白或晦暗，怕冷，手足不温，出冷汗，精神疲倦，气息微弱，或有浮肿，下肢为甚；舌质胖嫩，边有齿印，苔淡白而润，脉细微、沉迟或虚大。

1. 心阳虚

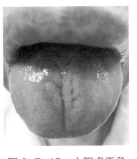

图 8-7-12　心阳虚舌象

舌象特征：舌淡或紫暗。见图 8-7-12。

舌象分析：心阳虚衰，血脉无以温煦，气血不得向上运输濡养，或瘀滞胸中，故可见舌质淡或紫暗。

症状：心悸，自汗，神倦嗜卧，心胸憋闷疼痛，形寒肢冷，面色苍白，脉细弱或沉迟。

治法：益气温阳。

方药：保元汤。

人参 6 克，黄芪 15 克，肉桂 6 克，甘草 6 克，生姜 6 克。

方解：黄芪补气升阳，人参大补元气，肉桂补阳助火、温通经脉，生姜温中散寒，甘草益气和中、调和诸药，共以益气温阳。

加减：若心脉瘀阻而心胸疼痛者，酌加郁金 6 克、川芎 9 克、丹参 9 克、三七 9 克；若阳虚较甚，形寒肢冷者，加附子 6 克、巴戟天 9 克、仙茅 6 克、淫羊藿（仙灵脾）9 克、鹿茸 6 克。

中成药：益心丸，舌下含服或吞服，一次 1 ～ 2 丸，一日 1 ～ 2 次。（注：月经期慎用）

2. 脾阳虚

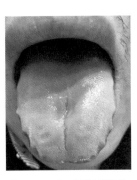

图 8-7-13　脾阳虚舌象

舌象特征：舌淡，苔白。见图 8-7-13。

舌象分析：脾阳亏虚，无以温运，水谷精微停滞化湿，无以上输，舌淡为阳虚之象，苔白为脾湿之征，故见舌淡苔白。

症状：面色萎黄，食少，形寒，神倦乏力，少气懒言，大便溏薄，肠鸣腹痛，每因受寒或饮食不慎而加剧，脉弱。

治法：温中健脾。

方药：附子理中汤。

人参 9 克，白术 9 克，炙甘草 9 克，炮附子 9 克，干姜 9 克。

方解：附子理中汤为理中汤加附子而成。方中干姜辛热，补脾阳，祛寒邪；人参补气健脾，白术健脾渗湿，炙甘草益气健脾，调和药性，加炮附子则温运之力更强，脾胃欲竭之阳得复，诸症自可立解。全方温中阳，益脾气，助运化。

加减：若寒凝气滞，腹中冷痛较甚者，加高良姜 6 克、香附 6 克或丁香 6 克、吴茱萸 3 克；若食后腹胀及呕逆者，加砂仁 6 克、半夏 12 克、陈皮 9 克；阳虚腹泻较甚者，加肉豆蔻 9 克、补骨脂 9 克。

中成药：附子理中丸，见"胃痞"之"脾胃虚弱"。

3. 肾阳虚

舌象特征：舌淡，边有齿痕。见图 8-7-14。

舌象分析： 肾阳虚衰，无以温煦，生湿内停，故见舌淡，边有齿痕。

症状： 腰背酸痛，遗精，阳痿，多尿或不禁，面色苍白，畏寒肢冷，下利清谷或五更泄泻，脉沉迟。

治法： 温补肾阳。

方药： 右归丸。

附子 12 克，肉桂 12 克，鹿角胶 12 克，熟地黄 24 克，山药 12 克，枸杞子 12 克，山茱萸 9 克，杜仲 12 克，菟丝子 12 克，当归 9 克。

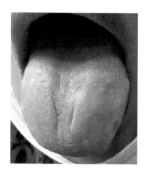

图 8-7-14　肾阳虚舌象

方解： 方中附子、鹿角胶、肉桂滋补肾中之元阳，温里散寒，为君药。熟地黄滋补肾阴，枸杞子、山茱萸补益肝肾，山药益气养阴，共为臣药，有滋阴益肾、养肝补脾、填精益髓之效，取"阴中求阳"之义。菟丝子、杜仲健腰膝，补肝肾；当归养血和血，与补肾之品相协，以补养精血，为佐药。诸药配伍，肝脾肾阴阳兼顾，仍以温肾阳为主，在阴中求阳，使元阳得以归原。

加减： 遗精者，加金樱子 15 克、桑螵蛸 12 克，或合金锁固精丸；下利清谷者，去熟地黄、当归，加党参 15 克、白术 12 克、薏苡仁 15 克；五更泄泻者，合用四神丸；阳虚水泛以致浮肿、尿少者，加茯苓 9 克、泽泻 9 克、白术 12 克、车前子 9 克；肾不纳气而见喘促、短气、动则更甚者，酌加补骨脂 9 克、五味子 9 克、蛤蚧 3 克。

中成药： 右归丸，口服，一次 1 丸，一日 3 次。(注：服用前应除去蜡皮、塑料球壳；本品可嚼服，也可分份吞服)

【转归预后】

虚劳病由于气血同源，阴阳互根，五脏相关，常形成五脏交亏，相互转变的情况，但主要以脾、肾为主导环节。虚劳顺证病情较轻，元气未衰，尤其脾肾功能尚无严重损害，只要诊治、调护得当，可扭转病势，预后良好。虚劳逆证为病情严重，元气衰败，脾肾衰惫，预后不良。

【预防与调摄】

消除及避免诱因是预防虚劳发生的重要举措。因此，须顺应四时寒温变化，调节情志，不妄劳作，保养正气，以防止病邪侵袭。对已病患者及早施治，注意病情传变以防并发其他疾病。治疗中重视固护脾肾，积极采取措施安未病之脏。还要谨防初愈之时气血未充，调治不当而致反复。

虚劳患者由于正气不足，卫外不固，容易招致外邪入侵，应尽量减少感触外邪。饮食调理以富于营养、易于消化、不伤脾胃为准。少食辛辣厚味、滋腻、生冷之物，戒除烟酒。生活起居规律，动静结合，劳逸适度，节制房事。保持情绪稳定，舒畅乐观，有利于虚劳的康复。

第九章

肢体经络病证舌象与处方

《灵枢·海论》云："夫十二经脉者，内属于腑脏，外络于肢节。"十四经脉、奇经八脉、十五络脉，纵横交错，入里出表，贯穿上下，联系肢体各部。

肢体即四肢和外在躯体，与经络相连，具有防御外邪、保护内在脏腑组织的作用；经络是经脉和络脉的总称，具有联络脏腑肢节，沟通脏腑表里，纵行人体上下，运行全身气血，协调阴阳，调节人体各部的作用。人的感觉运动功能与肢体经络有关，人体之所以能保持相对的协调与统一，完成正常的生理活动，是依靠经络系统的联络沟通而实现的。诚如《灵枢·本脏》所云："经脉者，所以行血气而营阴阳，濡筋骨，利关节者也。"

肢体经络的病理主要表现为风、寒、湿、热等邪气痹阻经络，影响气血运行，则发痹证；外邪壅络，阴血亏虚，筋脉失养，则发痉证；精津不足，气血亏耗，肌肉筋脉失养，则发痿证；气血阴精亏虚，或痰瘀壅阻经脉，扰动筋脉，则发颤证；经脉痹阻，腰府失养，则发腰痛。因此，临床上痹证、痉证、痿证、颤证、腰痛皆属于肢体经络病证范畴。

肢体经络病证的诊断主要采用望、闻、问、切诊法和必要的现代技术，如影像学检查及血、尿等实验室检查手段，获取相关疾病信息，根据诊断标准做出相应诊断，并在此基础上进行分期辨证。

肢体经络病证的治疗当分虚实，经脉失养者多虚证，当以补虚为主；邪壅经脉者多实证，当以祛邪为主。补虚有补肾、健脾、益气、养血诸法；祛邪有疏风、散寒、除湿、清热、活血、化瘀、通络诸法，临床上可针对不同病证，辨证施用。

第一节　痹证

【定义】

痹证是以肢体筋骨、关节、肌肉等处发生疼痛、酸楚、重着、麻木，或关节屈伸不利、僵硬、肿大、变形及活动障碍为主要表现的病证。

【病因病机】

痹证的发生主要因禀赋不足、外邪入侵、饮食不节、年老久病、劳逸不当等，导致素体亏虚，卫外不固；或风寒湿热，阻滞经络；或痰热内生，痰瘀互结；或肝肾不足，筋脉失养；或精气亏损，外邪乘袭，导致经络痹阻，气血不畅，发为痹证。

（1）禀赋不足　素体亏虚，卫外不固，或脾虚运化失常，气血生化乏源，易感外邪，如《诸病源候论·风湿痹候》云："由血气虚，则受风湿，而成此病。"

（2）外邪入侵　风、寒、湿、热之邪为本病发病的外部条件。因久居湿地，涉水冒雨，睡卧当风，水中作业，冷热交错，或风寒湿痹日久不愈，郁而化热，亦可由于阳虚之体，而致风寒湿热之邪乘虚侵袭人体，留注经络而成痹证。正如《素问·痹论》云："风寒湿三气杂至，合而为痹也。"

（3）饮食不节　过食肥甘厚味，伤及脾胃，酿生痰热，痰瘀互阻，导致经络瘀滞，气血运行不畅，故发为痹证。如《中藏经·论肉痹》云："肉痹者，饮食不节，膏粱肥美之所为也。"

（4）年老久病　年老体虚，肝肾不足，肢体筋脉失养；或病后气血不足，腠理空疏，外邪乘虚而入。如《济生方·痹》云："皆因体虚，腠理空疏，受风寒湿气而成痹也。"

（5）劳逸不当　劳欲过度，精气亏损，卫外不固；或激烈活动，耗损正气，汗出肌疏，外邪乘袭。

此外，跌仆外伤，损及肢体筋脉，气血经脉痹阻，亦与痹证发生有关。

痹证的主要病机，概而论之有风、寒、湿、热、痰、瘀、虚七端。在一定条件下可相互影响，相互转化，引起经络痹阻，气血运行不畅，从而导致痹证的发生。风、寒、湿、热病邪为患，各有侧重，风邪甚者，病邪流窜，病变部位游走不定为行痹；寒邪甚者，肃杀阳气，疼痛剧烈为痛痹；湿邪甚者，病邪重着、黏滞，病变部位固定不移为着痹；热邪甚者，煎灼阴液，病变部位热痛而红肿为热痹。另外，风、寒、湿、热病邪又可相互作用。痹证日久不愈，气血津液运行不畅则血脉瘀阻，津液凝聚，痰瘀互结，闭阻经络，病邪入骨，出现关节肿胀、僵硬、畸形等症，甚至深入脏腑，出现脏腑痹的证候。

本病的病变部位在经脉，累及肢体、关节、肌肉、筋骨，日久则耗伤气血，损伤肝肾；痹证日久可累及脏腑，出现脏腑痹。病初以肢体、关节、肌肉疼痛、肿胀、酸楚、重着为主症，为病在肌表与经络之间；久则深入筋骨，以关节疼痛、麻木、僵直、变形、活动障碍为主症；病变日久，病邪可由表入里，经病及脏，即可形成顽固而难愈的"五脏痹"。诚如《素问·痹论》所云："五脏皆有合，病久而不去者，内舍于其合也。故骨痹不已，复感于邪，内舍于肾；筋痹不已，复感于邪，内舍于肝；脉痹不已，复感于邪，内舍于心；肌痹不已，复感于邪，内舍于脾；皮痹不已，复感于邪，内舍于肺。所谓痹者，各以其时重感于风寒湿之气也。"本病的病机演变常见于本虚标实之间。本病初起因风、寒、湿、热之邪相互作用所致，故属实。痹证日久，耗伤气血，损及肝肾，病理性质为虚实相兼；部分患者肝肾气血大伤，而筋骨肌肉疼痛酸楚症状较轻，呈现以正虚为主的虚痹。因此，痹证日久可发生三个方面的病机演变：一是风寒湿痹或风湿热痹日久不愈，气血运行不畅，出现瘀血痰浊痹阻经络；二是病久正气耗伤，呈现不同程度的气血亏虚或肝肾不足证候；三是痹证日久不愈，病邪由经络累及脏腑，出现脏腑痹的证候。

【临床表现】

（1）突然或逐渐肢体关节、肌肉疼痛、酸楚、麻木、重着、屈伸不利及活动障碍为本病的临床特征。

（2）肢体关节疼痛或游走不定，恶风寒；或痛剧，遇寒则甚，得热则缓；或重着而痛，四肢沉重，活动不灵，肌肤麻木不仁；或肢体关节疼痛，痛处焮红灼热，筋脉拘急；或关节剧痛，肿大，僵硬，变形；或绵绵而痛，麻木尤甚，伴心悸、乏力者。

【辨证要点】

（1）辨邪气偏盛　风、寒、湿、热为病各有偏盛，可根据临床主症辨别，如疼痛游走不定者为行痹，属风邪盛；疼痛剧烈，痛有定处，遇寒加重，得热则减为痛痹，属寒邪盛；痛处重着、酸楚、麻木不仁者为着痹，属湿邪盛；病变处焮红灼热、疼痛剧烈者为热痹，属热邪盛。

（2）辨别虚实　根据发病特点及全身症状辨别虚实。一般痹证新发，风、寒、湿、热之邪明显者多为实证；经久不愈，耗伤气血，损及脏腑，肝肾不足者多为虚证；病程缠绵，痰瘀互结，肝肾亏虚者为虚实夹杂证。

【治疗原则】

（1）祛邪通络，宣痹止痛　治疗之法，需辨证施治而非偏用一法。如明·李中梓《医宗必读·痹》云"治风先治血，血行风自灭"，除了介绍祛风、散寒、除湿等基本治法外，还介绍了行痹则补血、痛痹则补火、着痹则补脾益气之治法。根据邪气的偏盛，分别予以祛风、散寒、除湿、清热、化痰、行瘀，兼以舒筋通络。

（2）活血化瘀　清·叶天士对痹证日久不愈有"久病入络"之说，主张用活血化瘀法及重用虫类药物以活血通络。病程日久应辅以补益气血、补养肝肾、祛痰、化瘀等治法，虚实兼顾，标本并治。

【分证论治】

（一）风寒湿痹

1. 行痹

舌象特征：舌质淡，苔薄白或薄腻。见图 9-1-1。

舌象分析：风寒湿邪尤其以风邪为主，侵入人体关节肌肉筋络，使气血痹阻不通，气血不能上荣于舌，则舌质淡，苔薄白，若湿邪偏盛，则苔薄腻。

症状：肢体关节、肌肉疼痛，屈伸不利，可累及多个关节，疼痛呈游走性，初起可见恶风、发热等表证，脉浮或浮缓。

治法：祛风通络，散寒除湿。

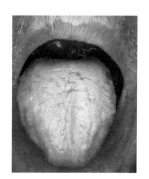

图 9-1-1　行痹舌象

方药：防风汤。

防风9克，秦艽9克，麻黄9克，肉桂3克（后下），葛根9克，当归9克，杏仁9克，黄芩9克，赤茯苓15克，大枣9克，生姜6克，炙甘草6克。

方解：方中秦艽、防风祛风散寒、舒筋活络为君药；麻黄、肉桂、葛根解表散寒、温经益阳为臣药；当归活血利痹，杏仁利肺降气，黄芩苦寒，以制约诸辛温药温燥之性，使无伤阴之弊，赤茯苓健脾利湿，通利关节，为佐药；炙甘草、生姜、大枣为使，和中调营。全方有祛风通络，散寒化湿之功效。

加减：若疼痛以上肢为主，加羌活9克、白芷9克、威灵仙9克；若疼痛以下肢为主，加独活9克、牛膝9克；若疼痛以腰背为主，加巴戟天9克、续断9克、杜仲9克。

中成药：祛风舒筋丸，口服，一次12丸，一日2次。（注：孕妇慎用。）

2. 痛痹

舌象特征：舌质淡，苔薄白。见图9-1-2。

舌象分析：寒邪侵袭人体，寒凝血脉，气血运行不畅，不能上荣于舌，可见舌质淡，苔薄白。

症状：肢体关节疼痛，疼势较剧，痛有定处，关节屈伸不利，局部皮肤或有寒冷感，遇寒痛甚，得热痛减，口淡不渴，恶风寒，脉弦紧。

治法：温经散寒，祛风除湿。

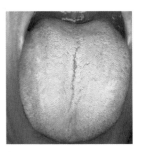

图9-1-2　痛痹舌象

方药：乌头汤。

麻黄9克，白芍15克，黄芪9克，炙甘草9克，制川乌6克（久煎），白蜜数滴。上五味，㕮咀四味。以水三升，煮取一升，去滓，纳蜜煎中，更煎之。服七合：不知，尽服之。

方解：麻黄通阳行痹；制川乌祛寒逐湿；白芍、炙甘草开痹而通血脉，使阴阳宣通，气血畅行；黄芪益气固卫，且防麻黄发散太过；白蜜甘缓药力，使寒湿之邪微微汗解且减低制川乌毒性。诸药配伍，有温经散寒，舒筋止痛之效。

加减：若寒邪甚，加制附子3克（久煎）、桂枝9克、细辛3克、干姜9克。

中成药：

风湿骨痛胶囊，口服，一次2～4粒，一日2次。（注：①本品含毒性药，不可多服；孕妇忌服。②运动员慎用）

追风透骨丸，口服，一次6克，一日2次。（注：不宜久服，属风热痹者及孕妇忌服）

3. 着痹

舌象特征：舌质淡，苔白腻。见图9-1-3。

舌象分析：外湿侵袭机体，湿为阴邪，其性重浊黏腻，故可见舌质淡，苔白腻。或湿邪缠绵机体，久则困脾，脾失健运，水湿内停，上泛于舌，则舌质淡，苔白腻。

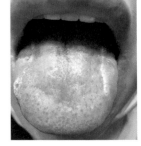

图9-1-3　着痹舌象

症状：肢体关节、肌肉酸楚、重着、疼痛，关节活动不利，肌肤麻木不仁，或有肿胀，手足困重，脉濡缓。

治法：除湿通络，祛风散寒。

方药：薏苡仁汤。

薏苡仁 30 克，苍术 9 克，当归 9 克，川芎 9 克，生姜 9 克，桂枝 9 克，羌活 9 克，独活 9 克，防风 9 克，甘草 6 克，制川乌 6 克（久煎），麻黄 6 克。

方解：薏苡仁、苍术祛湿运脾，疏利经络；羌活、独活、防风祛风胜湿，通痹止痛；麻黄、桂枝、制川乌温经通阳，燥湿止痛；川芎、当归活血通络，祛瘀止痛；甘草、生姜和中调药。诸药共奏祛湿通络之效。

加减：若关节肿胀，加萆薢 9 克、猪苓 9 克；若肌肤不仁，加海桐皮 9 克、豨莶草 9 克；若小便不利、肢体浮肿，加茯苓 15 克、泽泻 9 克、车前子 9 克。

中成药：风湿骨痛丸，口服，一次 10～15 粒，一日 2 次。（注：不可多服，孕妇忌服。）

（二）风湿热痹

舌象特征：舌质红，苔黄腻或黄燥。见图 9-1-4。

舌象分析：风湿之邪阻滞经络，影响经气运行，蕴久化热，热盛则见舌质红，苔黄腻为湿热内阻之象；若热邪偏盛，灼伤津液，则见苔黄燥。

症状：肢体关节疼痛，活动不利，局部灼热红肿，得冷则舒，可有皮下结节或红斑，多兼有发热，恶风，汗出，口渴，烦闷不安，尿黄，便干，脉滑数或浮数。

治法：清热通络，祛风除湿。

方药：白虎加桂枝汤。

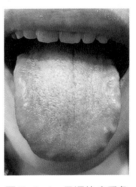

图 9-1-4　风湿热痹舌象

知母 15 克，生石膏 30 克（先煎），粳米 9 克，炙甘草 6 克，桂枝 9 克。

方解：生石膏甘寒清热泻火而透肌腠；知母苦寒清泻肺胃之热，质润滋胃燥，二药合用清热除烦；桂枝温通经络，透达郁邪，调和营卫；粳米滋养胃阴；炙甘草调和诸药以护胃阴。

加减：若皮肤有瘀斑者，加牡丹皮 9 克、生地黄 9 克、白鲜皮 9 克；若咽喉肿痛者，加连翘 9 克、牛蒡子 9 克、薄荷 6 克（后下）；若热盛伤津，而见口渴心烦者，加天冬 9 克、麦冬 9 克、生地黄 9 克。

中成药：

湿热痹片，口服，一次 6 片，一日 3 次。

风痛安胶囊，口服，一次 3～5 粒，一日 3 次。（注：孕妇、体弱年迈及脾胃虚寒者慎用。）

（三）痰瘀痹阻

舌象特征：舌质暗紫或有瘀点瘀斑，苔白腻。见图 9-1-5。

舌象分析：痹证日久不愈，气血津液运行不畅则血脉瘀阻，津液凝聚，痰瘀互结，故见舌质暗紫或有瘀点瘀斑，苔白腻。

症状：病程日久，肢体关节肿胀刺痛，痛有定处，夜间痛甚；或关节肌肤紫暗、肿胀，按之较硬，肢体顽麻或重着；或关节僵硬变形，屈伸不利，甚则肌肉萎缩，有硬结、瘀斑，面色暗黧，肌肤甲错，眼睑浮肿，或痰多胸闷，脉弦涩。

治法：化痰祛瘀，蠲痹通络。

方药：双合汤。

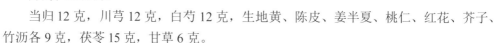

图 9-1-5 痰瘀痹阻舌象

当归 12 克，川芎 12 克，白芍 12 克，生地黄、陈皮、姜半夏、桃仁、红花、芥子、竹沥各 9 克，茯苓 15 克，甘草 6 克。

方解：本方即桃红四物汤合二陈汤加减而成。方中当归、川芎、桃仁、红花活血化瘀、通络止痛，白芍、生地黄养血敛阴，柔筋止痛，茯苓、姜半夏、陈皮、竹沥、芥子健脾化痰，甘草调和诸药。全方共奏活血化瘀、祛痰通络之功。

加减：若症状较严重者，加丹参 9 克、牛膝 9 克或蜈蚣 3 克、地龙 9 克等虫类药；若痰瘀化热者，加黄芩 9 克、黄柏 9 克、牡丹皮 9 克。

中成药：活血止痛膏外用，贴患处。（注：①皮肤破溃或感染处禁用。②青光眼、前列腺肥大患者应在医师指导下使用。③经期及哺乳期妇女慎用，儿童、年老体弱者应在医师指导下使用。④该药品不宜长期或大面积使用，用药后皮肤过敏如出现瘙痒、皮疹等现象时，应停止使用，症状严重者应及时调整诊疗方案。⑤用药 3 天症状无缓解，应及时调整诊疗方案。）

（四）肝肾两虚

舌象特征：舌质红，少苔。见图 9-1-6。

舌象分析：风寒湿邪痹阻经脉，日久则耗伤气血，损伤肝肾，肝肾阴虚则舌红，少苔。

症状：痹证日久不愈，关节肿大，僵硬变形，屈伸不利，肌肉瘦削，腰膝酸软；或畏寒肢冷，阳痿遗精；或头晕目眩，骨蒸潮热，面色潮红，心烦口干，失眠；脉细数。

治法：补益肝肾，舒筋活络。

方药：独活寄生汤。

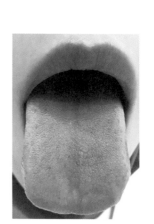

图 9-1-6 肝肾两虚舌象

独活 9 克，细辛 3 克，防风 9 克，秦艽 9 克，肉桂 3 克（后下），桑寄生 12 克，杜仲 9 克，牛膝 9 克，当归 9 克，川芎 9 克，生地黄 12 克，白芍 9 克，人参 9 克，茯苓 9 克，炙甘草 6 克。

方解：方中独活为君，辛苦微温，善治伏风，除久痹，且性善下行，以祛下焦与筋骨间的风寒湿邪；臣以细辛、防风、秦艽、肉桂，散寒祛湿，舒筋通络，利关节，通血脉；佐以桑寄生、杜仲、牛膝补益肝肾而强筋骨，且桑寄生兼可祛风湿，牛膝尚能活血以通利肢节筋脉；当归、川芎、生地黄、白芍养血和血；人参、茯苓、炙甘草健脾益气。以上诸药合用，祛风寒湿邪为主，兼以补肝肾、益气血，邪正兼顾，祛邪不伤正，扶正不留邪。

加减：若肾气虚明显者，加补骨脂9克、菟丝子9克、黄精9克；若肾阳虚明显者，加制附子3克（久煎）、干姜9克、巴戟天9克；若阴虚明显者，加龟甲15克（先煎）、女贞子9克、熟地黄15克；若脾虚湿盛明显者，加白术9克、薏苡仁15克、茯苓15克。

中成药：独活寄生丸，口服，一次6克，一日2次。（注：严重心、肝、肾功能损害者慎用。）

【转归预后】

多数痹证患者经过积极治疗后，可逐渐恢复或缓解；但也有部分患者日久不愈，转为慢性，迁延经年。

【预防与调摄】

首先，针对痹证的危险因素采取预防干预措施，如避免感受风寒湿热之邪、改变不良饮食习惯、坚持适当运动等，以减少痹证的发生风险。对于已经罹患痹证的人群，应当积极采取治疗性干预措施，以预防痹证的进一步加重和肢体肌肉萎缩、脏腑痹等继发病证的发生。

其次，病后调摄护理方面，更需做好防寒保暖等预防工作。应保护病变肢体，提防跌仆等以免受伤，视病情适当对患处进行药物热熨、冷敷等；亦可配合针灸、推拿等进行治疗。鼓励和帮助患者对病变肢体进行功能锻炼，有助于痹证康复。

第二节　痿证

【定义】

痿证是以肢体筋脉弛缓，软弱无力，不能随意运动，或伴有肌肉萎缩的一种病证。临床以下肢痿弱较为常见，亦称"痿躄"。"痿"是指机体痿弱不用；"躄"是指下肢软弱无力，不能步履之意。

【病因病机】

痿证的发生主要因感受温毒、湿热浸淫、饮食毒物所伤、久病房劳、跌仆瘀阻等，引起五脏受损，精津不足，气血亏耗，进而肌肉筋脉失养，发为痿证。

（1）感受温毒　温热毒邪内侵，或病后余邪未尽，低热不解，或温病高热持续不退，皆令内热燔灼，伤津耗气，肺热叶焦，津伤失布，不能润泽五脏，五体失养而痿弱不用。

（2）湿热浸淫　久处湿地或冒雨涉水，感受外来湿邪，湿热浸淫经脉，营卫运行受阻；或郁遏生热，或痰热内停，蕴湿积热，导致湿热相蒸，浸淫筋脉，气血运行不畅，致筋脉失于滋养而成痿。正如《素问·痿论》所言："有渐于湿，以水为事，若有所留，居处相湿，肌肉濡渍，痹而不仁，发为肉痿。"

（3）饮食毒物所伤　素体脾胃虚弱，或饮食不节，劳倦思虑过度，或久病致虚，中气受损，脾胃受纳、运化、输布水谷精微的功能失常，气血津液生化之源不足，无以濡养五脏，以致筋骨肌肉失养；脾胃虚弱，不能运化水湿，聚湿成痰，痰湿内停，客于经脉；或饮食不节，过食肥甘，嗜酒辛辣，损伤脾胃，运化失职，湿热内生，均可致痿。此外，服用或接触毒性药物，损伤气血经脉，经气运行不利，脉道失畅，亦可致痿。

（4）久病房劳　先天不足，或久病体虚，或房劳太过，伤及肝肾，精损难复；或劳役太过而伤肾，耗损阴精，肾水亏虚，筋脉失于灌溉濡养。

（5）跌仆瘀阻　跌打损伤，瘀血阻络，新血不生，经气运行不利，脑失神明之用，发为痿证；或产后恶露未尽，瘀血流注于腰膝，以致气血瘀阻不畅，脉道不利，四肢失其濡润滋养。

痿证的主要病机概而论之，有感受温毒、湿热浸淫、饮食毒物所伤、久病房劳、跌仆瘀阻五端，可在一定条件下相互影响、相互转化，引起五脏受损，精津不足，气血亏耗，肌肉筋脉失养，而发痿证。肺热叶焦，精津失其宣布，久则五脏失濡而致痿；热邪内盛，肾水下亏，水不制火，则火灼肺金，又可加重肺热津伤；脾虚不运与湿热蕴积也可互为因果；湿热亦能下注于肾，伤及肾阴；温热毒邪，灼伤阴津，或湿热久稽，化热伤津，易致阴津耗损；脾胃虚弱，运化无力，又可津停成痰，痹阻经脉，也发本病。临床上，五端之间常互相影响，或兼见，或同病。

其病变部位在筋脉、肌肉，与肝、肾、肺、脾胃最为密切。

【临床表现】

痿证一般可见肢体筋脉弛缓不收，下肢或上肢，一侧或双侧，软弱无力，甚则瘫痪，部分患者伴有肌肉萎缩。由于肌肉痿软无力，也可伴有睑废、视歧、声嘶低喑、抬头无力等症状，甚则影响呼吸、吞咽。

【辨证要点】

（1）辨脏腑病位　痿证初起，症见发热、咳嗽、咽痛，或在热病之后出现肢体软弱不用者，病位多在肺；凡见四肢痿软、食少便溏、面浮、下肢微肿、纳呆腹胀，病位多在脾胃；凡以下肢痿软无力明显，甚则不能站立、腰脊酸软、头晕耳鸣、遗精阳痿、月经不调、咽干目眩，病位多在肝、肾。

（2）审标本虚实　因感受温热毒邪或湿热浸淫者，多急性发病，病程发展较快，属实证。热邪最易耗津伤正，故疾病早期就常见虚实错杂。先天禀赋不足，内伤积损，久病不愈，主要为肝肾阴虚和脾胃虚弱，多属虚证，可兼夹郁热、湿热、痰浊、瘀血，而虚中有实。跌打损伤，瘀阻脉络；或痿证日久，气虚血瘀，也属常见。

【治疗原则】

（1）扶正补虚　重在调养脏腑、补益气血阴阳。肝肾亏虚者，宜滋养肝肾；脾胃虚弱者，宜益气健脾。

（2）祛邪和络　重在清利湿热与温热毒邪。肺热伤津者，宜清热润燥；湿热浸淫者，宜清热利湿；瘀阻脉络者，宜活血行瘀。

（3）攻补兼施　部分患者可见虚实夹杂，治宜攻补兼施。既要注意祛邪勿伤正，补虚扶正时亦当防止恋邪助邪。

【分证论治】

（一）肺热津伤

舌象特征：舌质红，苔黄。见图9-2-1。

舌象分析：温热毒邪内侵，肺为娇脏，内热燔灼，肺热叶焦，津伤失布，不能濡养于舌，则舌质红，苔黄。

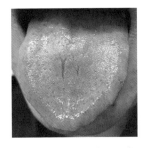

症状：发病急，病起发热，或热后突然出现肢体软弱无力，可较快发生肌肉瘦削，皮肤干燥，心烦口渴，咳呛少痰，咽干不利，小便黄赤或热痛，大便干燥，脉细数。

治法：清热润燥，养阴生津。

图9-2-1　肺热津伤舌象

方药：清燥救肺汤。

桑叶9克，石膏15克（先煎），人参9克，甘草6克，胡麻仁9克，阿胶9克（烊化），麦冬9克，杏仁9克，枇杷叶9克。

方解：方中用桑叶质轻性寒，轻宣肺燥，透邪外出，为君药。温燥犯肺，温者属热宜清，燥胜则干宜润，故臣以石膏辛甘而寒，清泄肺热；麦冬甘寒，养阴润肺。石膏虽沉寒，但用量轻于桑叶，则不碍君药之轻宣；麦冬虽滋润，但用量不及桑叶之半，自不妨君药之外散。君臣相伍，宣中有清，清中有润，是为清宣润肺的常用组合。人参益气生津，合甘草以培土生金；胡麻仁、阿胶助麦冬养阴润肺，肺得滋润，则治节有权；杏仁、枇杷叶苦降肺气，以上均为佐药。甘草兼能调和诸药，是为使药。

加减：若身热未退、高热、口渴有汗，可用生石膏30克（先煎），加金银花9克、连翘9克、知母9克；咳嗽痰多，加瓜蒌9克、桑白皮9克、川贝母9克；咳呛少痰、咽喉干燥，加桑白皮9克、天花粉9克、芦根15克；身热已退，兼见食欲减退、口干咽干较甚，宜用益胃汤加石斛9克、薏苡仁9克、山药9克、麦芽9克。

中成药：清燥润肺合剂，口服，一次10～15毫升，一日3次。（注：①支气管扩张、肺脓疡、肺心病、肺结核患者应慎用。②服用一周病证无改善，应停止服用，及时调整诊疗方案。③服药期间，若患者出现高热，体温超过38℃，或出现喘促气急者，或咳嗽加重，痰量明显增多者应及时调整诊疗方案。④长期服用，应向医师或药师咨询。）

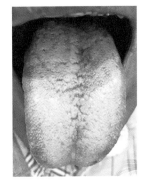

（二）湿热浸淫

舌象特征：舌质红，舌苔黄腻。见图9-2-2。

舌象分析：外感湿热或湿热内生，舌质红为热象，湿热熏

图9-2-2　湿热浸淫舌象

灼于舌，则见舌苔黄腻。

症状：起病较缓，逐渐出现肢体困重，痿软无力，尤以下肢或两足痿弱为甚，兼见微肿，手足麻木，扪及微热，喜凉恶热，或有发热，胸脘痞闷，小便赤涩热痛；脉濡数或滑数。

治法：清热利湿，通利经脉。

方药：二妙丸。

苍术 12 克，黄柏 12 克。

方解：苍术辛苦而温，芳香而燥，直达中州，为燥湿强脾之主药；但病既传于下焦，又非治中可愈，故以黄柏苦寒下降之品，入肝肾直清下焦之湿热，标本并治，中下两宣。

加减：可酌加当归尾 9 克、牛膝 9 克、防己 9 克、萆薢 9 克、龟甲 15 克（先煎）以增强功效。若胸脘痞闷、肢重且肿，加厚朴 9 克、茯苓 9 克、枳壳 9 克；夏令季节，加藿香 9 克、佩兰 9 克；身热肢重，小便赤涩热痛，加忍冬藤 9 克、连翘 9 克、蒲公英 9 克、赤小豆 9 克；两足焮热、心烦口干、舌质红或中剥、脉细数，可去苍术，用龟甲 30 克（先煎），加玄参 9 克、山茱萸 9 克、生地黄 9 克；若兼有瘀血阻滞者，肌肉顽痹不仁、关节活动不利或有痛感、舌质紫暗、脉涩，加丹参 9 克、鸡血藤 9 克、当归 9 克。

中成药：二妙丸，口服，一次 6～9 克，一日 2 次。

（三）脾胃虚弱

舌象特征：舌淡苔薄白。见图 9-2-3。

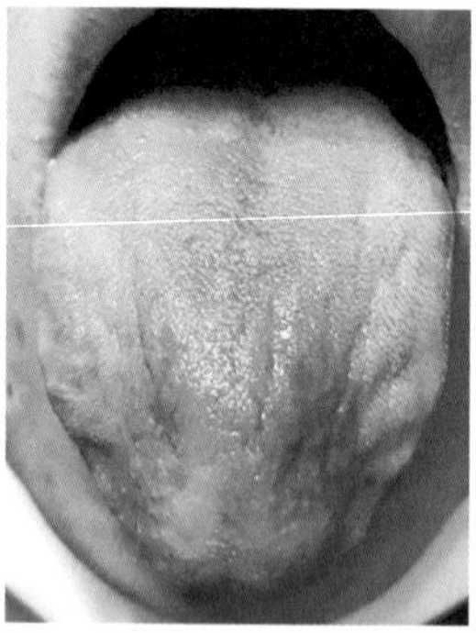

舌象分析：脾胃虚弱，脾的运化功能失司，气血津液生化之源不足，舌失濡养，则见舌淡苔薄白。

症状：起病缓慢，肢体软弱无力逐渐加重，神疲肢倦，肌肉萎缩，少气懒言，纳呆便溏，面色萎黄无华，面浮，脉细弱。

治法：补中益气，健脾升清。

方药：参苓白术散。

图 9-2-3 脾胃虚弱舌象

人参 15 克，茯苓 15 克，白术 15 克，山药 15 克，白扁豆 9 克，莲子 9 克，薏苡仁 15 克，砂仁 6 克（后下），桔梗 6 克，炙甘草 9 克。

方解：见"泄泻"之"脾胃虚弱"。

加减：若脾胃虚者，易兼夹食积不运，酌佐谷芽、麦芽、山楂、神曲各 9 克；气血虚甚者，加黄芪、党参、当归、阿胶各 9 克（烊化）；气血不足兼有血瘀，唇舌紫暗、脉兼涩象者，加丹参 9 克、川芎 9 克、川牛膝 9 克；中气不足，可用补中益气汤。

中成药：参苓白术丸，见"便秘"之"脾气虚秘"。

（四）肝肾亏损

舌象特征：舌红少苔。见图 9-2-4。

舌象分析：久病伤及肝肾，耗损阴精，阴虚则舌红少苔。

症状：起病缓慢，渐见肢体痿软无力，尤以下肢明显，腰膝酸软，不能久立，甚至步履全废，腿胫大肉渐脱，或伴有眩晕耳鸣，舌咽干燥，遗精或遗尿，或妇女月经不调，脉细数。

治法：补益肝肾，滋阴清热。

方药：虎潜丸。

黄柏12克，知母9克，熟地黄15克，龟甲15克（先煎），锁阳9克，白芍9克，陈皮9克，虎骨（用狗骨代）9克，干姜9克。

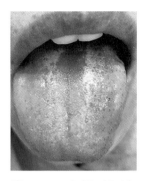

图 9-2-4 肝肾亏损舌象

方解：方中用黄柏，配合知母以泻火清热；熟地黄、龟甲、白芍滋阴养血；虎骨（用狗骨代）强壮筋骨；锁阳温阳益精；干姜、陈皮温中健脾，理气和胃。诸药合用，共奏滋阴降火，强壮筋骨之功。

加减：若兼有神疲、怯寒怕冷、阳痿早泄、尿频而清、妇女月经不调、脉沉细无力，不可过用寒凉以伐生气，去黄柏、知母，加淫羊藿（仙灵脾）9克、紫河车9克、制附子3克（久煎）、肉桂3克（后下）；若见面色无华或萎黄、头昏心悸，加黄芪9克、党参9克、龙眼肉9克、当归9克；腰脊酸软，加续断9克、补骨脂9克、狗脊9克；热甚者，可去锁阳、干姜，或服用六味地黄丸加牛骨髓9克、鹿角胶9克（烊化）、枸杞子9克；阳虚畏寒，脉沉弱，加右归丸加减。

中成药：健步虎潜丸，淡盐汤或温开水送服，水蜜丸一次6克，大蜜丸一次1丸，一日2次。（注：孕妇忌服。）

（五）脉络瘀阻

舌象特征：舌质暗淡或有瘀点瘀斑。见图9-2-5。

舌象分析：瘀血阻络，气血运行不畅，则舌质暗淡或有瘀点瘀斑。

症状：久病体虚，四肢痿弱，肌肉瘦削，手足麻木不仁，四肢青筋显露，可伴有肌肉活动时隐痛不适，舌痿不能伸缩，脉细涩。

治法：益气养营，活血行瘀。

方药：圣愈汤合补阳还五汤。

熟地黄15克，白芍9克，当归9克，川芎9克，人参9克，黄芪15克，赤芍9克，地龙9克，桃仁9克，红花6克。

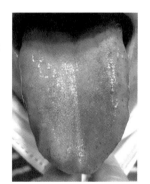

图 9-2-5 脉络瘀阻舌象

方解：黄芪、人参大补元气，使气旺血行，瘀去络通，使祛瘀而不伤正；熟地黄、白芍养血滋阴；当归、川芎、赤芍活血和营；桃仁、红花活血化瘀；地龙性善走窜，通经活络，行走全身，以行药力。

加减：若手足麻木、舌苔厚腻者，加橘络9克、木瓜9克；下肢痿软无力，加杜仲

9克、锁阳9克、桑寄生9克；若见肌肤甲错、形体消瘦、手足痿弱，为瘀血久留，可用圣愈汤送服大黄䗪虫丸。

中成药：补阳还五丸，每次4克，每日2次，饭前半小时或饭后一小时温水送服。（注：孕妇慎服）

【转归预后】

多数患者经过早期积极治疗，可逐渐缓解。但也有部分患者留有四肢无力、肌肉萎缩、吞咽困难、呼吸困难等后遗症。

【预防与调摄】

首先，针对病因预防，痿证的发生常与居住湿地、感受温热湿邪有关，因此，要避居湿地，防御外邪侵袭。另外，注意精神调养，清心寡欲，锻炼身体，增强体质，避免过劳，生活规律，饮食宜清淡、富有营养，忌油腻辛辣，对促进痿证康复亦具重要意义。

其次，患者发病病情危重，卧床不起、吞咽呛咳、呼吸困难者，要常翻身拍背，鼓励患者排痰，以防止痰湿壅肺或发生褥疮。对瘫痪者，应注意患肢保暖，保持肢体功能体位，防止肢体挛缩或关节僵硬，有利于日后功能恢复。由于肌肤麻木、感觉障碍，在日常生活与护理中，应避免冻伤或烫伤。

第三节　颤证

【定义】

颤证是以头部或肢体摇动、颤抖，不能自制为主要临床表现的一种病证。轻者表现为头摇动或手足微颤，重者可见头部振摇、肢体颤动不止，甚则肢节拘急、失去生活自理能力。

【病因病机】

颤证的发生主要因年老体虚、情志过极、饮食不节、劳逸失当等，引起风阳内动，或痰热动风，或瘀血夹风，或虚风内动，或肾精气血亏虚，进而筋脉失养或风邪扰动筋脉而发为颤证。

（1）年老体虚　中年之后，脾胃渐损，肝肾亏虚，精气暗衰，筋脉失养；或禀赋不足，肾精虚损，脏气失调；或罹患沉疴，久病体弱，脏腑功能紊乱，气血阴阳不足，筋脉失养，虚风内动。

（2）情志过极　情志失调，郁怒忧思太过，脏腑气机失于调畅。郁怒伤肝，肝气郁结不畅，气滞而血瘀，筋脉失养；或肝郁化火生风，风阳暴张，窜经入络，扰动筋脉；若思虑太过，则损伤心脾，气血化源不足，筋脉失养；或因脾虚不运，津液失于输布，聚湿生痰，痰浊流窜，扰动筋脉。

（3）饮食不节　恣食膏粱厚味或嗜酒成癖，损伤脾胃，聚湿生痰，痰浊阻滞经络而动风；或滋生内热，痰热互结，壅阻经脉而动风；或因饥饱无常，过食生冷，损伤脾胃，气血生化乏源，致使筋脉失养而发为颤证。

（4）劳逸失当　行役劳苦，动作不休，使肌肉筋膜损伤疲极，虚风内动；或贪逸少动，使气缓脾滞而气血日减；或房事劳欲太过，肝肾亏虚，阴血暗损，筋脉失于调畅，阴虚风动，发为颤证。

颤证的主要病机概而论之，有风、火、痰、瘀四端，在一定条件下相互影响，相互转化，引起气血阴精亏虚，不能濡养筋脉；或痰浊、瘀血壅阻经脉，气血运行不畅，筋脉失养；或热甚动风，扰动筋脉，而致肢体拘急颤动而发颤证。

本病的病变部位在筋脉，与肝、肾、脾等脏关系密切。

本病的病机演变常见于本虚标实。本为气血阴阳亏虚，其中以阴津精血亏虚为主；标为风、火、痰、瘀为患。标本之间密切联系，风、火、痰、瘀可因虚而生，诸邪又进一步耗伤阴津气血。风、火、痰、瘀之间也相互联系，甚至可以互相转化，如阴虚、气虚可转为阳虚，气滞、痰湿也可化热等。颤证日久可导致气血不足、络脉瘀阻，出现肢体僵硬、动作迟滞乏力的现象。

【临床表现】

颤证临床上常表现为头部及肢体颤抖、摇动、不能自制，甚者颤动不止、四肢强急。可伴动作笨拙、活动减少、多汗流涎、语言缓慢不清、烦躁不寐、神识呆滞等症状。

【辨证要点】

辨标本虚实：本病为本虚标实。肝肾阴虚、气血不足为病之本，属虚；风、火、痰、瘀等病理因素多为病之标，属实。一般震颤较剧、肢体僵硬、烦躁不宁、胸闷体胖、遇郁怒而发者，多为实证；颤抖无力、缠绵难愈、腰膝酸软、体瘦眩晕、遇烦劳而加重者，多为虚证。但病久常标本虚实夹杂，临证需仔细辨别其主次偏重。

【治疗原则】

（1）平肝息风　本病的初期，本虚之象并不明显，常见风火相煽、痰热壅阻之标实证，治疗当以清热、化痰、息风为主。

（2）补益肝肾　病程较长，年老体弱，其肝肾亏虚、气血不足等本虚之象逐渐突出，治疗当以滋补肝肾、益气养血、调补阴阳为主，兼以息风通络。

【分证论治】

（一）风阳内动

舌象特征：舌质红，苔黄。见图9-3-1。

舌象分析：郁怒伤肝，肝郁化火生风，舌质红为内热之象，热灼津液，上熏于舌则见苔黄。

症状：肢体颤动粗大，程度较重，不能自制，头晕耳鸣，面赤烦躁，易激动，心情紧张时颤动加重，伴有肢体麻木，口苦而干，语言迟缓不清，流涎，尿赤，大便干，脉弦滑数。

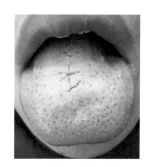

图9-3-1　风阳内动舌象

治法：镇肝息风，舒筋止颤。

方药：天麻钩藤饮合镇肝息风汤。

天麻9克，钩藤9克（后下），石决明15克（先煎），栀子9克，黄芩9克，牛膝9克，杜仲9克，益母草9克，桑寄生9克，首乌藤（夜交藤）9克，茯神9克，赭石15克（先煎），龙骨15克（先煎），牡蛎15克（先煎），龟甲15克（先煎），白芍9克，玄参9克，天冬9克，川楝子6克，生麦芽9克，茵陈9克，炙甘草9克。

方解：

天麻钩藤饮，见"头痛"之"肝阳头痛"。

镇肝息风汤，见"中风"之"阴虚风动"。

加减：若肝火偏盛、焦虑心烦，加龙胆9克、夏枯草9克；痰多者，加竹沥9克、天竺黄9克；眩晕耳鸣者，加知母9克、黄柏9克、牡丹皮9克；心烦失眠，加炒酸枣仁9克、柏子仁9克、丹参9克；颤动不止，加僵蚕9克、全蝎3克。

中成药：全天麻胶囊，口服，一次2～6粒，每日3次。（注：①服药期间要保持情绪乐观，切忌生气恼怒。②高血压病、心脏病、肝病、糖尿病、肾病等慢性病严重者应慎用。③眩晕、头痛症状严重者应及时调整诊疗方案。④服药3天症状无缓解，应及时调整诊疗方案。）

（二）痰热风动

舌象特征：舌体胖大，有齿痕，舌质红，舌苔黄腻。见图 9-3-2。

舌象分析：饮食损伤脾胃，脾失健运，聚湿生痰，脾虚湿盛则见舌体胖大，有齿痕；痰湿蕴久化热，痰热蕴结，则舌质红，舌苔黄腻。

症状：头摇不止，肢麻震颤，重则手不能持物，头晕目眩，胸脘痞闷，口苦口黏，甚则口吐痰涎，脉弦滑数。

治法：清热化痰，平肝息风。

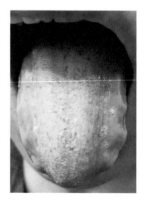

图 9-3-2　痰热风动舌象

方药：导痰汤合羚角钩藤汤。

姜半夏9克，陈皮9克，茯苓12克，枳实9克，胆南星6克，羚羊角粉3克（冲服），钩藤9克（后入），桑叶9克，川贝母9克，生地黄15克，菊花9克，竹茹9克，茯神9克，白芍9克，炙甘草6克。

方解：

导痰汤：本方为燥湿化痰基础方二陈汤加胆南星、枳实，涤痰之力尤胜。方中胆南星燥湿化痰，祛风散结；枳实下气行痰；姜半夏燥湿祛痰；陈皮下气消痰药，加强豁痰顺气之力；茯苓渗湿，炙甘草和中。全方共奏燥湿化痰，行气开郁之功，气顺则痰自下降，晕厥可除，痞胀得消。

羚角钩藤汤：羚羊角、钩藤清热凉肝、息风止痉，桑叶、菊花清热息风，白芍、生地黄、炙甘草养阴增液以柔肝舒筋，竹茹、川贝母清热除痰，茯神宁心安神，炙甘草调和诸药，诸药合用，共奏平肝息风之效。

加减：若痰湿内聚，胸闷恶心、咳吐痰涎、苔厚腻、脉滑者，加煨皂角9克、芥子9克；震颤较重，加珍珠母15克（先煎）、生石决明15克（先煎）、全蝎3克；心烦易怒者，加天竺黄9克、牡丹皮9克、郁金9克；胸闷脘痞，加瓜蒌皮9克、厚朴9克、苍术9克；肌肤麻木不仁，加地龙9克、丝瓜络9克、竹沥9克；神识呆滞，加石菖蒲9克、远志9克。

中成药：安宫牛黄丸，见"中风"之"阳闭"。

（三）气血亏虚

舌象特征：舌体胖大，舌质淡红，舌苔薄白滑。见图9-3-3。

舌象分析：饮食损伤脾胃，脾胃虚弱，气血生化不足；脾虚失运则湿浊内生，不能运化湿邪，脾虚湿盛则见舌体胖大，舌苔薄白滑。

症状：头摇肢颤；面色白，表情淡漠，神疲乏力，动则气短，心悸健忘，眩晕，纳呆，脉沉濡无力或沉细弱。

治法：益气养血，濡养筋脉。

方药：人参养荣汤。

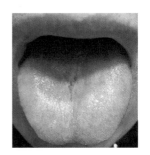

图9-3-3　气血亏虚舌象

白芍9克，当归9克，陈皮9克，黄芪15克，肉桂3克（后下），人参9克，炒白术9克，熟地黄9克，五味子9克，茯苓12克，远志9克，炙甘草6克。

方解：见"胸痹"之"气阴两虚"。

加减：若血虚心神失养，心悸、失眠、健忘，加炒酸枣仁9克、柏子仁9克；肢体颤抖、疼痛麻木，加鸡血藤9克、丹参9克、桃仁9克、红花9克。

中成药：归脾丸，见"眩晕"之"气血亏虚"。

（四）髓海不足

舌象特征：舌质红，舌苔薄白，或红绛无苔。见图9-3-4。

舌象分析：饮食伤脾，脾胃受损则气血化源不足，久病可见肾精气血亏虚，若病情较轻则见舌质红，舌苔薄白；若肾精不足，阴津亏损，则舌红绛无苔。

症状：头摇肢颤，持物不稳，腰膝酸软，失眠心烦，头晕耳鸣，善忘，老年患者常兼有神呆、痴傻，脉象细数。

治法：填精补髓，育阴息风。

方药：龟鹿二仙膏。

鹿角胶9克（烊化），龟甲胶9克（烊化），人参9克，枸杞子9克。

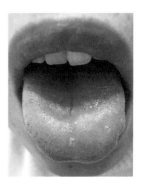

图9-3-4　髓海不足舌象

方解：鹿角胶甘咸微温，功擅温肾补阳，益精养血；龟甲胶甘咸而寒，长于填精补髓，滋阴养血，二者共为君药。人参大补元气；枸杞子补肾益精，养肝明目，助君药滋补肝肾精血之不足，此二者为臣药。四药相伍，阴阳气血并补。

加减：若肢体颤抖、眩晕较著，加天麻9克、全蝎3克、石决明15克（先煎）；若阴虚火旺，兼见五心烦热、躁动失眠、便秘溲赤，加黄柏9克、知母9克、牡丹皮9克；若肢体麻木、拘急强直，加木瓜9克、僵蚕9克、地龙9克、白芍30克、甘草15克。

中成药：龟鹿二仙丸，口服，每次4克，每日2次，饭前半小时或饭后一小时温开水送服。（注：孕妇慎服。）

（五）阳气虚衰

舌象特征：舌质淡，舌苔薄白。见图9-3-5。

舌象分析：久病伤及肝肾，气血阴阳不足，若肾阳虚衰，则舌质淡，舌苔薄白。

症状：头摇肢颤，筋脉拘挛，畏寒肢冷，四肢麻木，心悸懒言，动则气短，自汗，小便清长或自遗，大便溏，脉沉迟无力。

治法：补肾助阳，温煦筋脉。

方药：地黄饮子。

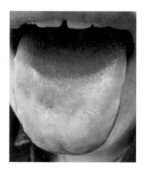

图9-3-5　阳气虚衰舌象

熟地黄15克，巴戟天9克，山茱萸9克，石斛9克，肉苁蓉9克，制附子3克（久煎），五味子6克，肉桂3克（后下），茯苓9克，麦冬9克，石菖蒲9克，远志9克，薄荷6克（后下），生姜9克，大枣9克。

方解：本方中熟地黄、山茱萸滋补肾阴；肉苁蓉、巴戟天温补肾阳；制附子、肉桂补肾阳且吸纳浮阳；麦冬、石斛、五味子滋阴敛液；石菖蒲、远志、茯苓交通心肾，开窍化痰；大枣、生姜、薄荷调和营卫。

加减：若大便稀溏者，加干姜9克、肉豆蔻9克；若心悸者，加柏子仁9克。

中成药：金匮肾气丸，见"鼓胀"之"脾肾阳虚"。

【转归预后】

本病为难治病证，部分患者呈逐年加重倾向，因此，除药物治疗外，还应重视调摄。

【预防与调摄】

首先，增强人体正气，避免和消除导致颤证的各种致病因素。如应注意生活调摄，保持情绪稳定，心情舒畅，避免忧思郁怒等不良精神刺激。若发现患者暴躁、愤怒时，要进行劝慰。在生活起居方面，应尽量使环境保持安静舒适，居处通风良好，避免受风、受热、受潮，生活有规律，节制房事。饮食宜清淡而富有营养，忌暴饮暴食或嗜食肥甘厚味，戒除烟酒等不良嗜好。此外，避免中毒、中风、颅脑损伤对预防颤证的发生有重要意义。

其次，调摄护理方面。颤证患者平时注意加强肢体功能锻炼，适当参加力所能及的体育活动，如太极拳、八段锦、内养功等。对颤证较重者，应帮助患者做适量被动运动，按摩肢体，以促进气血的运行；下地行走时，应注意走路姿势、技巧和速度，注意安全。对卧床不起的患者，注意帮助患者翻身，经常进行肢体按摩，以防发生褥疮；一旦发生褥疮，要及时处理，按时换药，保持创口干燥，使褥疮早日愈合。护理应注意详细观察病情，予以辨证施护。

第四节　腰痛

【定义】

腰痛又称"腰脊痛"，是以腰脊或脊旁部位疼痛为主要表现的病证。其发病有急性和慢性之分。

【病因病机】

腰痛的发生主要因外邪侵袭、体虚年老、跌仆闪挫引起经脉受阻，气血不畅；或肾气亏虚，腰府失养；或气血阻滞，瘀血留着，进而痹阻经脉，气血不通，发为腰痛。

（1）外邪侵袭　多由居处潮湿，或劳作汗出当风，衣着单薄，或冒雨着凉，或暑夏贪凉，腰府失护，风、寒、湿、热等六淫之邪乘虚侵入，导致经脉受阻，气血运行不畅而发腰痛。如《素问·六元正纪大论》所云："感于寒，则病人关节禁固，腰椎痛，寒湿推于气交而为疾也。"

（2）体虚年老　先天禀赋不足，或久病体虚，或年老体衰，或房事不节，以致肾之精气亏虚，无以濡养筋脉而发生腰痛。如《杂病源流犀烛·腰脐病源流》所言："腰痛，精气虚而即客病也。"

（3）跌仆闪挫　举重抬物或屏气闪挫，暴力扭转，坠落跌打，或体位不正，用力不当，导致腰部经络气血运行不畅，气血阻滞不通，瘀血留着而发生疼痛。如《景岳全书·腰痛》："跌仆伤而腰痛者，此伤在筋骨而血脉凝滞也。"

腰痛的主要病机概而论之为邪阻经脉，腰府失养。寒为阴邪，其性收引，郁遏卫阳，凝滞营阴，以致腰府气血不通；湿邪侵袭，其性黏滞，留着筋骨肌肉，闭阻气血，阳气不运，以致肌肉筋脉拘急而痛；感受热邪，常与湿合，或湿蕴生热而滞于腰府，经脉不畅而生腰痛。内伤腰痛多因肾之精气亏虚，腰府失养。偏于阴虚则腰府不得濡养，偏于阳虚则腰府不得温煦，故发生腰痛。内外二因，相互影响，风、寒、湿、热诸邪，常因肾虚而乘袭，痹阻经脉，发生腰痛。

本病的病变部位在肾，与膀胱经、督脉、带脉和足少阴肾经等经脉密切相关。

外感腰痛，起病较急，腰痛明显，常伴有风、寒、湿、热等外邪症状。寒湿者，腰部冷痛重着，转侧不利，静卧病痛不减；湿热者，腰部热痛重着，暑湿天加重，活动后或可减轻。内伤腰痛，多起病隐匿，腰部酸痛，病程缠绵，常伴有脏腑虚损症状，多见于肾虚。

本病的病机演变常见于本虚标实之间。外感腰痛，或跌仆损伤多属实证，为邪阻经脉，"不通则痛"。内伤腰痛多属虚证，为肾精亏虚，腰府失养，"不荣则痛"。

【临床表现】

急性腰痛，病程较短，轻微活动即可引起一侧或两侧腰部疼痛加重，脊柱两旁常有明显的按压痛。

慢性腰痛，病程较长，缠绵难愈，遇劳则剧，按之则舒。可因体位不当、劳累过度、天气变化等因素诱发或加重。

【辨证要点】

（1）辨虚实　外感腰痛，多起病较急，腰痛明显，常伴表证，多属实；内伤者，多起病隐袭，腰部酸痛，病程缠绵，常伴有脏腑症状，多属虚；跌仆闪挫所致者，起病急，疼痛部位固定，多属瘀血为患，亦以实证为主。

（2）辨病理性质　腰部冷痛，得热则舒，足寒肢冷，为寒；腰部疼痛重着，难以转侧，身体困重，为湿；腰部热痛，身热汗出，小便热赤，为热；腰痛如刺，痛处拒按，多为闪挫或瘀血。

【治疗原则】

（1）祛邪通络　感受外邪属实，宜祛邪通络，根据寒湿、湿热的不同，分别予以温散或清利；外伤腰痛属实，宜活血祛瘀，通络止痛。

（2）补肾固本　内伤致病多属虚，宜补肾固本为主；虚实兼见者，宜分清主次轻重，标本兼顾。

【分证论治】

（一）寒湿腰痛

舌象特征：舌质淡，苔白腻。见图9-4-1。

舌象分析：寒湿侵袭，寒为阴邪，其性收引，郁遏阳气，则舌质淡；湿邪黏滞，闭阻气血，阳气不运，寒湿内蕴，则苔白腻。

症状：腰部冷痛重着，转侧不利，静卧病痛不减，寒冷或阴雨天加重，脉沉而迟缓。

治法：散寒行湿，温经通络。

方药：甘姜苓术汤。

炙甘草9克，炒白术9克，干姜9克，茯苓15克。

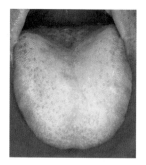

图9-4-1　寒湿腰痛舌象

方解：干姜辛热，温里散寒，为君药；炒白术、茯苓健脾利水为臣；炙甘草补气和中，调和诸药为佐使。

加减：若寒邪偏盛，加制附子3克（久煎）、制川乌3克（久煎）、细辛3克；若湿邪偏盛，加苍术9克、厚朴9克、薏苡仁15克。

中成药：理中丸，见"呃逆"之"脾胃阳虚"。

（二）湿热腰痛

舌象特征： 舌质红，苔黄腻。见图 9-4-2。

舌象分析： 湿热内蕴机体，热灼津液则舌质红；湿热熏灼于舌则苔黄腻。

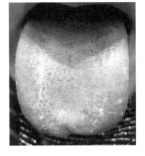

图 9-4-2　湿热腰痛舌象

症状： 腰部疼痛，重着而热，暑湿阴雨天气加重，活动后或可减轻，身体困重，小便短赤，脉濡数或弦数。

治法： 清热利湿，舒筋止痛。

方药： 四妙丸。

苍术 12 克，黄柏 12 克，川牛膝 15 克，薏苡仁 30 克。

方解： 苍术燥湿健脾；黄柏清热燥湿；川牛膝补肝肾，强筋骨；薏苡仁祛湿热，利筋络。四味合用，清热利湿，强筋壮骨。

加减： 若小便短赤不利，加栀子 9 克、萆薢 9 克、车前草 9 克；若湿热蕴久，耗伤阴津，加生地黄 9 克、知母 9 克、女贞子 9 克、墨旱莲 9 克。

中成药： 四妙丸，口服，一次 6 克，一日 2 次。（注：孕妇慎用。）

（三）瘀血腰痛

舌象特征： 舌质暗紫，或有瘀斑。见图 9-4-3。

舌象分析： 瘀血阻滞，气血运行失常，则舌质暗紫，或有瘀斑。

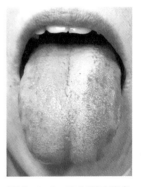

症状： 腰痛如刺，痛有定处，痛处拒按，日轻夜重，轻者俯仰不便，重者不能转侧；脉涩。部分患者有跌仆闪挫病史。

治法： 活血化瘀，通络止痛。

方药： 身痛逐瘀汤。

秦艽 9 克，川芎 9 克，桃仁 9 克，红花 9 克，炙甘草 6 克，羌活 9 克，没药 6 克，当归 9 克，五灵脂 9 克（包煎），香附 9 克，牛膝 9 克，地龙 9 克。

图 9-4-3　瘀血腰痛舌象

方解： 秦艽、羌活祛风除湿；桃仁、红花、当归、川芎活血祛瘀；没药、五灵脂、香附行气血，止疼痛；牛膝、地龙疏通经络以利关节；炙甘草调和诸药。

加减： 若腰痛日久，肾虚者，加杜仲 9 克、续断 9 克、桑寄生 9 克；若兼有风湿，身体困重、阴雨天加重，加独活 9 克；若腰痛引胁，加柴胡 9 克、郁金 9 克；若有跌仆、扭伤、挫闪病史，加乳香 9 克、青皮 9 克。

中成药： 舒筋活血胶囊，口服，一次 5 粒，一日 3 次。（注：孕妇忌用。）

（四）肾虚腰痛

1.肾阴虚

舌象特征： 舌红少苔。见图 9-4-4。

舌象分析：肾精亏虚，肾阴虚则可见舌红少苔。

症状：腰部隐隐作痛，酸软无力，缠绵不愈，心烦少寐，口燥咽干，面色潮红，手足心热，脉弦细数。

治法：滋补肾阴，濡养筋脉。

方药：左归丸。

熟地黄 15 克，山药 9 克，枸杞子 9 克，鹿角胶 9 克（烊化），菟丝子 9 克，龟甲胶 9 克（烊化），山茱萸 9 克，川牛膝 12 克。

方解：见"眩晕"之"肾精不足"。

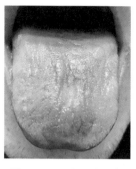

图 9-4-4　肾阴虚舌象

加减：若肾阴不足，相火偏亢，可选用知柏地黄丸或大补阴丸；若虚劳腰痛，日久不愈，阴阳俱虚，阴虚内热者，可选用杜仲丸。

中成药：左归丸，见"眩晕"之"肾精不足"。

2. 肾阳虚

舌象特征：舌质淡，苔薄白。见图 9-4-5。

舌象分析：肾阳亏虚，阳气不足影响气血运化，气血不能上荣于舌则见舌质淡，苔薄白。

症状：腰部隐隐作痛，酸软无力，缠绵不愈，局部发凉，喜温喜按，遇劳更甚，卧则减轻，常反复发作，面色白，肢冷畏寒，脉沉细无力。

治法：补肾壮阳，温煦经脉。

方药：右归丸。

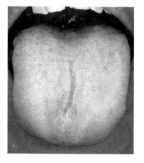

图 9-4-5　肾阳虚舌象

熟地黄 15 克，山药 9 克，枸杞子 9 克，鹿角胶 9 克（烊化），菟丝子 9 克，杜仲 9 克，山茱萸 9 克，当归 9 克，肉桂 3 克（后下），制附子 3 克（久煎）。

方解：以制附子、肉桂、鹿角胶为君药，温补肾阳，填精补髓；臣以熟地黄、枸杞子、山茱萸、山药滋阴益肾，养肝补脾；佐以菟丝子补阳益阴，固精缩尿；杜仲补益肝肾，强筋壮骨；当归补血养肝。诸药配合，共奏温补肾阳之功。

加减：若脾气亏虚，甚或脏器下垂者，加黄芪 9 克、党参 9 克、白术 9 克、升麻 9 克；若如无明显阴阳偏盛者，可服用青娥丸；若房劳过度而致肾虚腰痛者，可用血肉有情之品调理，如河车大造丸。

中成药：右归丸，见"虚劳"之"肾阳虚"。

【转归预后】

多数腰痛患者经过积极治疗后，可逐渐恢复或缓解；但也有部分患者日久不愈，转化为慢性，迁延难愈。

【预防与调摄】

首先，针对腰痛的危险因素采取预防性干预措施，如避免坐卧湿地；暑季湿热蕴蒸时，亦应避免夜宿室外，贪冷喜凉；应注意保暖，免受风寒湿邪侵袭；涉水冒雨或运动汗出后即应换衣擦身；在日常生活中要保持正确的坐、卧、行体位，劳逸适度，不可强力负重；避免腰部跌仆闪挫以减少腰痛的发生风险。对于已经罹患腰痛的人群，应当积极采取治疗措施，以预防腰痛再次发生。

其次，急性腰痛，应及时治疗，愈后注意休息调养，以巩固疗效。慢性腰痛除药物治疗外，注意腰部保暖，或加用腰托固护，避免腰部损伤。避免劳欲太过，防止感受外邪，经常活动腰部，或进行腰部自我按摩、打太极拳等活动，有助于腰痛的康复。

第十章

临证医案

病案一

翁某，女，41岁。2019年5月8日初诊。

主诉： 咳嗽半年。

现症： 近半年来持续咳嗽，加重3个月，影响睡眠，痰白量多质黏，咳甚时喘，二便调，口干，腰酸，疲乏，现月经第二天，量时多时少。既往有咽炎、慢性鼻炎史。

诊查： 舌淡紫，苔白腻厚，左脉浮弦细，右脉细虚（见图10-1）。

病名： 咳嗽。

证型： 肺脾气虚证。

病机分析： 久咳耗气，肺气亏虚，肃降无权，气不化津，津聚成痰，气逆于上，引起咳嗽。水谷不能化为精微上输以养肺，反而聚为痰浊，上贮于肺，肺气壅塞，上逆为咳。久病则肺脾两虚，气不化津，则痰浊更易滋生，此即"脾为生痰之源，肺为贮痰之器"的道理。

治法： 补脾宣肺，理气止咳。

处方： 西洋参8克，茯苓30克，法半夏15克，陈皮15克，葶苈子30克，马勃12克，蝉蜕10克，炒白芍15克，旋覆花12克，枇杷叶30克，紫菀20克，款冬花15克，天花粉10克，川牛膝20克，蒲黄炭30克，磁石30克，合欢皮30克，酸枣仁30克，炙甘草6克，萆薢30克，百部15克。

服药方法： 每日两次，水煎服。

按： 患者因久咳致肺脾气虚，故以西洋参、茯苓、炙甘草，补脾益气；加重3个月，则重在降逆止咳，故用葶苈子、马勃、蝉蜕、旋覆花、枇杷叶、紫菀、款冬花、百部；萆薢利湿去浊；法半夏化痰止咳；陈皮理气化痰；川牛膝利尿通淋；蒲黄炭消瘀止血；天花粉生津润肺以防过燥伤肺；配伍安神助眠之磁石、合欢皮、酸枣仁，疏肝解郁之炒白芍，合阴阳以助睡眠，增强降逆止咳之力。

二诊自诉症状好转，现阵咳每日5～6次，喉中时有哮鸣音，咳甚时吐，舌淡紫，苔白腻；左脉浮弦，右脉弦细虚。上方加炒白术12克，服法同前（见图10-2）。

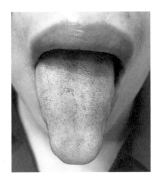
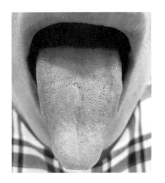

图 10-1　　　　　　　　　　　图 10-2

病案二

黄某，男，59 岁。2019 年 6 月 12 日初诊。

主诉： 胸痛多年，加剧 3 天。

现症： 患者于 2018 年 9 月置入心脏支架 2 枚，2019 年 1 月心肌梗死发作又置入心脏支架 1 枚。三天前，出现晨起胸痛，大便偏干，每日一次，夜尿 1 次，口干。

舌脉： 血压 147/76 毫米汞柱。舌淡紫，苔黄厚腻，左脉弦滑，右脉弦滑（见图 10-3）。

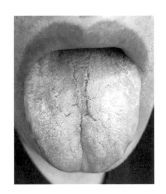

图 10-3

病名： 胸痹。

证型： 痰浊闭阻证。

病机分析： 本病病机在于心脉痹阻，其病位在心，与肝、脾、肾三脏功能失调有密切的关系。病性有虚实两方面，见舌淡脉弦则知其虚实夹杂，晨起阳气未盛，则虚为气虚；舌紫苔厚腻知其实为气滞、痰浊、血瘀，并可交互为患。虚实两方面均以心脉痹阻不畅，不通则痛为病机关键。

治法： 通阳泄浊，豁痰开结。

处方： 茯苓 30 克，姜半夏 12 克，陈皮 15 克，泽泻 30 克，川牛膝 30 克，焦山楂 20 克，白芍 25 克，瓜蒌皮 20 克，泽兰 15 克，牡蛎 60 克，龙骨 50 克，炒枳壳 8 克，延胡索 30 克，合欢皮 30 克，黄芩 12 克，干姜 8 克。

服药方法： 每日两次，水煎服。

按： 本病本虚标实，虚实夹杂，发作期治标实，缓解期补虚，其治疗应补其不足，泻其有余，权衡标本虚实之多少，确定补泻法度之适宜。本虚宜补，调阴阳补气血，调整脏腑之偏衰，本病结合舌脉特点应重在泻标实，针对气滞、血瘀、痰浊而理气、活血、化痰，尤重活血通络、理气化痰。补虚泻实目的在于使心脉气血流通，通则不痛。

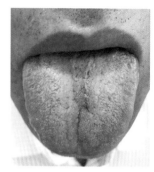

图 10-4

二诊患者自述症状好转，现易早醒，舌淡紫，苔淡黄腻，左脉弦滑，右脉弦滑。上方加丹参 30 克、酸枣仁 30 克，改合欢皮 50 克，服法同前（见图 10-4）

病案三

谭某，女，28 岁。2020 年 3 月初诊。

主诉： 头晕年余。

现症： 素因工作原因熬夜，2019 年末开始出现头昏沉，时头痛。头部检查基本正常。心悸，入睡可，周身乏力，记忆力下降，大便每日 1 行，不成形。小便频，手足凉，怕冷，易急躁。吃油腻、辛辣之品胃部胀闷不适，汗多。去年常酗酒呕吐。现月经第 3 天，量少，色暗，经前小腹闷胀不适。体检：乳腺结节，时白带多稀。

舌脉： 舌淡紫，尖瘀点，苔白腻，脉左细虚，右弦浮（见图 10-5，图 10-6）。

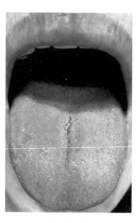

图 10-5

病名： 眩晕。

证型： 脾肾阳虚证。

病机分析： 脾胃气虚，脾虚日久，一者，清气不升，不能濡养清窍，以致头目昏沉；二者，脾胃气虚，运化无力，以致胀闷不适；脾肾阳虚，阳不化气，以致手足不温，二便异常。肝气郁结，以致气结，故乳腺结节，肝经所行之小腹于经前不适。

治法： 健脾益气，温补脾肾，疏肝解郁。

处方：

早上： 黄芪 30 克，党参 15 克，白术 12 克，陈皮 15 克，茯苓 25 克，姜半夏 12 克，炒枳壳 6 克，川牛膝 15 克，川芎 20 克，五味子 20 克，益智 15 克，砂仁 8 克（后），柴胡 12 克，炙甘草 10 克，厚朴 10 克，炒白芍 12 克，平贝母 20 克，三七 8 克（包）。

晚上： 党参 15 克，陈皮 15 克，茯苓 25 克，姜半夏 12 克，炒枳壳 6 克，厚朴 10 克，合欢皮 30 克，首乌藤（夜交藤）30 克，炒白芍 15 克，五味子 20 克，磁石 30 克，川牛膝 20 克，益智 15 克，砂仁 8 克（后），川芎 20 克，炙甘草 10 克，平贝母 20 克，三七 8 克（包），补骨脂 10 克。

服药方法：每日两次，水煎服。

按：患者脾胃气虚，故以陈皮、姜半夏、茯苓、炙甘草、黄芪、党参，以合二陈汤之意，予以健运中焦脾胃。肝郁脾虚以致乳腺结节，经行腹部不适，故以陈皮、柴胡、川芎、炒枳壳、炒白芍、炙甘草疏肝解郁。五味子敛肺，滋肾、生津，收汁；平贝母止咳化痰、润肺、散结；川牛膝入肝肾，逐瘀通经；患者平素四肢冰冷，二便异常，属脾肾阳虚，故以益智温肾阳。患者还有脾胃胀闷不适，故以砂仁、厚朴理气而除满，以三七行气活血，为头痛之圣药也。

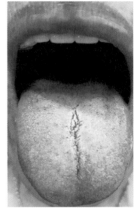

图 10-6

而于睡前服药，则补骨脂补肾壮阳，固精缩尿；合欢皮、首乌藤（夜交藤）、磁石以合阴阳助睡眠，阳以入阴。

二诊则诸证减，故加菟丝子、芡实以益肾填精，除湿健脾。夜服药则以酸枣仁养心安神。

按：头晕之患，需于中焦以用力，以助清气之上升，清窍得以濡养，则头晕之疾自减。而今人乳腺之疾，本于肝郁脾虚，脾虚则痰生，脾乃生痰之源也。而肝郁，则气结，故肝脾不升，当本于脾胃，而标于疏肝。下焦之疴，首重肾精肾阳，乃精气血化生之源，故当以温肾阳、填肾精为要。

病案四

张某，女，42 岁。2020 年 10 月 06 日初诊。

主诉：头痛、鼻塞 3 天。

现症：患者于三天前寒温不适出现头痛、头重、鼻塞，稍口苦，纳寐可，二便调。焦虑，鼻炎发作时眼眶前额痛，慢性咽炎，眨眼频繁。曾痛经，产后改善，月经提前。

舌脉：舌淡紫，苔白厚腻，脉右弦细（见图 10-7）。

病名：感冒。

证型：体虚感冒。

病机分析：舌苔白厚腻，可见痰湿内盛；舌暗紫、痛经，可见瘀血内阻。

治法：解肌发表，燥湿化痰。

处方：党参 8 克，桂枝 10 克，炒白芍 15 克，生姜 10 克，大枣 10 克，茯苓 30 克，姜半夏 12 克，辛夷 10 克，苍耳子 10 克，白芷 6 克，川牛膝 20 克，黄芩 10 克，合欢皮 30 克，酸枣仁 30 克，磁石 30 克，益智 15 克，蝉蜕 10 克，炒白术 12 克，川芎 15 克，炙甘草 6 克，天麻 15 克，补骨脂 6 克。

服药方法：每日两次，水煎服。

一周后，鼻塞，易紧张，舌淡紫，苔白腻，脉：右细虚，左弦细虚，上方加熟附子、陈皮、三七（见图 10-8）。

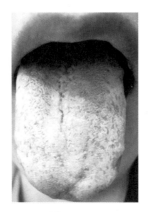 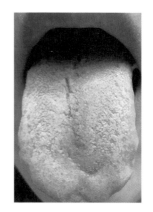

图 10-7   图 10-8

　　按：该例患者为素有痰湿内盛，复感风寒。故以桂枝汤调和营卫，解肌发表；再以茯苓、姜半夏、白芷、苍耳子、炒白术、天麻祛风除湿；以辛夷通鼻窍；以川芎、川牛膝活血化瘀。